Barbara Stambolis

Überlebenswege deutsch-jüdischer Ärzte und Ärztinnen

Forschung Psychosozial

Barbara Stambolis

Überlebenswege deutsch-jüdischer Ärzte und Ärztinnen

Der Chirurg Max Marcus und andere Persönlichkeiten zwischen Heimatverlust und Neuanfang

Psychosozial-Verlag

Bibliografische Information der Deutschen Nationalbibliothek
Die Deutsche Nationalbibliothek verzeichnet diese Publikation
in der Deutschen Nationalbibliografie; detaillierte bibliografische Daten
sind im Internet über http://dnb.d-nb.de abrufbar.

Originalausgabe

E-Mail: info@psychosozial-verlag.de
www.psychosozial-verlag.de

Umschlagabbildung: Moritz Borchardt (vorne links), Max Marcus (rechts)
und Hellmut Treu (hinten links) bei einer Operation, um 1930.
Foto: © bpk/20001762
Umschlaggestaltung und Innenlayout nach Entwürfen von Hanspeter Ludwig, Wetzlar
ISBN 978-3-8379-3133-4 (Print)
ISBN 978-3-8379-7816-2 (E-Book-PDF)

Inhalt

Vorwort

Die Arbeit an der vorliegenden Publikation erstreckte sich über einen längeren Zeitraum. Sie begann mit dem Projekt *Flucht und Rückkehr. Deutsch-jüdische Lebenswege nach 1933*, in dem eine erste Annäherung an die Thematik erfolgte, ohne allerdings auf den späteren inhaltlichen Schwerpunkt einzugehen. Die Einsichtnahme in einen umfangreichen privaten Briefwechsel zwischen Max Marcus und Basil Stambolis, einem befreundeten Zyprioten, trug maßgeblich dazu bei, das Projekt voranzubringen. Konkrete Gestalt nahm es 2021 an, als mit zahlreichen Veranstaltungen an 1.700 Jahre jüdische Geschichte beziehungsweise jüdisches Leben in Deutschland erinnert wurde. Die Beteiligung an einem Symposium bot mir die Gelegenheit, den Lebensweg von Marcus und weiteren deutsch-jüdischen Ärzten und Ärztinnen[1] einem interessierten Publikum vorzustellen, nachdem sich bereits 2020 und zu Beginn des Jahres 2021 der Frage- und Rechercherahmen über den einzelbiografischen Horizont erweitern ließ, und zwar mit einem Beitrag für das *Medizinhistorische Journal* und einem weiteren für einen methodischen philologischen Überlegungen folgenden Sammelband zum Thema *Das Eigene und das Fremde*. Auf diese Weise empfand ich den Entstehungsprozess des Buches keineswegs als einsame Schreibtischarbeit und bin dankbar für vielfältige kritische Anregungen und Unterstützung.

So geht mein Dank an Christian Pross, der mich darauf aufmerk-

1 In dieser Publikation finden Jüdinnen und Juden Berücksichtigung. Auf gendersensible Schreibweisen wurde geachtet, allerdings nicht schematisch, sondern soweit sie sinnvoll erschienen und die Lesbarkeit nicht beeinträchtigten. Es stehen tatsächlich männliche Vertreter der Medizin im Mittelpunkt der Untersuchung. Im Text war nicht immer leicht zu entscheiden, in welchen Zusammenhängen von Wissenschaftler*innen, Expert*innen oder Ärzt*innen zu sprechen ist.

sam machte, dass sich das Material, welches er für sein zusammen mit Rolf Winau herausgebrachtes Buch *Nicht mißhandeln. Das Krankenhaus Moabit* verwendet hatte, im Bundesarchiv Koblenz befindet.

Moshe Zimmermann danke ich für wichtige Hinweise im Zusammenhang mit meiner Spurensuche und für seine anregende Beteiligung an Projekten und Publikationen, unter anderem mit Beiträgen zu »Erinnerungsbrüchen« in der deutsch-jüdischen Jugendbewegungsgeschichte (2008), einem Ausstellungskatalog *Jugend im Aufbruch* (2013) und einem Aufsatz für den Sammelband *Flucht und Rückkehr. Deutsch-jüdische Lebenswege nach 1933* (2020).

Zu danken habe ich auch Bernhard Schäfer, der sich seit Jahren mit der Geschichte jüdischer Familien in Rees beschäftigt und freundlicherweise bereit war, Einsicht in von ihm zusammengetragene Unterlagen zu gewähren, Detailinformationen über Verwandtschaftsverhältnisse mitzuteilen und einige Fotos zur Verfügung zu stellen.

Doron Niederland, der Max Marcus im Zuge von Recherchen für seine Dissertation in den 1980er Jahren ausführlich interviewt hatte, sei dafür gedankt, dass er mir von seinen Erinnerungen an Marcus erzählte.

Mein Dank geht ferner an Anat Shimoni, Archivarin des Goldstein-Goren Diaspora Research Center in Tel Aviv, Tina Oostendoorp, Stadtarchiv Rees, Christie Jovanovic, Holocaust Museum LA, Mitarbeiter*innen des Instituts für Geschichte der Medizin und Ethik in der Medizin Charité, der Artifacts Collection/Museums Division Yad Vashem in Jerusalem, der Abteilung 1 (Entschädigungsbehörde/Opfer des Nationalsozialismus) des Landesamtes für Bürger- und Ordnungsangelegenheiten Berlin, des Bundesarchivs Koblenz, des Landesarchivs Berlin, des Brandenburgischen Landeshauptarchivs, des Literaturarchivs Marbach sowie diverser Zweigbibliotheken der Universitäts- und Landesbibliothek Münster.

Dass die Drucklegung zügig erfolgte, ist das Ergebnis erneuter guter Kooperation mit dem Psychosozial-Verlag, die nicht unerwähnt bleiben soll.

Barbara Stambolis,
Münster, im Oktober 2021

1 Max Marcus: Ein Briefwechsel, eine Spurensuche und ein Projekt

Als mir der Name Max Marcus zu Beginn der 1970er Jahre erstmals begegnete, konnte ich nicht ahnen, dass ich mich Jahrzehnte später auf eine intensive Spurensuche nach dem Arzt und Menschen begeben sollte, der er gewesen sein könnte. Ich erfuhr erstmals von ihm, als ich damals einer griechisch-zypriotischen Familie begegnete, die ihn gekannt hatte und sich ihm verbunden fühlte. *Der* Max Marcus, von dem ich auf Zypern hörte, lässt sich mit wenigen Worten folgendermaßen vorstellen: Er wurde am 30. Oktober 1892 in Rees am Niederrhein geboren. Er war ein deutsch-jüdischer Chirurg, der sein Leben durch Flucht vor dem nationalsozialistischen Unrechtsregime retten konnte. In Palästina/Israel fand er eine neue berufliche Wirkungsstätte. Diejenigen Menschen auf Zypern, die von ihm erzählten, waren seine Patient*innen gewesen; er hatte ihnen helfen können und sie sprachen mit großer Hochachtung von ihm. Marcus starb am 17. September 1983, mehr als zwei Jahre nach dem Tod seines langjährigen zypriotischen Freundes, des Geschäftsmannes Basil Stambolis.[1]

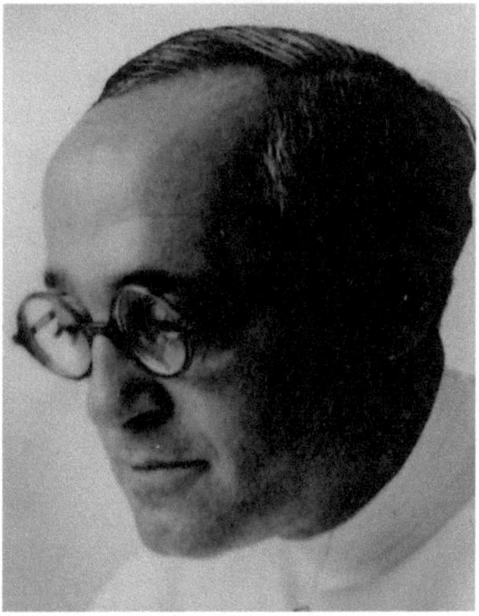

Abb. 1: Max Marcus (um 1930)

1 Basil Stambolis, im Folgenden Basil genannt: geboren am 02. Juli 1913 in Seleukia (Türkei), gestorben am 17. Mai 1981 in Nicosia, Zypern. Er war um 1945 bis zu Beginn der

In den 1970er Jahren begann sich mein bis dahin recht enger geografischer und historischer Horizont erst langsam nachhaltig zu verändern. In der Schule war die NS-Zeit im Geschichtsunterricht behandelt worden; weitreichende, oft lebenslange Auswirkungen der Shoah für die Überlebenden oder die Verhältnisse in Palästina/Israel waren jedoch nicht thematisiert worden. 1963 war das Jugendbuch *Joel und Jael* erschienen,[2] über deren Autorin, die Journalistin Alice Schwarz-Gardos[3] ich mir keine Gedanken machte, als ich das Buch geschenkt bekam. Aus dieser Geschichte um zwei Jugendliche in Israel erfuhr ich auf unterhaltsame, spannende Weise etwas über das Leben in einem Kibbuz und konnte mir ein ungefähres geografisches Bild des Landes und des östlichen Mittelmeerraumes machen. Es ist unwahrscheinlich, dass meine Eltern Schwarz' 1962 in deutscher Übersetzung herausgebrachtes, autobiografisch gefärbtes Werk *Schiff ohne Anker* kannten, in dessen Mittelpunkt jüdische Flüchtlinge im Jahre 1942 auf ihrer Flucht-Odyssee sowie der Untergang des Schiffes stehen, mit dem sie von Istanbul aus nach Palästina gelangen wollten.[4] Die Thematik der mit verzweifelten jüdischen Flüchtlingen überbelegten »Geisterschiffe«[5] im Mittelmeer in den 1940er Jahren erreichte erst 1960 mit der Buchverfilmung *Exodus* breitere Aufmerksamkeit.[6] Der erste Teil dieses Filmes spielt in Lagern für jüdische Flüchtlinge, die als displaced persons auf der Insel Zypern untergebracht waren, was indes wohl nur die wenigsten Kinobesucher*innen zu einer intensiveren Beschäftigung mit den Leidenswegen Schoah-Überlebender vor und nach 1945 oder mit der Vorgeschichte der israelischen Staatsgründung 1948, unter anderem der britischen Mandatszeit in Palästina, angeregt haben dürfte.

1950er Jahre Geschäftsführer eines Hotels in Nicosia, des »Atlanta«; dann wurde er für eine britische Kino-Werbefirma im Nahen und Mittleren Osten tätig.

2 Schwarz, Alice: *Joel und Jael. Eine Geschichte von Sabres, Räubern und Spionen*. Stuttgart 1963.

3 Hoba, Katharina: *Generation im Übergang. Beheimatungsprozesse deutscher Juden in Israel*. Köln, Weimar, Wien 2017, bes. S. 431–432. Schwarz-Gardos hatte 1939/40 mit ihren Eltern selbst eine solche Schiffsreise überstanden, sie war zunächst von Wien aus mit einem ausgedienten Schiff auf der Donau, dann auf einem Kohlendampfer auf der Flucht, mit dem die Drei nach Haifa gelangten.

4 Schwarz, Alice: *Schiff ohne Anker*. Frankfurt a. M. 1962.

5 Herausgebervorwort, ebd. S. 7.

6 Uris, Leon: *Exodus*. New York 1958 (deutsch: München 1958). Das Buch wurde in viele Sprachen übersetzt und erschien in einer ganzen Reihe von Auflagen und Ausgaben.

Fragen an die deutsche Vergangenheit gewannen mit der Verurteilung Adolf Eichmanns 1961 und der Eröffnung des Frankfurter Auschwitz-Prozesses 1963 an gesellschaftlicher Aufmerksamkeit. Die Auseinandersetzung mit der NS-Diktatur verband sich mit Angeboten zivilgesellschaftlichen Engagements für Jugendliche; beispielsweise bot die 1958 ins Leben gerufene Aktion Sühnezeichen, eine friedensbewegte Gruppierung, jungen Deutschen den Aufenthalt in einem israelischen Kibbuz an.[7] Einen solchen mehrwöchigen Alltag dort konnte ich mir vorstellen, ohne jedoch konkrete Pläne zu entwickeln. Nicht zuletzt Schlager und Folklore aus Israel dürften manchen in den 1960er Jahren und zu Beginn der 1970er Jahre Aufgewachsenen in Erinnerung sein, darunter Aviva Semadars *Folklore rund um die Welt*, Radiosendungen mit der in Tel Aviv geborenen Sängerin, die seit Mitte der 1960er Jahre durch ihre Auftritte in Europa bekannt wurde.[8] Ein breiteres Publikum erreichten wohl Abi (= Abraham Reichstadt) und Esther Ofarim (= Zaied); sie eroberten damals nicht nur die deutschen Charts.

Gleichwohl blieb mir Israel beziehungsweise die deutsch-israelische Verflechtungsgeschichte bis zum Ende meines Geschichtsstudiums in den 1970er Jahren und auch noch darüber hinaus weitgehend unbekannt, wenngleich beispielsweise Studien Walter Laqueurs zur Weimarer Republik oder zur Jugendbewegung in den 1970er und 1980er Jahren durchaus zur Lektüre von Studierenden und Doktorand*innen der Zeitgeschichte gehörten, die sich mit kulturhistorischen Aspekten der Wende vom 19. zum 20. Jahrhundert sowie den Jahrzehnten zwischen dem Ersten und Zweiten Weltkrieg befassten.[9] Verknüpfungen zwischen Leben und Werk deutsch-jüdischer Wissenschaftler*innen nachzuspüren, hätte aus heutiger

7 Kammerer, Gabriele: *Aktion Sühnezeichen Friedensdienste. Aber man kann es einfach tun.* Göttingen 2008; Legerer, Anton: *Tatort: Versöhnung. Aktion Sühnezeichen in der BRD und in der DDR und Gedenkdienst in Österreich.* Leipzig 2011, S. 187–215; Krüger, Christine G.: *Dienstethos, Abenteuerlust, Bürgerpflicht. Jugendfreiwilligendienste in Deutschland und Großbritannien im 20. Jahrhundert.* Göttingen 2016, S. 188–193.

8 Vgl. Kleff, Michael: *Die Burg Waldeck Festivals 1964–1969. Chansons Folklore International* (10 CDs mit Begleitbuch). Holste-Oldendorf 2008, Begleitbuch S. 195f. sowie CD 3, Nr. 21 und 22, CD 4, Nr. 10. Semadar, Aviva: *Aviva Semadar singt Folklore rund um die Welt.* CD.

9 Vgl. Stambolis, Barbara: Walter Laqueur. Nekrolog. In: *Historische Zeitschrift (HZ) 309*, 2 (2019). S. 377–381; dies: »Eine erfahrungs- und leidensbedingte Gabe«. *L.I.S.A. Wissenschaftsportal Gerda Henkel Stiftung.* https://lisa.gerda-henkel-stiftung.de/walter_laqueur (18.12.2020).

Sicht zwar sinnvoll sein können, naheliegend war dies jedoch wohl vor allem deshalb nicht, weil solche weiterreichenden biografischen Recherchen den Rahmen der Qualifizierungsarbeiten gesprengt hätten.

Unbestritten war und ist, dass nur wenige deutsche Bürger*innen jüdischen Glaubens oder Menschen, die aufgrund ihres Familienhintergrundes nach 1933 zu Juden erklärt worden waren, durch Flucht und Emigration ihr Leben hatten retten können. Sie hatten sich vor ihrer Vertreibung als Deutsche gefühlt, jedoch bereits im Bewusstsein der Ambivalenz zwischen ihrem mehr oder weniger selbstverständlichen Aufwachsen in ihrer deutschen Geburtsheimat und schmerzlichen Ausgrenzungen, oft schon vor dem Beginn der nationalsozialistischen Unrechtsherrschaft.[10] Zu ihren Lebenswegen sind seither zahlreiche Studien erschienen, in den 1980er Jahren beispielsweise die Arbeit des israelischen Historikers Doron Niederland über deutsch-jüdische Ärzte, denen sich nach ihrer Vertreibung aus Deutschland durch die Nationalsozialisten in Palästina neue berufliche Perspektiven eröffnet hatten. Unter diesen Ärzten war auch Max Marcus. Niederlands Dissertation baute nicht zuletzt auf Interviews mit Marcus auf, die auf Hebräisch geführt wurden.[11]

Die Spurensuche gehört zum Historiker*innen-Handwerk, sie gewinnt oft wohl erst einen zunehmend, wenn nicht in erster Linie persönlichen Charakter, wenn im Älterwerden Zeit und Freiheit für ungewöhnliche Projekte zunehmen. Einige wichtige Hinweise verdanke ich Moshe Zimmermann, der mich vor einigen Jahren auf die Arbeiten von Doron Niederland hinwies. Als anregend erwies sich dann die Arbeit von Christian Pross und Rolf Winau: Sie beschäftigten sich mit der Geschichte des Krankenhauses Moabit in Berlin in den 1920er und frühen 1930er Jahren und stellten das

10 Stambolis, Barbara (Hrsg.): *Flucht und Rückkehr. Deutsch-jüdische Lebenswege nach 1933.* Gießen 2020.

11 Max Marcus. *Jüdische Ärzte aus Deutschland und ihr Anteil am Aufbau des israelischen Gesundheitswesens.* http://aerzte.erez-israel.de/marcus (5.3.2021). Niederland, Doron, Stephan Leibfried: Deutsche Ärzte-Emigration und gesundheitspolitische Entwicklungen in »Eretz Israel« (1933–1948). In: *Medizinhistorisches Journal 20,* 1/2 (1985), S. 149–184. Die Dissertation von Niederland erschien 1989 auf Hebräisch in Jerusalem unter dem Titel: *Emigration Patterns of German Jews 1918–1938.* Vgl. Niederland, Doron: The Influence of German Jewish Physicians on the Development of the Medical Services and Professional Values of Eretz Israel 1933–1948. In: *Emigrantenschicksale. Einfluss der jüdischen Emigranten auf Sozialpolitik und Wissenschaft in den Aufnahmeländern.* Hrsg. von Albrecht Schulz u. Caris-Petra Heidel. Frankfurt a. M. 2004. S. 38–42.

damals dort tätige ärztliche und pflegerische Personal in den Mittelpunkt ihrer Untersuchung. Sie sichteten nicht nur umfangreiches Aktenmaterial, sondern bezogen subjektive Zeugnisse wie Briefe und Interviews mit ein und lenkten den Blick auf einzelne Lebensgeschichten und die Bedeutung der Erinnerungen von Zeitzeug*innen.[12]

2019 begann ich zudem, die in den Jahren 1944 bis 1976 geführte, etwa 250 Briefe umfassende Korrespondenz von Max Marcus mit Basil Stambolis auf Zypern auszuwerten.

Dieses Konvolut, das sich als Zeugnis einer ungewöhnlichen Freundschaft lesen lässt, enthält vor allem die Briefe von Marcus an Basil, hin und wieder auch Kopien und Durchschläge von Letzterem, ferner eine Reihe von Telegrammen sowie Postkarten und einige Briefe, die von weiteren Personen stammen.

Marcus hätte ich vielleicht noch persönlich kennenlernen können, zumal eine kurze Reise nach Israel von Zypern aus nicht weit gewesen wäre. Es ist leider nicht mehr dazu gekommen. Basil habe ich nicht ausführlich genug nach seinem Freund gefragt. Fotos zeigen sie zusammen in Palästina/Israel, andere in Zypern mit Basils Familie und weiteren Personen, die sich identifizieren lassen, unter ihnen eine langjährige Mitarbeiterin von Marcus, die in Tilsit geborene und 1933 aus Deutschland nach Palästina ausgewanderte Krankenschwester Else Wallbach. In dieser Korrespondenz erhält auch Elisheva (Elsbeth) Lernau, geborene Kahn, als Person eine ganz eigene Stimme. Sie hatte Deutschland 1935 verlassen und wurde nach der israelischen Staatsgründung Marcus' Privatsekretärin; ihr diktierte er seine Briefe. Hin und wieder schrieb Elisheva Lernau auch mit persönlichen Zeilen an die Familie in Zypern.

Je mehr Details des Briefwechsels, nicht zuletzt zu den darin erwähnten Menschen, sich ermitteln ließen, umso klarer zeichneten sich auch Fluchtwege weiterer Familienmitglieder von Marcus und von Mitarbeiter*innen und Kolleg*innen, mit denen er in Israel zusammenarbeitete, ab. Manche Rettungswege führten zeitweise nach Polen, in die Niederlande, nach Belgien, in die Schweiz, nach Brasilien

12 Pross, Christian, Rolf Winau (Hrsg.): *Nicht mißhandeln. Das Krankenhaus Moabit. 1920–1933. Ein Zentrum jüdischer Ärzte in Berlin*. Berlin 1984; Pross, Christian: *Wiedergutmachung. Der Kleinkrieg gegen die Opfer*. Frankfurt a.M. 1988. Pross' Materialien befinden sich heute in der Zeitgeschichtlichen Sammlung ZSG 154 Christian Pross im Bundesarchiv Koblenz.

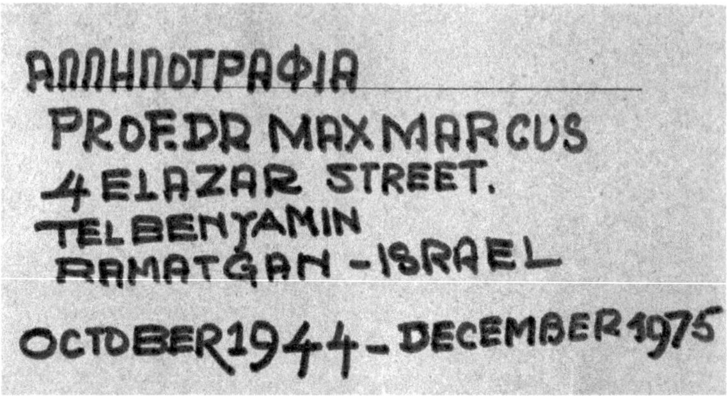

Abb. 2: »Allilografia« – Aufschrift der Mappe, in der Basil den Briefwechsel mit Max Marcus aufbewahrte

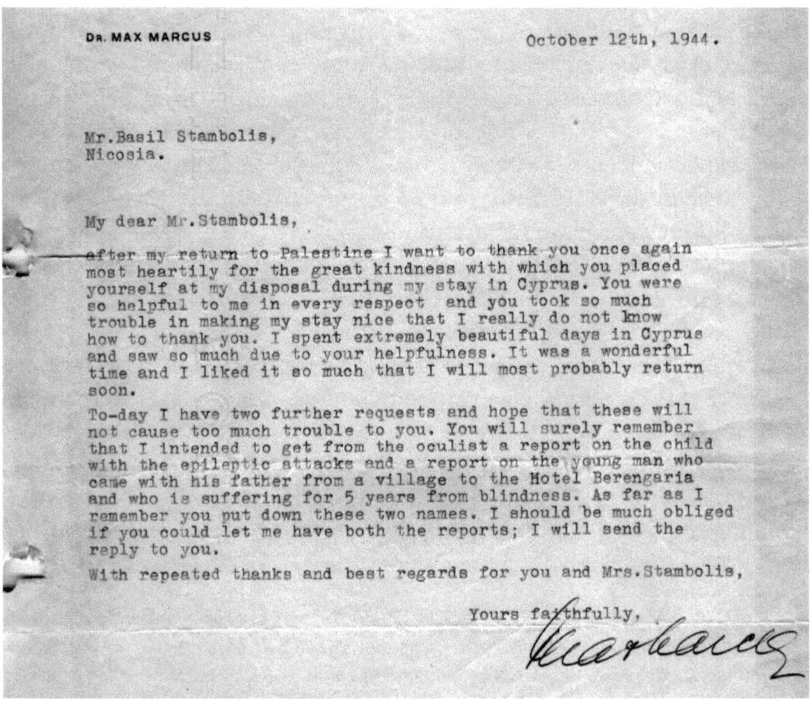

DR. MAX MARCUS

October 12th, 1944.

Mr. Basil Stambolis,
Nicosia.

My dear Mr. Stambolis,

after my return to Palestine I want to thank you once again most heartily for the great kindness with which you placed yourself at my disposal during my stay in Cyprus. You were so helpful to me in every respect and you took so much trouble in making my stay nice that I really do not know how to thank you. I spent extremely beautiful days in Cyprus and saw so much due to your helpfulness. It was a wonderful time and I liked it so much that I will most probably return soon.

To-day I have two further requests and hope that these will not cause too much trouble to you. You will surely remember that I intended to get from the oculist a report on the child with the epileptic attacks and a report on the young man who came with his father from a village to the Hotel Berengaria and who is suffering for 5 years from blindness. As far as I remember you put down these two names. I should be much obliged if you could let me have both the reports; I will send the reply to you.

With repeated thanks and best regards for you and Mrs. Stambolis,

Yours faithfully,

Max Marcus

Abb. 3: Erster Brief von Marcus an Basil vom 12. Oktober 1944, mit Unterschrift

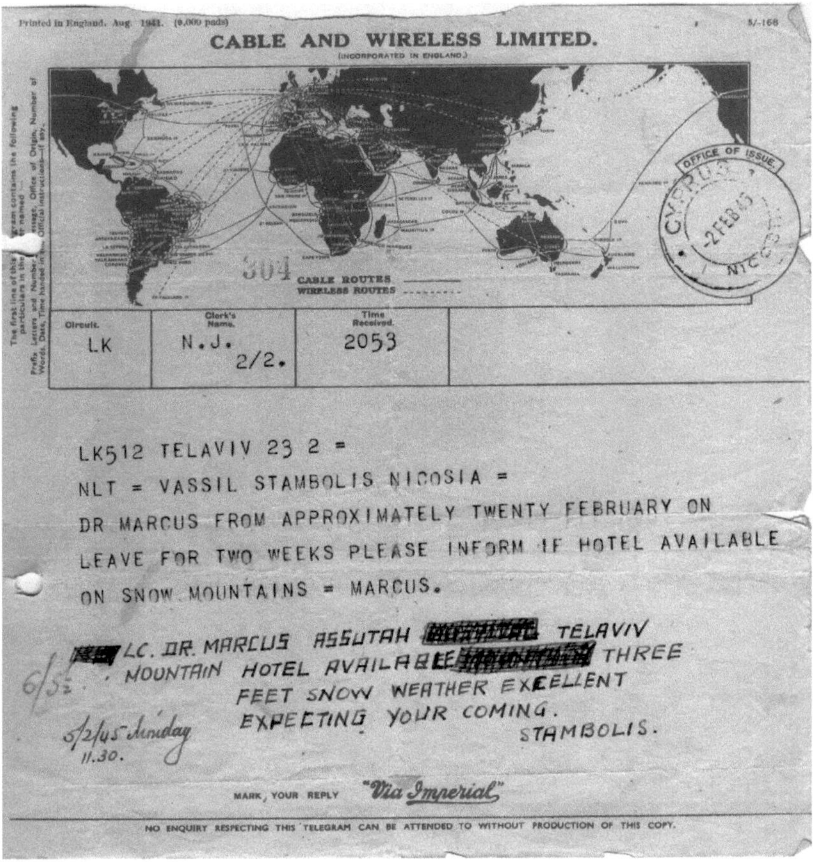

CABLE AND WIRELESS LIMITED.

(INCORPORATED IN ENGLAND.)

CABLE ROUTES

WIRELESS ROUTES

Circuit.	Clerk's Name.	Time Received.
LK	N.J. 2/2.	2053

LK512 TELAVIV 23 2 =

NLT = VASSIL STAMBOLIS NICOSIA =

DR MARCUS FROM APPROXIMATELY TWENTY FEBRUARY ON

LEAVE FOR TWO WEEKS PLEASE INFORM IF HOTEL AVAILABLE

ON SNOW MOUNTAINS = MARCUS.

LC. DR. MARCUS ASSUTAH TELAVIV

MOUNTAIN HOTEL AVAILABLE THREE

FEET SNOW WEATHER EXCELLENT

EXPECTING YOUR COMING.

STAMBOLIS.

MARK, YOUR REPLY "Via Imperial"

NO ENQUIRY RESPECTING THIS TELEGRAM CAN BE ATTENDED TO WITHOUT PRODUCTION OF THIS COPY.

Abb. 4: Telegramm vom 2. Februar 1945, in dem Marcus seine Ankunft auf Zypern ankündigt, mit handschriftlicher Notiz seines Freundes Basil, die dieser wohl als Antwort versandte

oder Peru. Einige der Verfolgten überlebten die NS-Unrechtsherrschaft und den Krieg nicht, beispielsweise Marcus' ältester Bruder Louis und dessen Frau Esther.[13]

Im Zuge der mehrfachen Lektüre der Korrespondenz gewann auch der erweiterte Blick auf vielschichtige Aspekte deutsch-jüdischer beziehungsweise europäisch-jüdischer Begegnungsgeschichten an Kontur, die

13 Siehe Kapitel 2: Erinnerungen an eine Kindheit und Jugend im Rheinland.

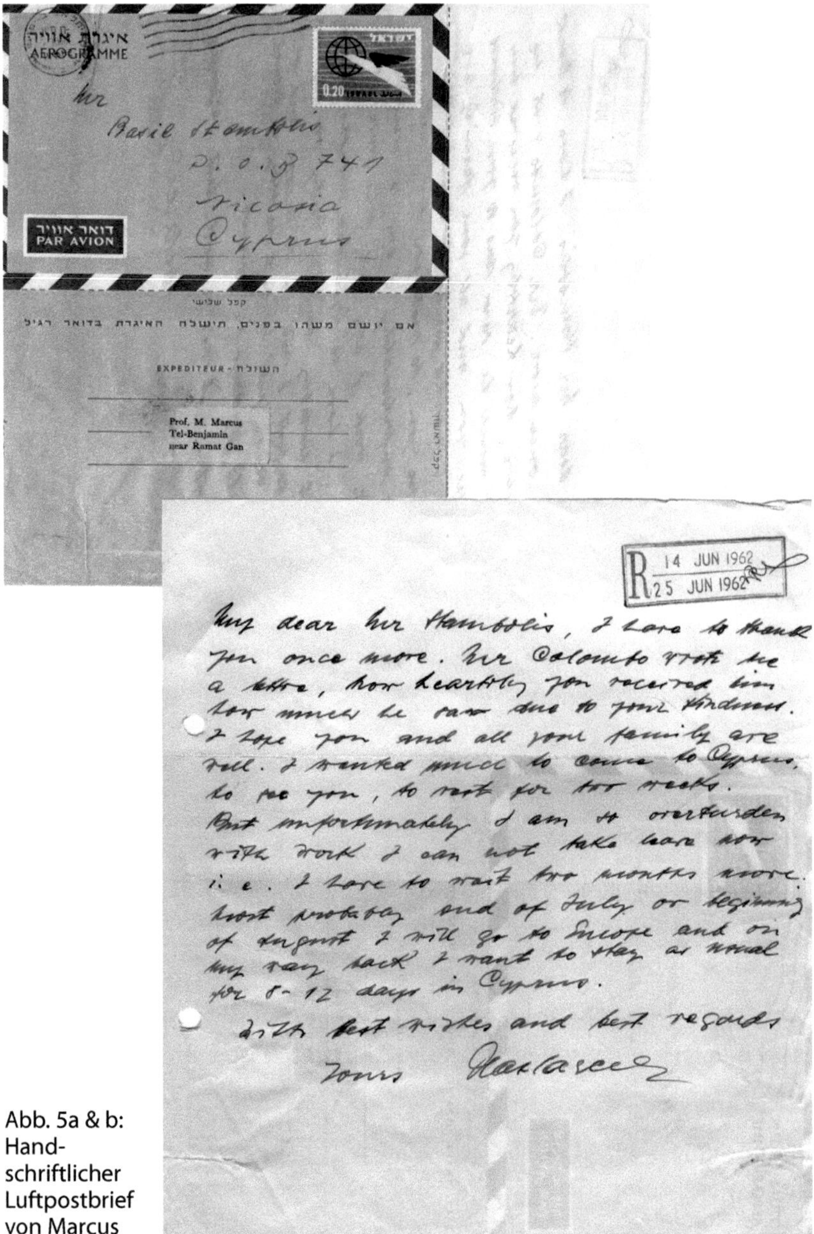

איגרת אוויר
AEROGRAMME

Mr
Basil Stambolis
P.O.B 741
Nicosia
Cyprus

דואר אוויר
PAR AVION

קפל שלישי

אם יושם משהו בפנים, תישלח האיגרת בדואר רגיל

EXPEDITEUR - השולח

Prof. M. Marcus
Tel-Benjamin
near Ramat Gan

R 14 JUN 1962
25 JUN 1962

My dear Mr Stambolis, I have to thank you once more. Mr Colombo wrote me a letter, how heartily you received him how much he saw due to your kindness. I hope you and all your family are well. I wanted much to come to Cyprus, to see you, to rest for two weeks. But unfortunately I am so overburden with work I can not take leave now i.e. I have to wait two months more. Most probably end of July or beginning of August I will go to Europe and on my way back I want to stay as usual for 8–12 days in Cyprus.

With best wishes and best regards

Yours [signature]

Abb. 5a & b: Handschriftlicher Luftpostbrief von Marcus vom Juni 1962

seit Jahren bereits Gegenstand zeitgeschichtlicher Untersuchungen sind und in denen facettenreiche Gesichtspunkte spannungsreicher transnationaler Verflechtungen im Sinne einer »Entangled History« unter Einbeziehung erinnerungskultureller Gesichtspunkte thematisiert werden.[14] In manchen Studien finden Bezüge der Familiengeschichten der Historiker*innen zu ihren Themen ausdrücklich einen Platz. In besonders faszinierender Weise etwa hat Marc Mazower die Geschichte seiner Familie im 20. Jahrhundert mit allgemeinen gesellschaftlichen Verhältnissen und Entwicklungen verknüpft. Mazower, 1958 in London geboren, stellte nach dem Tod seines Vaters fest, wie wenig er über die Lebensgeschichten, das heißt Erfahrungen und Gefühlswelten, seiner jüdischen, in alle Welt verstreuten Vorfahren wusste.[15] Mazowers Eindruck deckt sich mit dem wohl vieler Menschen, die nach dem Tod naher Angehöriger bedauern, wie viel sie vielleicht hätten in Erfahrung bringen können und zu fragen versäumt haben. Mit der Arbeit in Archiven vertraut, führten Mazowers Recherchen unter anderem nach Litauen, Spanien, in die Sowjetunion und nach Frankreich.

Die Historikerin Atina Grossmann, die sich sowohl methodisch mit Fragen der transnationalen Verflechtungsgeschichte als auch thematisch mit jüdischen Lebenswegen im 20. Jahrhundert beschäftigt, schlägt hin und wieder ebenfalls einen Bogen zwischen allgemeineren Darlegungen und ihrer eigenen Familiengeschichte. 1950 in New York als Tochter deutsch-jüdischer Emigranten geboren, bezeichnet sie sich als zur »zweiten Generation« aus Europa geflohener jüdischer Einwanderer in den USA gehörig, deren Flucht- beziehungsweise Lebenswege unter anderem mit dem Iran und den Vereinigten Staaten verbunden sind.[16] Hingewiesen

14 Vgl. Werner, Michael, Bénédicte Zimmermann: Vergleich, Transfer, Verflechtung. Der Ansatz der Historie croisée und die Herausforderung des Transnationalen. In: *Geschichte und Gesellschaft 28* (2002), S. 607– 636.

15 Mazower, Marc: *Was du nicht erzählt hast. Meine Familie im 20. Jahrhundert*. Berlin 2018 (englisch: *What You Did Not Tell. A Russian Past and the Journey Home*. New York 2017).

16 Grossmann, Atina: Historikerin der »zweiten Generation«. Ein Gespräch über biographische Zugänge zur Geschichtsschreibung In: dies.: *Wege in der Fremde. Deutsch-jüdische Begegnungsgeschichte zwischen Feldafing, New York und Teheran*. Göttingen 2012, S. 105–131; dies.: *Von Osten nach Westen. Neue Perspektiven auf die Geschichte von Juden und Deutschen im 20. Jahrhundert*. In: ebd., S. 7–43.

sei zudem auf belletristische Darstellungen solcher Flucht-, Überlebens- und Beheimatungsgeschichten.[17]

Im Zuge ausführlicherer Lektüre und sich mir seit Jahren immer wieder neu stellender Fragen nach Zusammenhängen zwischen »Leben und Werk« von Historiker*innen wuchs mein Interesse daran, was es bedeuten könnte, einer »Generation« jüdischer Flüchtlinge anzugehören.[18] Der Psychoanalytiker und Historiker Peter Loewenberg etwa befasst sich in einem Essay mit subjektiven, gefühlten und emotional erinnerten Aspekten lebensgeschichtlicher Exil-Etappen, die einige prägende Stationen seiner persönlichen Emigrationsgeschichte betreffen: Jahre in Shanghai, San Francisco und in einem Tal in der Sierra Nevada. Er betont die aus seiner Sicht bislang methodisch in der Geschichtswissenschaft nicht hinreichend berücksichtigte Bedeutung affektiver Valenzen von Flucht und Exil sowie der Rolle, die beispielsweise Herkunft und Familie während der Jahre des Überlebens auf unsicherem Grund für gelingende Neuanfänge darstellen könnten. In diesem autobiografischen Dokument bindet er seine psychoanalytische und geschichtswissenschaftliche Professionalität zusammen. Die Essayform entspricht Reflexionen, die auf Grundlegendes beziehungsweise Hintergründiges von Lebenserzählungen, auf Zusammenhänge von Leben und Werk und auf Identitätsfragen verweisen. An anderer Stelle gibt er autobiografischen Aussagen den Titel *A Life between Homelands*.[19]

Ein ganzes Bündel von Überlegungen ist daran anzuschließen: Zum einen betreffen sie existenzielle Verlusterfahrungen und Versuche neuer Verortungen, mental und geografisch. In der wissenschaftlichen Literatur findet sich eine Reihe von Stichworten, die das Themenfeld von Heimatverlust und Zugehörigkeiten zu »verschiedenen Welten« am Beispiel jüdischer Lebens- beziehungsweise Überlebenswege inhaltlich und methodisch

17 Auf umfangreichen Recherchen aufbauend: Waal, Edmund de: *Der Hase mit den Bernsteinaugen. Das verborgene Erbe der Familie Ephrussi.* Wien 2011; vgl. unter anderem auch Krechel, Ursula: *Shanghai fern von wo.* München 2010.

18 Vgl. Daum, Andreas W., Hartmut Lehmann, James J. Sheehan (Hrsg.): *The Second Generation. Émigrés from Nazi Germany as historians.* New York 2016.

19 Loewenberg, Peter: Reflexionen über die »Einbindung psychodynamischer Wahrnehmungen in historische Daten«. Ein autobiografischer Essay. In: *Flucht und Rückkehr. Deutsch-jüdische Lebenswege nach 1933.* Hrsg. von Barbara Stambolis. Gießen 2020, S. 195–211; ders.: A Life between Homelands. In: *The Second Generation. Èmigrés from Nazi Germany as Historians.* Hrsg. von Andreas Daum, W. Hartmut Lehmann u. James J. Sheehan. New York 2016, S. 114–129.

auffächern. Es ist von »Entwurzelung« und »Fremdheit«,[20] von »[U]nterwegs[sein] in eine neue Heimat«,[21] von »Beheimatungsprozessen« in Israel,[22] von »Resettlement«[23] oder »Rebirth«[24] die Rede.

Ausgehend von dem erwähnten Briefwechsel ergeben sich facettenreiche Aspekte von Verflechtungs- und Migrationsgeschichten. Geografisch führen sie schwerpunktmäßig von Deutschland nach Israel und Zypern und ergänzen bislang publizierte Studien zu jüdischen Überlebenswegen durch den Blick auf die Insel im östlichen Mittelmeer. Die hier vorgelegte Studie verbindet Lebens- und Familiengeschichten über mehrere Generationen und geografische Herkunftsländer miteinander. Sie berücksichtigt, wie politische Konflikte, Veränderungen zwischenstaatlicher Beziehungen und gesellschaftliche Wandlungsprozesse sich auf das Miteinander von Individuen auswirkten. Die Reisen, die Marcus seit Mitte der 1940er Jahre unternahm, führten ihn in die Schweiz, die Niederlande, nach Italien, Spanien, Griechenland, in die USA und die UDSSR, nicht zuletzt immer wieder nach Zypern und nach Deutschland. Sein beruflicher Lebensmittelpunkt blieb wie jener weiterer hochqualifizierter deutscher Jüdinnen und Juden, die vor dem NS-Unrechtsregime geflohen waren, Israel. Marcus und eine Reihe seiner Kollegen setzten dort auf je eigene Weise Standards in Grundlagenfächern der Medizin, beispielsweise in der Chirurgie, der Kinderheilkunde und Inneren Medizin, und trugen zur Reputation des privaten und universitär-akademischen Gesundheitswesens in Israel bei. Sie waren so gesehen ausgesprochen erfolgreich, ihre Biografien sind jedoch lebenslang von höchst belastenden Erfahrungen in Deutschland und einem ambivalenten Verhältnis zu ihrer Geburtsheimat überschattet.

Die Akten, in denen die aufreibenden und teilweise ausgesprochen demütigenden juristischen Entschädigungsverfahren verzeichnet sind, in deren Verlauf Marcus sich – zwischen den frühen 1950er und späten

---

20 Vgl. Hillenbrand, Klaus: *Fremde im neuen Land. Deutsche Juden in Palästina und ihr Blick auf Deutschland nach 1945*. Frankfurt a. M. 2015.

21 Schlör, Joachim: *Endlich im Gelobten Land? Deutsche Juden unterwegs in eine neue Heimat*. Berlin 2003.

22 Hoba: *Generation im Übergang*.

23 Ofer, Dalia, Françoise S. Ouzan, Judy Tydor Baumel-Schwartz (Hrsg.): *Holocaust Survivors. Resettlement, Memories, Identities*. New York 2012.

24 Ouzan, Françoise S., Manfred Gerstenberg (Hrsg.): *Postwar Jewish Displacement and Rebirth 1945–1967*. Leiden, Boston 2014; vgl. auch Amkraut, Brian: *Between Home and Homeland. Youth Alijah from Nazi-Germany*. Tuscaloosa 2006.

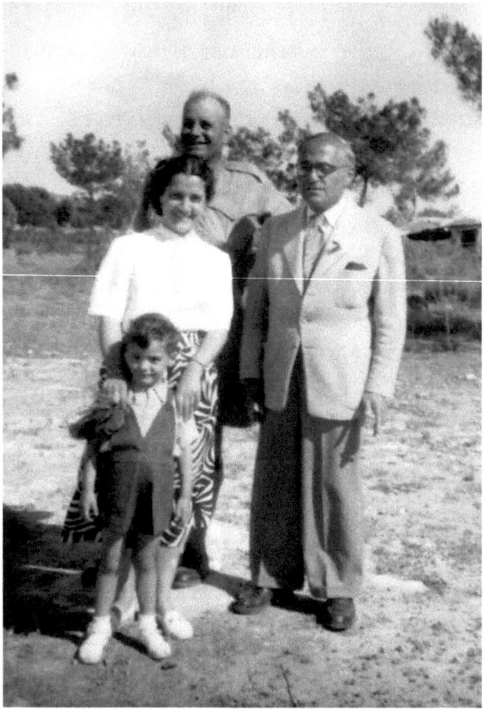

Abb. 6: Marcus (rechts) um 1950 auf Zypern, zusammen mit Irini Stambolis und ihrem damals fünfjährigen Sohn Chris, in dessen Besitz sich Briefwechsel und Foto befinden

1960er Jahren – seiner Geschichte vor 1933 erneut zu stellen hatte, lesen sich streckenweise wie ein Panorama hochrangiger Medizinkoryphäen des ersten Drittels des 20. Jahrhunderts mit Wirkungsorten in Berlin, an der Charité oder an den Krankenhäusern Moabit und Charlottenburg-Wilmersdorf.

Um Marcus' Lebensweg zwischen seinen familiären Bindungen, seinen Freundschaften, in seinen jeweiligen privaten und beruflichen Umfeldern nachzuzeichnen, bedurfte es umfangreicher Bibliotheks- und Archivrecherchen. Im Vorfeld der hier vorgelegten Studie entstanden Aufsätze sowie ein Sammelband, der sich in breiteren Zusammenhängen mit deutsch-jüdischen Lebenswegen befasst und dem eine Widmung der Herausgeberin an Max Marcus mit einem Foto vorangestellt ist.[25]

25 Stambolis, Barbara: Lebenswege deutsch-jüdischer Ärzte: berufsbiografisch und persönlich. In: *Medizinhistorisches Journal 55*, 4 (2020), S. 318–337; dies.: Zwischen Geburts- und Wahl-»Heimaten«: (Über-)Lebenswege deutsch-jüdischer Ärzte. In: *Fremdes zwischen Teilhabe und Distanz. Fluktuationen von (Nicht-)Zugehörigkeiten in Sprache, Literatur und Kultur, Teil I.* Hrsg. von Arletta Szmorhun u. Andrey Kotin. Göttingen 2021, S. 67-96; dies. (Hrsg.): *Flucht und Rückkehr*, Widmung S. 7.

2 Erinnerungen an eine Kindheit und Jugend im Rheinland

Max Marcus wuchs als Sohn einer alteingesessenen jüdischen Familie in Rees auf, in einer mehrheitlich katholischen Kleinstadt am Niederrhein an der deutsch-niederländischen Grenze. Hier lebte seit Jahrhunderten eine jüdische Minderheit, die mit einer Synagoge, einer Schule und einem Friedhof im Stadtbild sichtbar war. Max' Vater Jacob Louis (Levy) Marcus war Vieh- und Getreidehändler, seine Mutter Nanny, geborene Cahn, stammte aus Weißrussland. Max hatte zwei ältere Brüder, Louis und Siegfried, sowie eine Schwester, Elfriede.[1] Seine Mutter starb, als er sieben Jahre alt war. Er besuchte zunächst die einklassige jüdische Volksschule in Rees und wurde dort von Levi Cohen unterrichtet.[2] Ein Glückwunschschreiben dieses Lehrers aus dem Jahre 1905 anlässlich Max' Bar Mitzvah, das heißt der jüdischem Brauch entsprechenden Feier der Religionsmündigkeit bei Jungen im Alter von 13 Jahren, zeigt, dass seine Eltern Grundpfeilern jüdischer Religion und Tradition verbunden waren.[3] Er, so Cohen in diesem an Louis Marcus gerichteten Brief, hoffe, dass Max seinem Vater auch weiterhin »die Freude bereite, die er als Kind [...] zu bereiten stets bemüht«

---

1 Zu den Lebensdaten hier und im Folgenden siehe das Personenverzeichnis am Ende dieser Publikation.

2 Familie Levi Cohen und Eva geb. Mendel. *Gegen das Vergessen*. http://gegendasvergessen-borken.de/cohen.html (21.11.2020). Recherchen dieser Initiative »gegen das Vergessen« zufolge lebte der in Borken im westlichen Münsterland geborene Levi Cohen mit seiner Familie als Lehrer der jüdischen Schule von 1874 bis 1900 in Rees und kehrte dann nach Borken zurück. Vgl. Stadtarchiv Rees (Hrsg.): *Von der Stiftsschule zum Schulzentrum. Streifzüge durch die Geschichte*. Goch 2010, S. 145; vgl. auch: Ursprüngliches über jüdische Bürger in Rees. Bearbeitet von Bernd Schäfer und Helmut Heckmann. In: *Reeser Geschichtsfreund 1* (2007), S. 28–37, hier S. 29f.

3 Diaspora Research Institute, Tel Aviv: Marcus Family Collection (P-31), 149: L. Cohen, Congratulations on the event of the Bar Mitzvah of Mordechai (Max) Marcus, 1905.

gewesen sei. Cohen legte seinem Schreiben folgende Zeilen für Max bei: »Nur wer auf Gott vertraut / Auf seine Hilfe baut, / Den Nächsten liebt und ehrt, / Wie uns die Thora lehrt, / Die Menschen nie betrübt / und stets die Tugend liebt: / Dem ist für alle Zeit / Zu Hilfe Gott bereit.«[4]

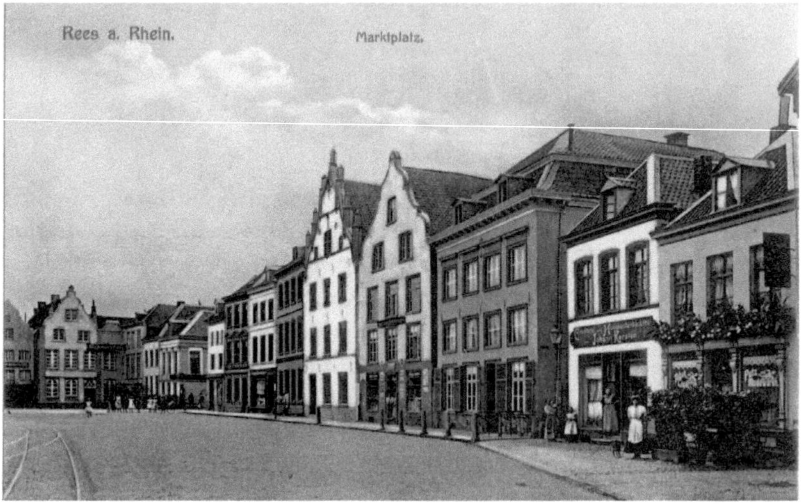

Abb. 7: Ansichtskarte der Südseite des Marktplatzes in Rees um 1920. Das hohe weiße Giebelhaus in der Mitte ist das Wohnhaus der Familie Marcus.

Nach der Volksschule besuchte Max ebenso wie seine Brüder Louis und Siegfried die katholische Rektoratsschule in seiner Heimatstadt, die über drei Schuljahre hinweg – unter anderem mit den Unterrichtsfächern Latein und Griechisch – auf das Gymnasium vorbereitete. Ein Foto aus dem Jahre 1902 zeigt Max als Schüler mit damals üblicher Mütze.[5]

»Bildung« als Wertorientierung mag dazu beigetragen haben, dass Max nach ersten Schuljahren in Rees auf das Königlich-Preußische Gymnasium in Bonn kam, wo er 1912 das Abitur bestand. Rückblickend erinnerte sich ein deutsch-jüdischer Freund, Eli Rothschild, aus zeitlich großer Distanz

4 Ebd.

5 Stadtarchiv Rees: *Von der Stiftsschule zum Schulzentrum*, S. 209; Auch Max' Brüder Siegfried und Louis sind als Schüler dieser Schule auf je einem Gruppenbild zu sehen. Vgl. Grübel, Monika, Georg Mölich: *Jüdisches Leben im Rheinland. Vom Mittelalter bis zur Gegenwart*. Köln, Weimar, Wien 2005.

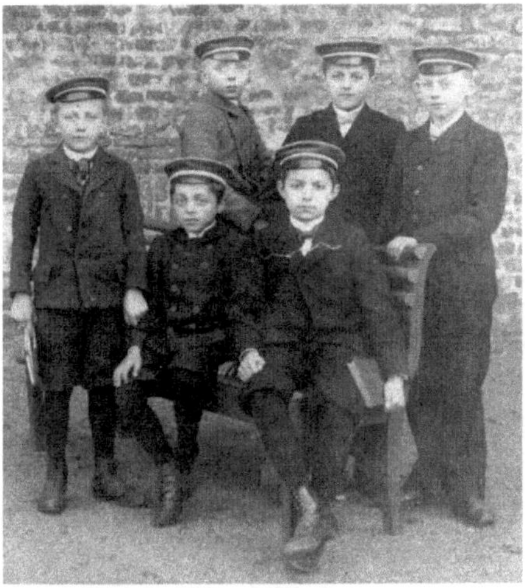

Abb. 8: Max Marcus (sitzend erster von links) als Schüler der Katholischen Rektoratsschule in Rees 1902

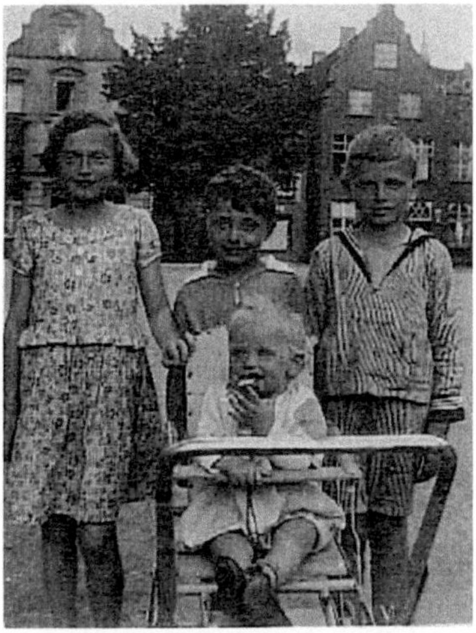

Abb. 9: Die vier Kinder von Louis und Esther Marcus vor der Ostseite des Marktes in Rees, 1931; von links hinten Nanni (geb. 1920), Boris und Gideon, vorne Ruth (geb. 1930)

anlässlich des 85. Geburtstages von Marcus, dieser sei an der Geschichte seiner Familie in Rees ausdrücklich interessiert gewesen.[6] Anhand der von Marcus wahrscheinlich in Israel nach 1945 zusammengetragenen Familienunterlagen, die sich im Diaspora Research Institute in Tel Aviv befinden, lässt sich das Interesse an seiner Geburtsheimat unschwer belegen.[7] Publikationen in seinem Besitz verweisen nicht zuletzt darauf, dass er sich bis kurz vor seinem Tod über jüdische Friedhöfe in Deutschland informierte.[8] Dass sein Augenmerk insbesondere seiner Geburtsstadt galt,[9] ist um

6 Rothschild, Eli: Professor Max Marcus zum 85. Geburtstage. In: *Mitteilungsblatt des Irgun Olej Merkas Europa* Nr. 40 1977, S. 6.

7 Diaspora Research Institute, Tel Aviv: Marcus Family Collection (P-31); darin enthalten sind unter anderem diverse Bücher zur Geschichte von Rees (P-31), auch ältere Werke, aus dem 18. Jahrhundert beispielsweise, ferner Zeitungsausschnitte und familienrelevante Dokumente wie Hypothekenscheine, Testamente oder Zeugnisse von Vorfahren.

8 Diaspora Research Institute, Tel Aviv: Marcus Family Collection (P-31), 26: Diamant, Adolf: *Jüdische Friedhöfe in Deutschland. Eine Bestandsaufnahme*. Frankfurt a. M. 1982.

9 Alter Jüdischer Friedhof auf der Stadtmauer. *KuLaDig*. https://www.kuladig.de/Objektansicht.aspx?extid=O-12646-20110628-6 (22.11.2020).

so nachvollziehbarer, als seine Familie zu den ältesten in Rees gehörte – sie lässt sich dort bis ins 16. Jahrhundert zurückverfolgen.[10] Er hatte Kenntnis von Schändungen jüdischer Friedhöfe in Deutschland und vom Erhaltungszustand des Friedhofes in seiner Heimatstadt.

Eli Rothschild war sich sicher, Marcus habe insgesamt gesehen »von ungetrübter Jugend- und Studentenzeit ›unter den Rheinländern‹« gesprochen. Seine Gymnasialzeit in Bonn betreffend habe er ausdrücklich anerkennend erwähnt, Mitschüler hätten auf die »antisemitische Anpöbelung durch einen Primaner« hin bewirkt, dass dieser »Beleidiger« von einem Schulfest ausgeschlossen worden sei.[11] Gerne erinnerte er sich auch in Briefen an seinen zypriotischen Freund Basil an seine »classically minded« Erziehung »in a German Gymnasium«.[12]

Eine humanistische Bildung erhielt er auf dem Gymnasium in Bonn gewiss, in der Stadt, in der sein Bruder Siegfried seit 1913 Jura studierte und auch Max mit dem Medizinstudium begann, und zwar im Sommersemester 1912 (April bis Oktober). Nach eigenen Angaben absolvierte er 1912/1913 dort auch als »Einjähriger« beim 9. Rheinischen Infanterieregiment Nr. 160 seinen Militärdienst.[13] Die Brüder Max und Siegfried Marcus gehörten zu den deutsch-jüdischen Studierenden mit bürgerlichem Hintergrund, ihre Familien lebten in bescheidenem Wohlstand, ihre Eltern und weitere Verwandte engagierten sich ehrenamtlich in Vereinen und nahmen am politischen Leben teil. Sie waren nicht selten stolz auf ihre »vaterländische« Einstellung, die bei Vätern und Söhnen auch den solda-

10 Die wenigsten Dokumente, die sich im Diaspora Research Institute befinden, stammen aus den Jahren der NS-Herrschaft, unter ihnen eine »Ahnentafel« aus dem Jahre 1937, seinen älteren Bruder Louis betreffend, und Bankbelege für Überweisungen, die Max Marcus 1939 von Palästina aus an Angehörige der mütterlichen Familie Cahn nach Buchenwald getätigt hatte. Diaspora Research Institute, Tel Aviv: Marcus Family Collection (P-31), 151: Dresdner Bank, Transfer of money by Max Marcus, Tel Aviv, to Siegbert Cahn, Lager Buchenwald, 24. Januar und 22. Februar 1939. Im Stadtarchiv Rees befinden sich einige wenige Dokumente, die sich auf die Jahre vor 1933 und nach 1945 beziehen, darunter einige Fotos (im Bestand Hubert Dahmen).

11 Rothschild: *Professor Max Marcus zum 85. Geburtstage.*

12 Brief Marcus an Basil vom 8.7.1972.

13 Nachweislich war Siegfried Marcus 1913 und 1914 an der Bonner Universität im Fach Jura immatrikuliert (einmal unter Markus, ein anderes Mal unter Marcus zu finden). Jüdische Studierende in Bonn 1818–1918. https://www.uni-bonn.de/de/universitaet/organisation/weitere-einrichtungen/archiv-der-universitaet/universitaetsgeschichte-1/juedische-studierende-in-bonn-1818-1918 (22.11.2020).

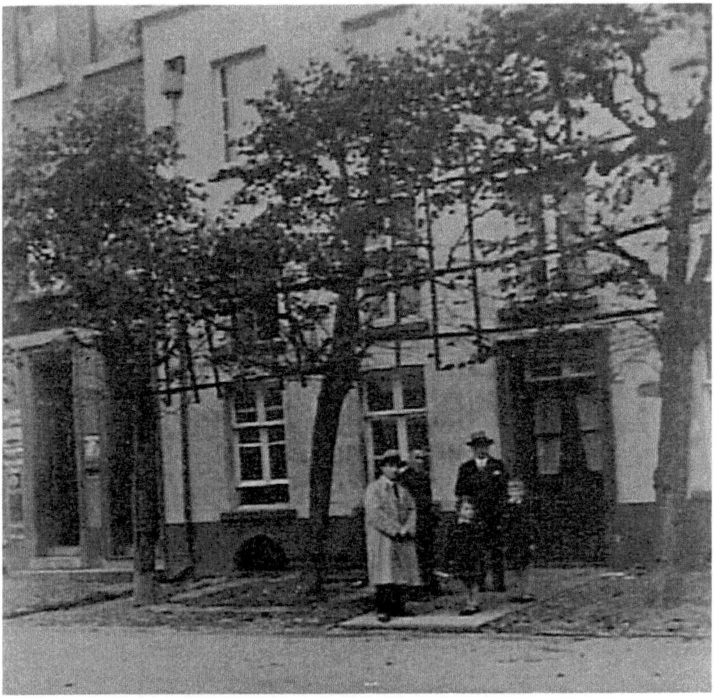

Abb. 10: Siegfried, Max und Louis Marcus (von links) vor dem Haus Nr. 40 am Markt in Rees, 1932; im Vordergrund Louis' Söhne Boris (geb. 1924) und Gideon (geb. 1922)

tischen Dienst auf dem »Feld der Ehre« einschloss. Als Übungsfeld männlich-patriotischer Verhaltensweisen – zwischen Spiel und Ernst – erfreuten sich auch unter deutsch-jüdischen Studierenden studentische Verbindungen großer Beliebtheit.[14] In Bonn gab es etwa sechs Prozent Studierender mit jüdischem Familienhintergrund, sie kamen wie die meisten ihrer Kommiliton*innen dort aus der Rheinprovinz. Sie entschieden sich mehrheitlich für die Studienfächer Jura und Medizin,[15] eine Tendenz, die nicht nur

14 Siehe Kapitel 3: Lebensentwürfe und universitäre Erfahrungen junger jüdischer Deutscher.

15 Geppert, Dominik: Glanz und Elend der Hohenzollern (1900–1918). In: *Preußens Rhein-Universität 1818–1918. Geschichte der Universität Bonn, Bd. 1.* Hrsg. von Dominik Geppert. Bonn 2018, S. 371–486, hier S. 418.

für Bonn, sondern auch für andere Universitäten nachweisbar ist, handelte es sich doch um Fächer, die gute berufliche Existenzmöglichkeiten versprachen, einem vorsichtig pragmatischen Aufstiegsdenken entsprachen und auch akademische Karrierewege nicht ausschlossen. Unterbrochen wurden diese Zukunftsplanungen zunächst jedoch durch den Ersten Weltkrieg, zu dessen Beginn sich zahlreiche Angehörige der in den 1890er Jahren geborenen Kriegsgeneration freiwillig als Soldaten meldeten oder, wenn sie Medizin studierten, zum Sanitätsdienst eingezogen wurden.

3 Lebensentwürfe und universitäre Erfahrungen junger jüdischer Deutscher

Die Wende vom 19. zum 20. Jahrhundert ist von Um- und Aufbruchsdynamiken gekennzeichnet, an denen auch junge Jüdinnen und Juden, die im letzten Jahrzehnt des 19. Jahrhunderts geboren wurden, Anteil hatten. Viele von ihnen wuchsen im Bewusstsein innerer Zerrissenheit zwischen kultureller deutscher und jüdischer Identität auf. Für diejenigen, die sich als Deutsche fühlten, ergaben sich in mehrfacher Hinsicht Verunsicherungen. Nicht verborgen blieb ihnen auch, dass im Zuge des Aufschwungs nationalen Denkens und vor dem Hintergrund sich zugleich entfaltender antijüdischer Ressentiments die Vision einer jüdischen Heimstatt Gestalt anzunehmen begann, die mit dem Schlagwort »Zionismus« umrissen werden kann. Als besondere Herausforderung erwies sich für junge jugendbewegte Jüdinnen und Juden die Balance zwischen ihrer deutschen und jüdischen Identität. Außerdem war für sie die Frage, was Zugehörigkeit zum Judentum bedeutete, nur schwer zu beantworten: »War es eine Glaubensgemeinschaft, [...] eine Schicksals-, Kultur- oder Abstammungsgemeinschaft, ein Stamm des deutschen Volkes, den Bayern oder Friesen vergleichbar, oder ein eigenes Volk beziehungsweise eine eigene Nation?«[1]

Eine eigene Standortbestimmung war unter den damaligen Verhältnissen oft deshalb schwierig, weil sie im Falle von weltanschaulichen Abweichungen von Herkunftsmilieu und Zukunftsvorstellungen der Eltern zu familiären Konflikten führen konnte. Zudem war es keineswegs einfach, sich auf dem Feld jugendbewegter und verbindungsstudentischer Gruppierungen zu orientieren. Eine Entscheidung für die eine oder andere Gruppe zu treffen, gestaltete sich nicht zuletzt vor dem Hintergrund des aufkommenden Zionismus (abgeleitet vom hebräischen Wort Zion für Jerusalem) kompliziert. Dieser war gegen Ende des 19. Jahrhunderts als

1 Büttner, Ursula: *Weimar. Die überforderte Republik 1918–1933*. Stuttgart 2008, S. 289.

Antwort auf wachsende antisemitische sowie nationalistische Tendenzen in Ost- und Zentraleuropa als facettenreiche kulturelle und politische Bewegung entstanden, deren Vision und zentrales Ziel die Errichtung eines jüdischen Nationalstaates in Palästina war. Zionistische Ideen fanden unter zugewanderten ostjüdischen Juden, die unter dem Druck von Armut und Diskriminierung ihre Heimat verließen und sich sprachlich und in ihren religiös-kulturellen Gewohnheiten von den deutschen Juden unterschieden,[2] größere Verbreitung als in der alteingesessenen deutsch-jüdischen Bevölkerung. Unter Jüngeren war die Zustimmung ausgeprägter als unter Älteren; Erstere wurden von Zionisten auch besonders umworben.[3] Die Hoffnung auf eine wie auch immer im Einzelnen zu verstehende jüdische Selbstfindung wurde mit Hoffnungen auf Erneuerungsimpulse aus der jüdischen Jugend verknüpft. Der spätere Religionshistoriker Gershom Scholem verband Zionismus und Jugendbewegung unmittelbar: der Zionismus sei »im Entscheidenden eine Bewegung der Jugend« gewesen.[4] Der Zionist Kurt Blumenfeld sprach sogar davon, der Zionismus sei »die Jugendbewegung des jüdischen Volkes.«[5] Mithin wurde die Hoffnung auf eine wie auch immer im Einzelnen zu verstehende jüdische Selbstfindung mit Hoffnungen auf Erneuerungsimpulse aus der jüdischen Jugend verknüpft.

Wie unübersichtlich indes das zionistische und darüber hinaus das im weiteren Sinne jüdische Selbstverortungsfeld war, hat der spätere Pädiater Siegfried (Shimon) Rosenbaum, der von sich sagte, als junger Mann sei er »glühender Zionist« gewesen, veranschaulicht.[6] Unter den zionistischen

2 Ebd., S. 286. 1910 waren es etwa 70.000, 1925 85.508, etwa die Hälfte von ihnen lebte in Berlin.

3 Ebd., S. 289f.

4 Scholem, Gershom: *Von Berlin nach Jerusalem*. Frankfurt a.M. 1977, S. 109; vgl. Zadoff, Mirjam, Noam Zadoff: Gerhard Gershom Scholem. In: *Jugendbewegt geprägt. Essays zu autobiographischen Texten von Werner Heisenberg, Robert Jungk und vielen anderen*. Hrsg. von Barbara Stambolis. Göttingen 2012, S. 633–642.

5 Zit. bei Hotam, Yotam: »Strategie Jugend« – Politische Theologie, Zionismus und Zeit. In: *Deutsch-jüdische Jugendliche im »Zeitalter der Jugend«*. Hrsg. von Yotam Hotam. Göttingen 2009, S. 21–33, hier S. 30 unter Verweis auf Weiner, Hannah: *Rastlose Jugend in einer selbstzufriedenen Volksgruppe. Die zionistische Jugendbewegung Hechalutz in Deutschland* (hebr.). Tel Aviv 1996, S. 62; vgl. Hackeschmidt, Jörg: *Von Kurt Blumenfeld zu Norbert Elias. Die Erfindung einer jüdischen Nation*. Hamburg 1997.

6 Rosenbaum, Shimon: Jüdische Mediziner der Königsberger Universität vor 50 Jahren. In: *Bulletin des Leo Baeck Instituts 6* (1963), S. 92–97, hier S. 93.

Studierenden des Jahres 1912 in Königsberg habe es jüdische Studierende »ohne jüdische Interessen« einerseits, überzeugte Zionisten andererseits gegeben, beeinflusst von führenden Persönlichkeiten wie dem bereits erwähnten Kurt Blumenfeld[7] oder auch von dem Reformpädagogen Moses Calvary, der ebenfalls in der zionistisch bewegten Jugend eine wichtige Rolle spielte. Als Studenten hätten sie damals in gutem Kontakt mit »ostjüdischen« Studierenden gestanden. Rosenbaum nimmt damit auf die spezifische geografische Situation Königsbergs zwischen Ost und West und die jüdischen Studierenden in Königsberg Bezug, die in nicht unerheblicher Zahl aus Familien stammten, die aus dem zaristischen Russland geflohen waren. Unter Letzteren habe es »neben allgemeinen Zionisten [...] auch Zione-Zionisten, Bundisten und Sozialrevolutionäre gegeben«. Rosenbaum ergänzt: »Wie es bei jungen Menschen nicht unüblich ist, huldigten einige auch mehreren Überzeugungen nacheinander oder zur gleichen Zeit. Unsere Diskussionen dehnten sich bis tief in die Nacht, manchmal bis zum frühen Morgen aus.«[8]

Rosenbaum schloss sich zum einen dem 1912 ins Leben gerufenen jüdischen Wanderbund Blau-Weiß an,[9] in dem zionistische Gedanken auf breite Zustimmung stießen und der sich in Deutschland, Österreich, der Schweiz sowie Schweden und Palästina etablierte.[10] Der deutsch-jüdische

7 Für Kurt Blumenfeld war Rosenbaum eines der Mitglieder im VJSt Königsberg, an die er sich besonders erinnerte. Er gehöre zu denjenigen, deren Namen für ihn persönlich eine »Zauberformel enthielten«. Er könne sich vorstellen, Rosenbaum neben einigen weiteren Bundesbrüdern »liebevoll in einem besonderen Essay« zu würdigen. Blumenfeld, Kurt: Verein Jüdischer Studenten Königsbergs (Aus Erinnerungen, die mit dem Sommersemester 1906 beginnen). In: *Rückblick und Besinnung, Aufsätze gesammelt aus Anlass des 50. Jahrestages der Gründung der Verbindung Jüdischer Studenten Maccabaea in Königsberg im KJV (Königsberg).* Tel Aviv 1954, S. 4–13, hier S. 10.

8 Ebd., S. 96f; vgl. Schüler-Springorum, Stefanie: *Die jüdische Minderheit in Königsberg/Preußen, 1871–1945.* Göttingen 1996, S. 71f.

9 Zu Blau-Weiß in Königsberg vgl. ebd., S. 275f.

10 Siegfried (Schimon) Rosenbaum. *Jüdische Ärzte aus Deutschland und ihr Anteil am Aufbau des israelischen Gesundheitswesens.* http://aerzte.erez-israel.de/rosenbaum (26.3.2021); Seidler, Eduard: Siegfried (Shimon) Rosenbaum (1890–1969) und die Kinderheilkunde in Palästina nach 1933. In: *Emigrantenschicksale. Einfluss der jüdischen Emigranten auf Sozialpolitik und Wissenschaft in den Aufnahmeländern.* Hrsg. von Albrecht Schulz u. Caris-Petra Heidel. Frankfurt a.M. 2004, S. 43–57; vgl. Lambrecht, Ronald: Entlassung, Verfolgung und Emigration medizinischer Hochschullehrer der Universität Leipzig in der Zeit des Nationalsozialismus. In: *Jüdische Ärztinnen und Ärzte im Nationalsozialis-*

Jugendbund Blau-Weiß[11] verschrieb sich in Abgrenzung von dem traditionellen studentischen Verbindungswesen neuen Formen jugendlichen Gemeinschaftslebens, die in der um 1900 aufkommenden Jugendbewegung an Anziehungskraft gewannen. Rosenbaum betätigte sich zudem in der jüdischen Turnbewegung,[12] jeweils in Gruppierungen mit zionistischen Überzeugungen, denen der Einsatz ihrer Mitglieder für jüdische Siedlungen in Palästina gemeinsam war.[13]

Jugendbündische Zugehörigkeiten oder Affinitäten von Marcus sind nicht bekannt. Auch der spätere Internist Julius Kleeberg war nicht jugendbewegt in einer Gruppe unterwegs. Er berichtete jedoch über mehrtägige Ausflüge, meist zu Fuß mit einem gleichaltrigen Freund und erinnert sich an Übernachtungen in einer »Schülerherberge«, »eine(r) verlauste[n] Nachtherberge«, wie er wörtlich schrieb.[14] Eine nicht unerhebliche Anziehungskraft übten studentische Verbindungen auf Angehörige der Altersgruppe aus, der Rosenbaum, Kleeberg und Marcus angehörten. Diese in der deutschen Gesellschaft fest verankerten männerbündischen Zusammenschlüsse, die nicht nur Geselligkeit pflegten, sondern in denen ver-

mus. Entrechtung, Vertreibung, Ermordung. Hrsg. von Thomas Beddies, Susanne Doez u. Christoph Kopke. Berlin, Boston 2014, S. 149–161, hier S. 155.

11 Auch in Österreich fand Blau-Weiß Zuspruch. Einer jüngeren Blau-Weiß-Generation gehörte beispielsweise der spätere Jerusalemer Bürgermeister Teddy Kollek (1911–2007) an. Vgl.: Kotowski, Elke-Vera: *Teddy Kollek. Zionist – Kibuznik – Politiker*. Leipzig 2018, 17–24.

12 Wildmann, Daniel: *Der veränderbare Körper. Jüdische Turner, Männlichkeit und das Wiedergewinnen von Geschichte in Deutschland um 1900*. Tübingen 2019, 85–89.

13 Der 1912 ins Leben gerufene jüdische Wanderbund Blau-Weiß orientierte sich aber auch ausdrücklich am deutschen Wandervogel. Der Wanderbund gab sich ein elitäres, hierarchisches, an religiösen Orden orientiertes Profil, löste sich indes nicht zuletzt wegen gescheiterter Siedlungsprojekte in Palästina 1926 auf. Vgl. Stambolis, Barbara: Jüdische Jugendbewegungen. In: *Handbuch der Religionen (HdR) 67*. Hrsg. von Michael Klöcker u. Udo Tworuschka. Ergänzungslieferung 2021 (März). Hohenwarsleben 2021, S. 1–21; dies.: Bewegte Jugend – Jugendbewegung(en) im 20. Jahrhundert: Aspekte deutscher und deutsch-jüdischer Geschichte. In: *Die jüdische Jugendbewegung. Eine Geschichte von Aufbruch und Erneuerung*. Hrsg. vom Zentralrat der Juden in Deutschland. Leipzig 2021, im Druck.

14 Leo Baeck Institut, New York, Memoir Collection ME 942: Zum 100sten Geburtstag von Prof. Dr. Med. Julius Kleeberg. Seine Autobiographie nur von 1894 bis zu seiner Einwanderung nach Palästina im Jahre 1930, zusammengestellt aus seinen eigenen Aufzeichnungen von Anni Kleeberg, Februar 1994, hier S. 57f.

lässliche, oft lebenslang tragende Freundschaften und für den beruflichen Werdegang förderliche vertrauensvolle Vernetzungen grundgelegt wurden, verhielten sich zur Aufnahme jüdischer Studierender zwar nicht durchweg, jedoch entsprechend der allgemeinen Zeittendenzen mehrheitlich ablehnend. Ähnlich wie Gruppierungen der jüdischen Jugendbewegung entstanden jüdische Studentenverbindungen als Reaktionen auf Ausgrenzung und Diskriminierung. Gleichwohl waren das Gemeinschaftsleben und die verbindungstudentisch typischen Rituale fester Bestandteil deutsch-jüdischen Studentenlebens. Rosenbaum etwa wurde in Königsberg im *Verein Jüdischer Studenten* (VJSt) aktiv, welcher die unbedingte Satisfaktion auf seine Fahnen geschrieben hatte, das heißt, von den Mitgliedern wurde die Bereitschaft erwartet, bei Ehrenhändeln zu einem Duell anzutreten.

Ein in der lokalen Öffentlichkeit Königsbergs und darüber hinaus unter Mitgliedern deutsch-jüdischer Studentenverbindungen beachtetes Ereignis verdeutlicht die Erfahrungswelten, in denen deutsch-jüdische Studierende lebten, die sich als deutsche Juden fühlten und in Konfliktsituationen Entscheidungen zugunsten der einen oder der anderen Zugehörigkeit treffen mussten. Wie Stefanie Schüler-Springorum schreibt, waren auch in Königsberg die »deutsch-jüdischen Verbindungen […] ihren nichtjüdischen Kommilitonen an Aktivitäten, Werthaltungen und Habitus recht ähnlich, was sie aber keineswegs vor deren zunehmend aggressiver werdenden Diskriminierungen bewahrte«.[15] Besuche Angehöriger des Preußischen Herrscherhauses fanden in Königsberg regelmäßig statt; zu diesen Anlässen wurde gerne auch die Gründung der Universität im 16. Jahrhundert durch die Hohenzollern angesprochen.[16] 1913 wurde mit dem Kaisergeburtstag am 27. Januar ein nationales Feierjahr besonderer Ausprägung eingeleitet, in dem vor allem auf das Jahr 1813 Bezug genommen wurde. Die Erinnerung an die 100 Jahre zurückliegenden Befreiungskriege hatte eine kaum zu überbietende symbolische Bedeutung, deren Anziehungskraft sich jugendbündische und studentische Gruppen nicht entziehen konnten. Anlässlich des Kaiserbesuchs zu Beginn des Jahres, bei dem auch ein studentischer Fackelzug stattfand, war dem VJSt die Ehre zugefallen, öffentlich das Kaiserhoch auszubringen. Nach Protesten sah sich die Universitätsleitung

---

15 Schüler-Springorum: *Die jüdische Minderheit in Königsberg/Preußen*, S. 72f.

16 Tilitzki, Christian: *Die Albertus-Universität Königsberg. Ihre Geschichte von der Reichsgründung bis zum Untergang der Provinz Ostpreußen (1871–1945), Bd. 1: 1871–1918*. München 2012, S. 371f.

veranlasst, diese Aufgabe einer nichtjüdischen Verbindung zu übertragen.[17] Dessen ungeachtet brachte Siegfried Rosenbaum, damals Erstchargierter, das heißt Vorsitzender, des VJSt in Königsberg, zur Verblüffung und Verärgerung der nichtjüdischen Studentenverbindungen das Hoch auf den Kaiser aus. Daraufhin wurden ihm von Chargierten der nichtjüdischen Korporationen Duellforderungen überbracht, die er annahm und ausfocht. Diese Ereignisse erregten als »Kaiserhochaffaire«[18] in der Öffentlichkeit über die Stadt hinaus große Aufmerksamkeit.[19] Sie sind in unterschiedlichen Detailvarianten überliefert. Noch in den 1950er Jahren wurde mit folgenden Worten anlässlich des 50-jährigen Bestehens der Königsberger VJSt-Korporation »Maccabaea« von einem einstigen Zeugen und Insider daran erinnert:

> »Dem aus einem historischen Anlass nach Königsberg gekommenen Kaiser wurde von der Studentenschaft ein Fackelzug dargebracht. Zu dessen Abschluss sollte eine Delegation, aus Vertretern der verschiedenen Studentengruppen bestehend, vom Kaiser empfangen werden. Unser Anspruch auf Beteiligung an dieser Delegation wurde mit tückischem Hintergedanken dahin abgebogen, dass unser Sprecher beim Erscheinen des Kaisers das Hoch ausbringen sollte. Im Übereifer, den Juden nur ja um diese Ehre zu bringen, verkannte der dazu bestimmte teutonische Studiosus einen auf dem Balkon getretenen Adjutanten und schmetterte ihm sein Hoch zur Unzeit entgegen. Als dann der Kaiser wirklich erschien, nahm Siegfried Rosenbaum mit Geistesgegenwart die Gelegenheit wahr und brachte sein Hoch, zum Ärger der anderen und zu unserer Freude, doch noch an den Kaiser. […] Solcher Art waren die Sorgen und Aufregungen jener ruhigen Friedenszeit, bevor ›die Lichter über Europa verlöschten‹.«[20]

Mit verbindungsstudentischen Verhaltenscodices war auch Kleeberg vertraut, der als Medizinstudent der »Bavaria Heidelberg« angehörte, einer

17 Schüler-Springorum: *Die jüdische Minderheit in Königsberg/Preußen*, S. 73. *Israelitisches Familienblatt 15*, 9 (27.2.1913), S. 1f.: Das Königsberger Kaiserhoch.

18 Schüler-Springorum: *Die jüdische Minderheit in Königsberg/Preußen*, S. 73.

19 Jacoby, Yoram K.: *Jüdisches Leben in Königsberg/Pr. im 20. Jahrhundert*. Würzburg 1983, S. 53f.

20 Vgl. Schlossberg, David: Der gesellschaftliche Rahmen. In: *Rückblick und Besinnung, Aufsätze gesammelt aus Anlass des 50. Jahrestages der Gründung der Verbindung Jüdischer Studenten Maccabaea in Königsberg im KJV (Königsberg)*. Tel Aviv 1954, S. 15–20, hier S. 18.

deutsch-jüdischen Korporation, in der das Fechten von Pflichtmensuren Bedingung für die Mitgliedschaft war, was für den *Verein Jüdischer Studenten* so nicht galt.[21] Kleeberg hat sich rückblickend ausführlich – sehr positiv – über seine Zeit in Heidelberg als Verbindungsstudent geäußert, die sich in mancherlei Hinsicht kaum von einer der anderen Studentenverbindungen dort unterschieden haben dürfte. Kleeberg wörtlich:

> »Die 4 Stunden Vorlesungen besuchte ich regelmäßig, aber sonst arbeitete ich sehr bald überhaupt nicht mehr. Ich las nicht abends die im Kolleg gemachten Notizen, schon deshalb nicht, weil jeden Abend, außer freitags und sonntags, Bierabend in irgendeinem Lokal stattfand, im RITTER, im PERKEO, in einer Altstadtkneipe. Der Abend begann um Punkt 9 Uhr; man saß an langer Tafel, musste – (!) mindestens 3 Gläser (fast 1.1/3 Liter) Bier trinken, rauchte Zigaretten und redete den albernsten Unsinn. [...] Um 4 Uhr und um 7 Uhr nachmittags war Fechtboden, um 4 Uhr Schlägerfechten (eine relativ ungefährliche Waffe), um 7 Uhr eine halbe Stunde Säbelfechten, um für ein ernstes Duell im Beleidigungsfall gerüstet zu sein. [...] Die Wahrheit der EHRE: die FUECHSE hatten pro Woche je eine Stunde ›Commentunterricht‹, d.h. Unterricht in den deutschen Studentengebräuchen und ihrer Geschichte, Geschichte der Heidelberger Universität, der ›RUBERTO CAROLA‹, lernen der üblichen Studentenlieder, vor allem die schönen Gesänge von VICTOR VON SCHEFFEL [...].«[22]

Marcus zog vor Ausbruch des Ersten Weltkriegs von Bonn nach München um, wo er der jüdischen Studentenverbindung Jordania beitrat.[23] Die Verbindung Jordania im Kartell Jüdischer Verbindungen (KJV) war zionistisch orientiert.[24] Sie war zwar auch eine »schlagende« Verbindung,

---

21 Swartout, Lisa: Segregation or Integration? Honor and Manliness in Jewish Duelling Fraternities. In: *Towards Normality? Acculturation and Modern German Jewry*. Hrsg. von Rainer Liedtke u. David Rechter. Tübingen 2003, S. 185–200, hier S. 196.

22 Leo Baeck Institut, New York, Memoir Collection ME 942, S. 58.

23 Marcus, Max: Gespräche mit Chaim Weizmann und Konrad Adenauer. In: *Meilensteine. Vom Wege des Kartells Jüdischer Verbindungen (K.J.V.) in der zionistischen Bewegung*. Hrsg. von Eli Rothschild. Tel Aviv 1972, S. 309–312; Rothschild: *Professor Max Marcus zum 85. Geburtstage*, S. 6.

24 Angermair, Elisabeth: Eine selbstbewusste Minderheit. In: *Jüdisches München. Vom Mittelalter bis zur Gegenwart*. Hrsg. von Richard Bauer u. Michael Brenner. München 2006, S. 110–136, hier 122.

zu deren Aufnahmeritualen aber keine Bestimmungsmensuren gehörten, ihren Mitgliedern wurde indes nur bedingt Satisfaktion abverlangt. Mit anderen Worten: Marcus, Kleeberg und Rosenbaum waren als deutsch-jüdische Verbindungsstudenten in unterschiedlicher Weise geprägt worden.

Unterschiedliche Profile wiesen auch die Universitäten auf, an denen die Genannten studierten. Die Informationen darüber, wie sie das Leben als Verbindungsstudenten mit dem Studium vereinbarten und wie sie die Pflichten ihrer universitären ärztlichen Ausbildung wahrnahmen, sind spärlich. Rosenbaum sah sich in der Rückschau jedenfalls in einem Umfeld von Lehrenden und Kommilitonen, aus dem sich manche kollegiale Vernetzung und, wie sich später herausstellen sollte, auch die eine oder andere familiäre Verbindung ergab. Um dies zu verdeutlichen, stellte er in einem Essay einleitend ein Gruppenfoto aus dem Jahre 1912 vor, das ihm vor Augen schwebte, ein Bild anlässlich der Abschiedsvorlesung des in Königsberg lehrenden Internisten Ludwig Lichtheim. Aufmerksame Medizinstudenten hätten 1912 beim Betrachten dieses Fotos einen Überblick über die in Königsberg lehrenden Mediziner und eine recht realistische Vorstellung ihrer beruflichen Ausgangslage und Perspektive gewinnen können. Der Jude Lichtheim habe sich um seiner Karriere willen taufen lassen, er sei erst protestantisch, dann katholisch geworden; andernfalls wäre er beruflich nicht erfolgreich gewesen, hätte nicht Ordinarius werden können. Ein Kollege, Julius Schreiber, ebenfalls Internist, »war ungetauft

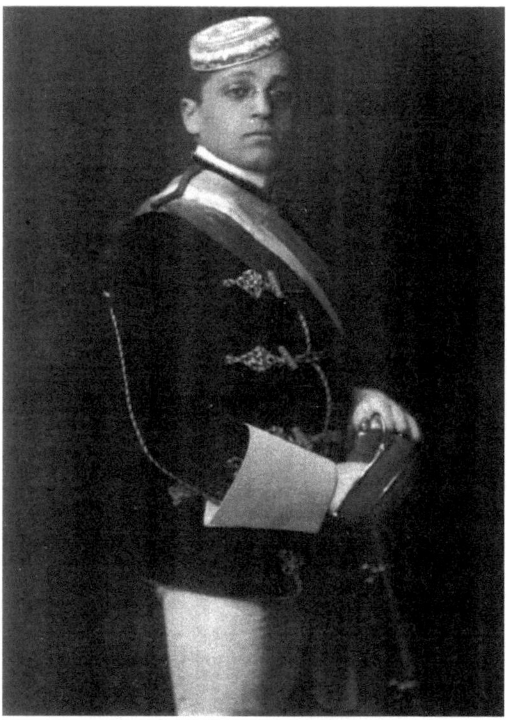

Abb. 11: Max Marcus als Mitglied der Jordania München (KJV)

und daher nur Extraordinarius«. Rosenbaum zählte weitere akademische Lehrer mit jüdischem Familienhintergrund auf, darunter zwei Pharmakologen, einen Psychiater, den Lehrer des in Königsberg als Assistent arbeitenden, später in Berlin »berühmt gewordenen« Kurt Goldstein.[25] Verbindungen nach Berlin sollte auch ein Kommilitone, Erich Dresel, gewinnen, der Gertrud Haase, die Tochter des Juristen und führenden Sozialdemokraten Hugo Haase heiratete, dessen Sohn sich wiederum, wie an anderer Stelle ausgeführt, in den 1920er Jahren in Berlin als sozial engagierter Arzt profilierte.[26]

München bot Studierenden der Medizin mindestens ebenso viele Möglichkeiten wie Königsberg, Beobachtungen des universitären Umfelds anzustellen, beispielsweise der aufgrund ihrer Leistungen interessanten Lehrenden, der Hierarchien in den Instituten oder karrierefördernden und -hinderlichen Anpassungs- und Erfolgsstrategien. Studierende der Medizin in München, die – wie Marcus – besonderes Interesse an der Chirurgie entwickelten, wurden in der von Ottomar von Angerer geleiteten Chirurgischen Universitätsklinik München Zeugen von Innovationen, die das Fach veränderten. Sie gewannen dort Einsichten in die unbedingt anzustrebende Keimfreiheit im Operationssaal, verbunden mit dem Gebrauch von Mundschutz, Handschuhen, Kittel, Haube sowie der gründlichen Desinfizierung der Räume und Geräte.[27] Sie erwarben also Kenntnisse, die sich in den Folgejahren als besonders wertvoll erweisen sollten.

Mit Ausbruch des Ersten Weltkrieges wurde Marcus im August 1914 »eingezogen«. Er leistete bis Kriegsende Sanitätsdienst im Westfälischen Jäger-Bataillon Nr. 7, das überwiegend an der Westfront eingesetzt war und nach dem Ende des Ersten Weltkriegs aufgelöst wurde. 1916 legte er sein Medizinisches Vorexamen als Kriegsteilnehmer ab. Im Januar 1919 setzte er sein Medizinstudium fort, das er 1920 in München mit dem Examen abschloss.

Die zum Sanitätsdienst eingezogenen Medizinstudenten sahen sich zudem besonderen Herausforderungen gegenüber. Sie lernten den praktischen Umgang mit Äther anstelle von Chloroform als Narkosemittel. In den Lazaretten begegneten sie menschlichem Leid unter Extrembedingungen.

---

25 Siehe Kapitel 6: Ausgrenzung und existenzielle Bedrohung.

26 Rosenbaum: Jüdische Mediziner der Königsberger Universität, Zitate S. 92–96.

27 Bleker, Johanna: Antisepsis in Deutschland. Zur Wissenschaftsgeschichte der Chirurgie 1872–1892. In: *Medizinhistorisches Journal 48* (2013), S. 273–305.

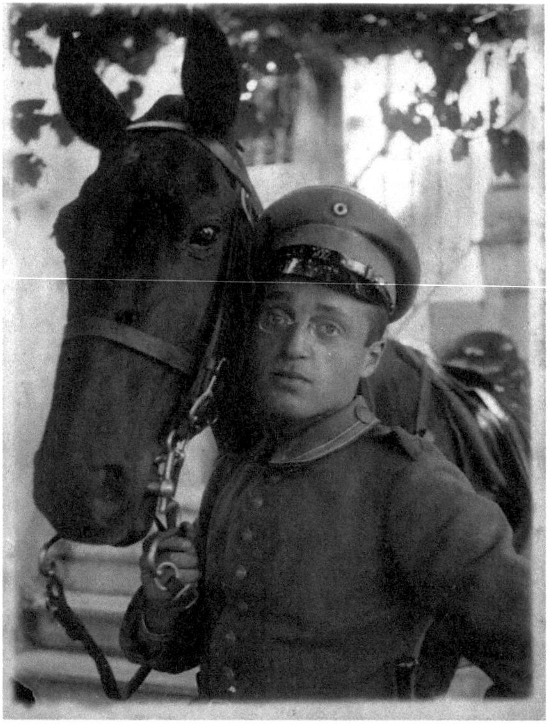

Abb. 12: Max Marcus im Ersten Weltkrieg

Wundbehandlungen bestimmten ihren Alltag, sie hatten Schwerverletzte zu versorgen, die lebenslang unter den Folgen ihrer körperlichen und seelischen Verletzungen zu leiden haben würden. Sie wurden mit den Grenzen ärztlicher Hilfe konfrontiert,[28] sahen das Elend der Zivilbevölkerung und zerstörte Städte in vom Krieg verwüsteten Regionen. Sie wurden mit den Folgen der sogenannten Spanischen Grippe konfrontiert, einer Viruspandemie, die Zivilbevölkerung wie Soldaten in einem ohnehin geschwächten Zustand massenhaft erkranken ließ und auch in den Lazaretten 1918 ihren Tribut forderte.[29] Wie wirkten sich diese Erfahrungen auf ihr ärztliches Selbstverständnis aus?

Wenn sie in München vor 1914 zu studieren begonnen hatten und/oder das Studium dort nach Ende des Krieges fortsetzten, besuchten sie Veranstaltungen einer ganzen Reihe hochkarätiger Wissenschaftler, etwa auch im Rahmen eines zweisemestrigen verpflichtenden Chemieprakti-

28 Leo Baeck Institut, New York, Memoir Collection ME 942, S. 66; vgl. Hartmann, Volker, Urbatschek, Mirko: Militär, Medizin und Sanitätsdienst am Vorabend des Krieges. In: *Getroffen – gerettet – gezeichnet: Sanitätswesen im Ersten Weltkrieg*. Hrsg. von Martina Hagemüller, Volker Hartmann, Christine Kofer u. Johannes Moosdiele-Hitzler. München 2018, S. 13–24.

29 Leo Baeck Institut, New York, Memoir Collection ME 942, S. 72–75.

kums. Manch einer wird sich bewusst gewesen sein, dass der in München lehrende Chemiker und Nobelpreisträger Richard Willstätter einen Filter für die Gasmasken erfunden hatte,[30] die vielen Soldaten im Ersten Weltkrieg das Leben retteten.[31] Mehrheitlich dürften die Studierenden gewusst haben, dass der Nachfolger von Angerers, Ferdinand Sauerbruch, in den Kriegsjahren Oberstabsarzt, 1918 bis 1928 Direktor der chirurgischen Universitätsklink war, ein Pionier der Brustraumoperation, der zugleich – wohl vor dem Hintergrund seiner Erfahrungen als Oberstabsarzt und Heeresberater, der den Lazarettalltag kannte – als Erfinder beweglicher Arm- und Handprothesen hervorgetreten war.[32]

Krieg und Ausbildung waren ebenso wenig zu trennen wie die für diese Studierendenjahrgänge möglichen oder den Umständen geschuldeten Studienabschlüsse. Ihnen wurde die Einjährigen-Freiwilligenzeit angerechnet, sie konnten – je nach Studienzeit und Ort unterschiedlich – ein Notexamen ablegen. Diejenigen, die gedient hatten, erfuhren mancherlei Wertschätzung und Anerkennung. Allerdings machten deutsch-jüdische Studierende in diesen Jahren manch bittere Erfahrungen, die sie rückblickend in sich aufschichtende Ausgrenzungserfahrungen einreihten. Julius Kleeberg berichtete, ihm habe ein Mitstudent »die Tür vor der Nase zugeschlagen«, weil er Jude war.[33] Marcus gab an, er sei in den Wirren der Revolution verhaftet worden, weil er an einer Protestveranstaltung gegen judenfeindliche Verleumdungen teilgenommen habe. Einzelheiten waren nicht zu ermitteln. Bislang fand sich als Begründung lediglich ein kurzer Hinweis, er habe »auf einer öffentlichen Versammlung einem antisemitischen Agitator widersprochen«.[34]

Im Oktober 1916 wurde vor dem Hintergrund eines nicht zuletzt in antisemitischen Kreisen kursierenden Vorwurfs, es seien überdurchschnittlich viele jüdische Deutsche vom Kriegsdienst befreit – der in keiner Weise den Tatsachen entsprach – in Preußen eine statistische Erhebung veranlasst, die eine massive Diffamierung bedeutete. Ob und wie jüdische Stu-

---

30 Richard Willstätter. *Die Chemie-Schule*. https://www.chemie-schule.de/KnowHow/Richard_Willst%C3%A4tter (26.3.2021).

31 Leo Baeck Institut, New York, Memoir Collection ME 942, S. 78f.

32 Vgl. Hahn, Judith, Thomas Schnalke (Hrsg.): *Auf Messers Schneide. Der Chirurg Ferdinand Sauerbruch zwischen Medizin und Mythos. Eine Ausstellung des Berliner Medizinhistorischen Museums der Charité*. Berlin 2019.

33 Leo Baeck Institut, New York, Memoir Collection ME 942, S. 69.

34 Pross, Winau (Hrsg.): *Nicht mißhandeln*, S. 158.

dierende auf die »Judenzählung« 1916 reagiert haben, mit der vielen jüdischen Deutschen die Illusion genommen wurde, als deutsche Patrioten anerkannt zu werden, ist vor allem individuell zu untersuchen.[35] Verdienten Wissenschaftlern wie Willstädter sind keineswegs die Ehren für ihre Leistungen zuteil geworden, die sie verdient hätten, und zwar weil sie Juden gewesen seien. Die in München 1918 ausgerufene und schon bald blutig niedergeschlagene Räterepublik wurde von zeitgenössischen Kritikern vielfach als jüdisch dominiert verunglimpft.[36]

35 Vgl. Berger, Michael: Judenzählung. In: *Enzyklopädie jüdischer Geschichte und Kultur, Bd. 3.* Hrsg. von Dan Diner. Stuttgart, Weimar 2012, S. 242–244.

36 Brenner, Michael: *Der lange Schatten der Revolution. Juden und Antisemiten in Hitlers München 1918–1923.* Berlin 2019.

4 Karrieren: Deutsch-jüdische Ärzte in der Weimarer Republik

1921 begann Max Marcus am Städtischen Krankenhaus Moabit in Berlin in der Pathologie und der Inneren Medizin und ab 1922 in der Chirurgischen Abteilung bei Moritz Borchardt zu arbeiten.[1] Das Krankenhaus Moabit (1872) war die erste von drei städtischen Krankenanstalten, die im letzten Drittel des 19. Jahrhunderts in Berlin eröffnet wurden, neben der im Friedrichshain (1874) und Am Urban (1890), der 1906 mit dem Rudolf-Virchow-Krankenhaus eine vierte folgte.[2] Diese Gründungen spiegeln bevölkerungs-, sozial- und gesundheitspolitische Entwicklungen wider, die eng mit bahnbrechenden medizinischen Erkenntnissen verknüpft waren. Während die Berliner Bevölkerung rapide wuchs, schärfte sich auch der Blick von Reformern auf die prekären Lebensbedingungen vieler Menschen in der Großstadt. Zugleich verbesserten sich unter anderem die diagnostischen Möglichkeiten, die Operationstechniken sowie die stationäre und ambulante Versorgung auf der Grundlage von Errungenschaften wie der Krankenversicherung. Baulich entsprach Moabit mit Baracken und Pavillons damaligen Vorstellungen von moderner Krankenhausarchitektur. Um 1900 erfuhr zudem die Charité, das damals bedeutendste Krankenhaus in Berlin, eine ursprünglich königlich-preußische Gründung mit

1 Oppenheimer, John F.: *Lexikon des Judentums*. Gütersloh 1967, S. 479. In einem kurzen Lebenslauf, seiner im Privatdruck veröffentlichten Dissertation vorangestellt, schreibt Marcus: »Staatsexamen 1920 in München mit nachfolgender Approbation. Von 1921 bis September 1926 Volontär beziehungsweise Assistenzarzt am städt. Krankenhaus Moabit in Berlin.« Vgl. Marcus, Max: *Über Störungen des Fettstoffwechsels bei akuten Pankreaserkrankungen. Inaugural-Dissertation zur Erlangung der Doktorwürde in der gesamten Medizin verfasst und einer hohen medizinischen Fakultät der Bayer. Ludwig-Maximilians-Universität zu München vorgelegt von Max Marcus aus Rees a./Rhein, Druckerei Josef Lehmaier*. München 1927 (15 Seiten).

2 Winau, Rolf: *Medizin in Berlin*. Berlin, New York 1987, S. 248–274.

Schwerpunkt auf der militärärztlichen Ausbildung, eine grundlegende Umstrukturierung mit zunehmend enger Anbindung an die Universität und damit an akademische Ausbildung und wissenschaftliche Forschung.[3]

In dieser Zeit facettenreicher Veränderungen hatten junge Mediziner mit handwerklich-praktischem und wissenschaftlichem Ehrgeiz durchaus gute berufliche Möglichkeiten, auch wenn die Konkurrenz groß sowie Vernetzungen unerlässlich waren und Zufälle bei den beruflichen Entscheidungssituationen stets mit eine Rolle spielten, in den wenigsten Fällen also Karrierewege als »vorgezeichnet« angesehen werden konnten. Die berufliche Perspektive von Max Marcus entwickelte sich zweifellos vielversprechend: Einige Grundlagen hatte er bereits in München erworben. Als förderlich erwies sich, dass er unmittelbar nach seinem Examen 1920 eine Anstellung als Assistenzarzt bei dem Pathologen und Anatomen Professor Carl Benda antrat. Benda hatte in Berlin ab 1894 im Krankenhaus Am Urban gearbeitet und 1908, nunmehr auch Honorarprofessor der medizinischen Fakultät der Universität, die Leitung des Pathologischen Instituts in Moabit übernommen. Marcus' Karriere gewann ab 1922 deutliche Konturen und ein solides Fundament: Er konnte in Moabit bleiben und in der dortigen Abteilung für Innere Medizin als Assistenzarzt und schließlich Oberarzt der III. Chirurgischen Universitätsklinik mit Erfolg seine Position festigen und an seiner Reputation arbeiten. Der Leiter der Klinik, Moritz Borchardt, war zweifellos neben Georg Klemperer, Chef der Abteilung für Innere Medizin in Moabit und Direktor der IV. Medizinischen Universitätsklinik, sein wichtigster akademischer Lehrer. Letzterer war von 1906 bis zum März 1933 Chefarzt der Inneren Medizin in Moabit; ihm war es maßgeblich mit zu verdanken, dass »die I. Innere Abteilung Klemperers und die von Moritz Borchardt geleitete I. Chirurgische Abteilung 1919 durch ministerielle Verfügung zur IV. Berliner Universitätsklinik erhoben wurde.«[4]

---

3 Das historische Gebäudeensemble der Charité war bei Kriegsende 1945 überwiegend zerstört. Formal wurde 1951 die Vereinigung zur »Medizinischen Fakultät (Charité) der Humboldt-Universität« vollzogen. Die medizinischen Fakultäten »Rudolf-Virchow-Klinikum« und »Charité« bilden seit 1997 die »Medizinische Fakultät Charité der Humboldt-Universität zu Berlin«. Vgl. Stürzbecher, Manfred: Aus der Geschichte des Krankenhauses Moabit. In: *1872–1972 Städtisches Krankenhaus Moabit. Festschrift zum 100jährigen Bestehen*. Hrsg. vom Bezirksamt Tiergarten von Berlin, Abt. Gesundheitswesen. Berlin 1972, S. 13–98, sowie Personalübersicht ebd., S. 109–111.

4 Georg Klemperer. *DGIM*. https://www.dgim-history.de/biografie/Klemperer;Georg;1694 (26.1.2021). Unter Hinweis auf: Wolf, Ulrike: *Leben und Wirken des Berliner Internisten Georg Klemperer (1865–1946)*. Aachen 2003, S. 11 und 33.

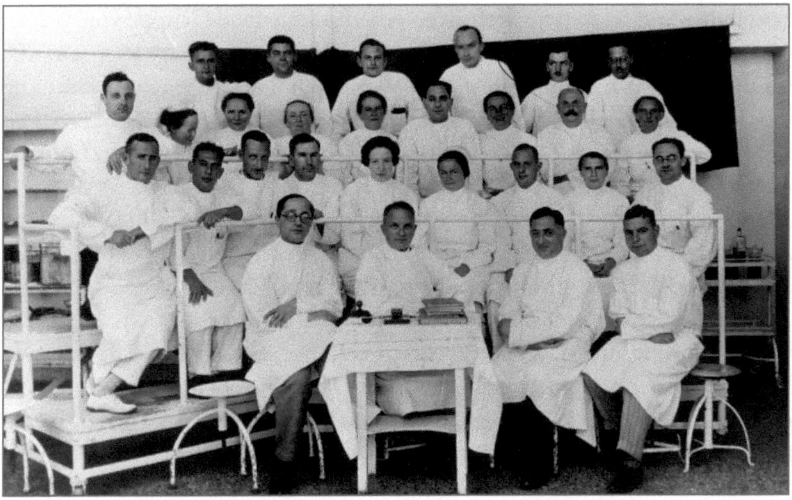

Abb. 13: Das Personal der chirurgischen und gynäkologischen Abteilung im Städtischen Krankenhaus Moabit; in der vorderen Reihe von links Max Marcus, Moritz Borchardt, Siegbert Joseph und Erwin Rabau (alle namentlich Genannten wurden vertrieben!); Berlin 1931

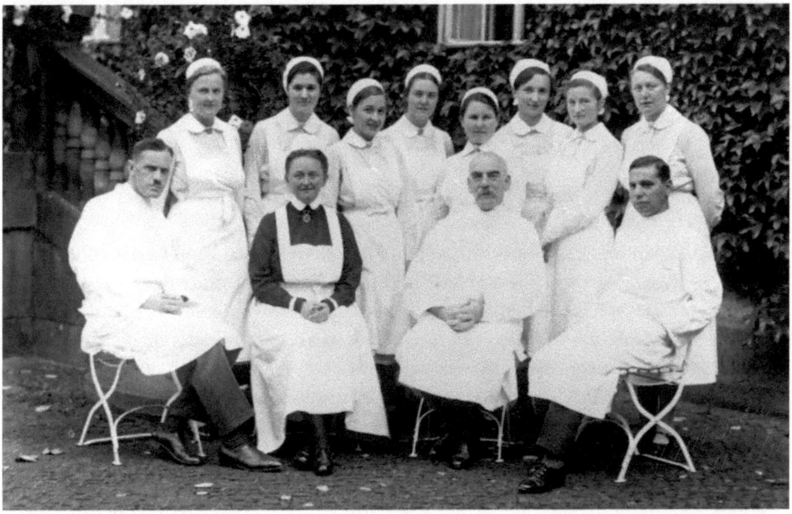

Abb. 14: Schwesternkurs im Moabiter Krankenhaus; vordere Reihe von links Wilhelm Beck, Dorothea Thomas (Oberin), Georg Klemperer, Erwin Rabau; Berlin um 1920

Borchardt und Klemperer gehörten einer innovativen Gruppe von Wissenschaftlern und Praktikern an, die den Grund für eine naturwissenschaftlich fundierte Medizin legte. In welcher Weise sich der Umgang mit Krankheiten und das Aufgabenfeld der Chirurgie veränderten, wird z. B. an der von Klemperer herausgegebenen Zeitschrift *Therapie der Gegenwart. Monatsschrift für praktische Medizin* deutlich. Klemperer brachte nicht zuletzt ab 1928 ein nach Krankheiten alphabetisch geordnetes, auf zahlreiche Bände angelegtes Handbuch, die *Neue Deutsche Klinik* heraus,[5] ein Werk, an dem zahlreiche Kollegen und Schüler mitarbeiteten. Zu den Mitwirkenden an diesem *Handwörterbuch der praktischen Medizin* (so der Untertitel) gehörten Borchardt, Marcus oder beispielsweise auch der in Moabit tätige Neurologe und Psychiater Ernst Haase.[6] Sie schrieben über ihre Spezialgebiete, Haase unter anderem über die »Paralysis agitans« (Schüttellähmung beziehungsweise Parkinson'sche Krankheit), Borchardt über den »Rectumkrebs« und Marcus über gutartige »Mastdarmerkrankungen«.[7] Sie zitierten sich nach akademischem Brauch unter Einhaltung der in der Medizin gängigen hierarchischen Strukturen gegenseitig.[8]

Im *Handwörterbuch der praktischen Medizin* berücksichtigten die Autoren in ihren zum Teil sehr umfangreichen Darlegungen neben ausführlichen Angaben dazu, wer bereits zu dem Thema geforscht hatte, vor allem diagnostische und therapeutische Aspekte. Sie gingen nicht nur auf Möglichkeiten chirurgischer, medikamentöser und heilmedizinischer Behandlung, sondern auch auf die seelische Verfasstheit der Patienten ein. Marcus

5 Mitherausgeber der Neuen Deutschen Klinik war bis zu dessen Tod der Bruder Georg Klemperers, Felix Klemperer (1866–1932).

6 Ernst Haase stammte aus einer sozialdemokratischen Familie. Zum Gedenken an seinen Vater, zeitweise Vorsitzender der SPD und dann der USPD, brachte er 1929 folgendes Buch heraus: Haase, Ernst: *Hugo Haase. Sein Leben und Wirken.* Berlin 1929; vgl. zur Familie Haase: Seils, Ernst-Albert: *Hugo Haase. Ein jüdischer Sozialdemokrat im deutschen Kaiserreich. Sein Kampf für Frieden und soziale Gerechtigkeit.* Frankfurt a. M. 2016.

7 Marcus, Max: Mastdarmerkrankungen, Rektum und Anus. In: *Neue Deutsche Klinik. Handwörterbuch der praktischen Medizin mit besonderer Berücksichtigung der inneren Medizin, der Kinderheilkunde und ihrer Grenzgebiete, Bd. 7.* Hrsg. von Georg Klemperer und Felix Klemperer. Berlin, Wien 1931, S. 248–297.

8 Ebd. S. 248 unter Verweis auf Moritz Borchardt in Bd. 8; vgl. Marcus, Max (Aus der Chirurg. Abteilung des Städt. Krankenhauses Moabit zu Berlin [Geh. Med.-Rat Prof. Dr. Moritz Borchardt]): Akute Pankreaserkrankungen und Gestationsvorgänge. In: *Bruns's Beiträge zur klinischen Chirurgie 149* (1930), S. 129–141.

riet beispielsweise, entzündliche Darmerkrankungen nicht vorschnell zu operieren, sondern zunächst andere Behandlungsmethoden auszuprobieren. Ängste seien ernst zu nehmen, Kinder sollten unbedingt beruhigt werden.[9] Borchardt schrieb über die Behandlung von Blinddarmerkrankungen: »Besonders bei nervösen Menschen müssen wir uns davor hüten, ihnen Unrecht zu tun; bei ihnen darf man Appendizitis nur nach sorgfältigsten Erwägungen und Untersuchungen ausschließen.«[10] Ernst Haase gab bei unheilbaren Parkinson-Patienten zu bedenken: »Am ehesten wird der Kranke von einem ruhigen Aufenthalt auf dem Lande in waldreicher Gegend Nutzen haben.«[11]

Die genannten Ärzte, akademischen Lehrer und Schüler, waren mithin Forscher, Praktiker und nicht zuletzt Zeitgenossen einer Epoche, in der das medizinische Menschenbild zunehmend neben der somatischen auch die psychischen Komponenten einbezog. In der damaligen »Kriegsopfergesellschaft« war die Mehrheit der Bevölkerung direkt oder indirekt nicht nur von schwerwiegenden physischen, sondern auch psychischen Folgen der Kriegsjahre 1914 bis 1918 betroffen. Erwachsene, Männer wie Frauen, und Kinder wurden als erschöpft, nervös und kraftlos beschrieben,[12] wobei »Nervosität« beziehungsweise nervöse Störungen Stichwortgeber für ein ganzes Bündel von Krankheitserscheinungen waren, für Unruhezustände, Konzentrationsschwäche, diffuse Schwächen, Ängste, gesteigerte Erregbarkeit, von den Kriegsneurosen traumatisierter Soldaten ganz zu schweigen.[13] Mit Amputationen und Prothesen versuchten Chirurgen und Orthopäden ihren Patienten, zumeist als »Krüppel« bezeichnet, eine wenigstens teilweise Rückkehr ins Erwerbsleben zu ermöglichen. Ferdinand Sauerbruch hatte sich bekanntlich nicht nur einen großen Namen als Thoraxchirurg,

9 Marcus: Mastdarmerkrankungen, S. 276f.

10 Borchardt, Moritz: Perityphlitis und Appendizitis. In: *Neue Deutsche Klinik. Handwörterbuch der praktischen Medizin mit besonderer Berücksichtigung der inneren Medizin, der Kinderheilkunde und ihrer Grenzgebiete, Bd. 8*. Hrsg. von Georg Klemperer u. Felix Klemperer. Berlin, Wien 1931, S. 671–765, hier S. 763.

11 Haase, Ernst: Paralysis agitans. In: *Neue Deutsche Klinik. Handwörterbuch der praktischen Medizin mit besonderer Berücksichtigung der inneren Medizin, der Kinderheilkunde und ihrer Grenzgebiete*. Hrsg. von Georg Klemperer u. Felix Klemperer, Bd. 8, Berlin, Wien 1931, S. 603–611, hier S. 611.

12 Vgl. Stambolis, Barbara: *Aufgewachsen in »eiserner Zeit«. Kriegskinder zwischen Erstem Weltkrieg und Weltwirtschaftskrise*. Gießen 2014, S. 72, 74.

13 Ebd., S. 64–69.

sondern auch als Erfinder einer beweglichen Prothese gemacht.[14] Auf dem Gebiet der orthopädischen Chirurgie wurde nicht zuletzt Hermann Gocht bekannt.[15] Moritz Borchardt war 1919 Mitherausgeber eines umfangreichen Handbuchs mit dem Titel *Ersatzglieder und Arbeitshilfen für Kriegsbeschädigte und Unfallverletzte*, in dem Sauerbruch und Gocht als Autoren vertreten waren.[16] Im Vorwort heißt es:

> »Viele Tausende haben durch den Krieg an den zur Arbeit notwendigen Gliedern schweren Schaden erlitten. Ärztliche und technische Kunst haben sich vereinigt, diese Opfer des Krieges durch zweckmäßige Ersatzglieder und Arbeitshilfen wieder arbeits- und erwerbsfähig zu machen.«[17]

Die Folgen von Unterernährung während der Kriegsjahre und nach Kriegsende thematisierten ebenfalls eine Reihe von Experten. Der Internist Hermann Zondek schrieb über die weitverbreiteten Hungerödeme[18] und sah sich in besonderer Weise veranlasst, auch auf die Folgen von Unterernährung durch prekäre Lebensumstände nach 1918 aufmerksam zu machen.[19] Internisten, Kinderärzte, Sozialpolitiker und weitere Spezialisten richteten ihr Augenmerk auf eine vom Krieg und seinen Folgen nachhaltig geschwächte Bevölkerung, besonders in den Großstädten. Sie waren überzeugt davon, dass viele Krankheiten soziale Ursachen hatten, die sich infolge des Ersten Weltkriegs verstärkten. Diese potenzierten sich angesichts massiver Wirtschafts- und Ernährungsprobleme im Inflationsjahr 1923 sowie infolge der wirtschaftlichen Krise Ende der 1920er und Anfang der 1930er Jahre.[20] Zahlreiche Menschen waren dauerhaft erschöpft, ge-

14 Siehe Kapitel 3: Lebensentwürfe und universitäre Erfahrungen junger jüdischer Deutscher.

15 Siehe Kapitel 6: Ausgrenzung und existenzielle Bedrohung.

16 Borchardt, Moritz, Konrad Hartmann, Leymann, Schesinger, Schwiening, Heinrich (Hrsg.): *Ersatzglieder und Arbeitshilfen für Kriegsbeschädigte und Unfallverletzte*. Berlin, Heidelberg 1919.

17 Ebd., Vorwort, o. S.

18 Maase, Carl, Hermann Zondek: *Das Hungerödem. Eine klinische und ernährungsphysiologische Studie*. Leipzig 1920.

19 Bolk, Reinhard: *Das Krankenhaus Am Urban. Medizingeschichtliche Untersuchung eines Krankenhauses der Stadt Berlin von seiner Gründung (1887) bis zum Ende des Zweiten Weltkrieges (1945)*. Berlin, Bonn 1984, S. 49.

20 Vgl. Stambolis: *Aufgewachsen in »eiserner Zeit«*, bes. S. 88f., 94f., 104–107.

schwächt sowie auch seelisch verwundbar und galten als »nervös«.[21] Entsprechende Beobachtungen gehörten zum Alltag vieler Mediziner, seien sie in Kliniken, als niedergelassene Ärzte oder in der Gesundheitsverwaltung tätig. Sie haben sich dazu geäußert und eine Reihe von ihnen hatte die Patienten als Menschen im Blick.

Einen solchen ganzheitlichen Ansatz bescheinigte Georg Klemperer nicht zuletzt dem in Moabit 1929 zum Oberarzt avancierten Chirurgen Max Marcus. Vom 21. Januar 1930 datiert ein handschriftliches Zeugnis Klemperers für Marcus mit folgendem Inhalt:

> »Herr Dr. Max Marcus, Oberarzt der chirurgischen Abteilung des Krankenhauses Moabit, ist mir seit 1920 wohlbekannt, da ich in dauerndem dienstlichen und wissenschaftlichen Verkehr mit ihm stehe. Er hat sich hier von kleinen Anfängen durch dauernde fleißige Arbeit im Operationssaal und im Laboratorium zu einem wirklich erstklassigen Chirurgen entwickelt, der seinen Chef Geh. Rat. Borchardt wochenlang in ganz selbständiger Weise vertreten hat. Ich habe oft Gelegenheit gehabt, über das Schicksal von Kranken, bei denen chirurgische Eingriffe in Frage kamen, mit Dr. Marcus zu sprechen, und habe dabei stets seine außerordentlichen Kenntnisse und die Sicherheit und Reife seines Urteils mit Freude erkannt. Ich habe ihn als Operateur bei den größten und schwierigsten Operationen gesehen und bezeuge, dass er ein ausgezeichneter Techniker und ein höchst besonnen denkender Chirurg von größten Qualitäten ist. Seine menschlichen Eigenschaften haben ihm im Krankenhaus die Sympathie aller Kollegen verschafft, dazu die Achtung und den Respekt der Untergebenen und die Liebe der Kranken. Es liegt nur an ungünstigen Außenumständen, dass Dr. Marcus nicht in die akademische Laufbahn gelangt ist, die ihn sicher zu Ehren gebracht hätte. Er ist jedenfalls in höchstem Maß geeignet und befähigt, ein chirurgisches Krankenhaus selbständig mit großem Erfolg zu leiten.«[22]

1931 habilitierte sich Marcus und erfüllte damit eine weitere wichtige Voraussetzung für den Fortgang seiner beruflichen Karriere.[23] Ende Novem-

---

21 Ebd., S. 64–70.

22 Zeugnis, unterzeichnet mit »Prof. Dr. G. Klemperer Geh. Med. Rat Direktor der Inneren Abt. Kran. Moabit«, abgedruckt bei: Pross, Winau (Hrsg.): *Nicht mißhandeln*, S. 160.

23 Entschädigungsamt Berlin 6381, Verhandlung, Berlin 12.9.1956; Angabe zum Jahr der Habilitation mit Liste von neun nachweisbaren Publikationen in Zeitschriften, unter anderem

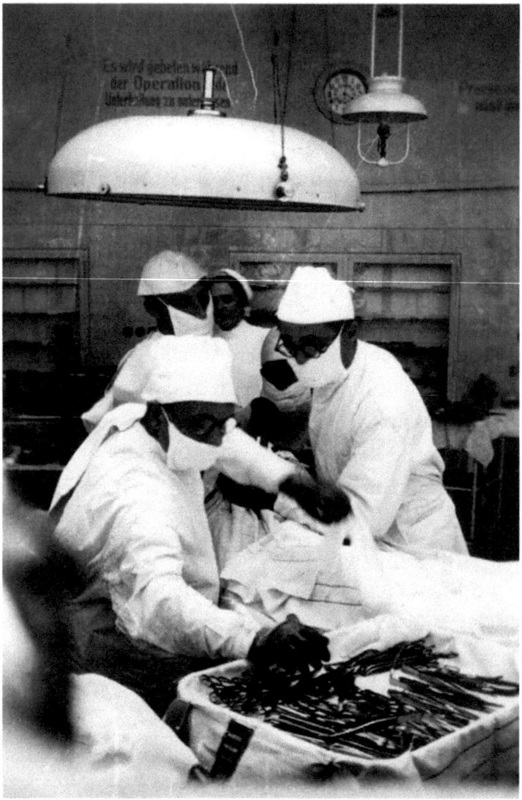

Abb. 15: Moritz Borchardt (vorne links), Max Marcus (rechts) und Hellmut Treu[24] (hinten links) bei einer Operation, um 1930 (siehe auch das Buchcover)

ber 1932 übernahm er, zunächst probeweise, die Leitung der II. Chirurgischen Abteilung am Städtischen Krankenhaus Friedrichshain. Er war nach mehr als zehnjähriger Arbeit in Berlin fast am Ziel des für deutsche Juden damals erreichbaren beruflichen Aufstiegs in der Medizin angekommen; ein halbes Jahr lang war er dort »der bis dahin jüngste Chefarzt Berlins«.[25] Aus der Klinik in Friedrichshain sind die Zeilen eines Kindes überliefert, das schrieb: »Lieber Onkel Oberarzt. Die Friedrichshainer können sich freuen, dass sie dich bekommen. Du machst doch alle gesund.«[26] Die Krankenschwester

in der *Zeitschrift für Chirurgie* (beispielsweise »Zur Operation großer Bauchnarbenbrüche der Linea alba«). Bei Pross und Winau wird 1932 als Jahr der Habilitation angegeben und als Thema »Pathogenese der akuten Pancreaserkrankungen«. Vgl. Pross, Winau: *Nicht mißhandeln*, S. 161; vgl. Marcus: Akute Pankreaserkrankungen und Gestationsvorgänge.

24 Hellmut Treu (später Troy) verließ Deutschland 1939, er eröffnete in New York eine Privatpraxis. Vgl. Hellmut Treu. *Verfolgte Ärzte.* https://geschichte.charite.de/verfolgte-aerzte/personendetail.php?&ID=181 (17.3.2021).

25 Dokument im Diaspora Research Institute, Tel Aviv: Marcus Family Collection (P-31), 150: *Berliner Tageblatt* vom 26.7.1932, Personalnachrichten: »Dr. Max Marcus, Oberarzt am Krankenhaus Moabit, habilitierte sich für Chirurgie in Berlin.«

26 Pross, Winau: *Nicht mißhandeln*, S. 160.

Margarete Klemz erinnerte sich daran, viele Patienten hätten ausdrücklich den Wunsch geäußert, nur von Marcus operiert zu werden.[27] Marcus handwerkliche Schwerpunkte als Chirurg lagen eindeutig in der Viszeralchirurgie, das heißt der Chirurgie des Bauchraumes, aber auch weiterer innerer Organe, unter anderem im Thorax- oder Halsbereich mit Schilddrüse und Nebenschilddrüsen sowie in der der Unfallchirurgie. Seine Zuständigkeiten umfassten also ein ausgesprochen breites Krankheitsspektrum.

Manche Mediziner mit Ambitionen und – wie ihr beruflicher Weg zeigen sollte, keineswegs weniger begabte und erfolgreiche Ärzte – bewarben sich vergeblich um eine Anstellung im Krankenhaus Moabit, unter ihnen auch Julius Kleeberg.[28] Nach dem medizinischen Examen hatte Letzterer händeringend nach einer Anstellung gesucht und im Inflationsjahr 1923 eine unbezahlte Volontärstelle (damals und auch noch viele Jahrzehnte später üblich: gegen Kost und Logis) am Rudolf-Virchow-Krankenhaus in Berlin angenommen, wo er vor allem mit diversen damals grassierenden Infektionskrankheiten konfrontiert war, Scharlach, Diphterie, Tuberkulose, Syphilis oder Tollwut beispielsweise. Das behandelnde Personal war oft wie die Patienten schlecht ernährt, zudem ansteckungsgefährdet und ständig überlastet.[29] Nachts – so Kleeberg – hätten die Ärzte auch das dem Krankenhaus benachbarte Armenviertel zu versorgen gehabt.[30] Einblicke in prekäre Verhältnisse gehörten bei Hausbesuchen und in der Klinik zum Alltag; ermutigend waren zweifellos unerwartete Heilerfolge. So schildert Kleeberg die Geschichte eines an Diabetes erkrankten Jungen, dessen Eltern, russische Juden aus Odessa, sich mit dem Sohn in der Hoffnung auf Hilfe auf den Weg nach Berlin gemacht hatten. Kleeberg wörtlich:

> »Die lange Reise und die nicht zu beschaffende Diät hatten den Zustand [des Kindes] gefährlich verschlimmert […]. Inzwischen war es mit den Untersuchungen und den Besprechungen spät geworden. Die Eltern verlangten, dass Professor Kuttner[31] gerufen würde.«

27 Ebd., S. 161.

28 Siehe auch Kapitel 2: Erinnerungen an eine Kindheit und Jugend im Rheinland.

29 Leo Baeck Institut, New York, Memoir Collection ME 942, S. 85–91.

30 Ebd.

31 Leopold Kuttner (1866–1931), seit 1910 Chef des Rudolf-Virchow-Krankenhauses. Vgl. Walk, Joseph: *Kurzbiographien zur Geschichte der Juden 1918–1945*. München, New York, London, Paris 1988, S. 210.

Eine Rettung des kleinen Patienten schien so gut wie ausgeschlossen zu sein. »Aber Kuttner [...] zog aus seiner weißen Manteltasche eine größere Glasampulle hervor und sagte, er habe vor wenigen Tagen aus Kanada einen Stoff ›Insulin‹ bekommen, ein Extrakt aus der Pankreasdrüse.« Kuttner habe entschieden, »alle 2 Stunden Blutzuckerteste zu machen« und angeordnet, »welche Dosis von Insulin in Beziehung zum Blutzucker zu geben sei [...]. Der Junge wurde gerettet [...].«[32]

Kleeberg wäre gerne in Berlin geblieben und Assistent bei Georg Klemperer geworden, der jedoch auf Jahre hinaus keine Stelle anbieten konnte und geraten haben soll, sich an kleineren Universitäten, zum Beispiel Marburg oder Jena, zu bewerben. Besonders enttäuschend sei gewesen, dass Klemperer ihm zu verstehen gegeben habe, als Jude werde er ohnehin geringe universitäre Karrierechancen haben.[33] Schließlich fand er bei dem Internisten Gustav von Bergmann in Frankfurt am Main eine zwar schlecht bezahlte, jedoch für seine Ausbildung förderliche Anstellung.[34]

Der in einem anderen Abschnitt ebenfalls bereits erwähnte Pädiater Siegfried Rosenbaum begann in seiner Geburtsstadt Königsberg das Medizinstudium, setzte es in Freiburg fort und schloss es 1913 in Königsberg ab.[35] In Breslau wurde er noch vor Kriegsausbruch 1914 promoviert, mit einer in Königsberg entstandenen Arbeit.[36] Nach Kriegsende heiratete er Vera London, führendes Mitglied im dortigen deutsch-jüdischen Wanderbund Blau-Weiß,[37] und fand an der dortigen Universität zunächst nur als

32 Leo Baeck Institut, New York, Memoir Collection ME 942, S. 91.

33 Ebd., S. 93.

34 Ebd., S. 98f. Gustav von Bergmann war 1920 bis 1926 Ordinarius in Frankfurt und wechselte dann an die Charité. Nach 1933 entwickelte er keine Initiative, die Entlassung jüdischer Mitarbeiter zu verhindern. Die Deutsche Gesellschaft für Innere Medizin benannte 2013 die bis dahin für Verdienste verliehene »Gustav-von-Bergmann-Medaille« in »Leopold-Lichnitz-Medaille« um, mit der Begründung, von Bergmann habe sich dem NS-Unrechtsregime angepasst. Seine fachliche Qualifikation sei gleichwohl unbestritten. Gustav von Bergmann. *DGIM*. https://www.dgim-history.de/biografie/Bergmann;Gustav%20von;1124 (12.2.2021).

35 Siehe Kapitel 3: Lebensentwürfe und universitäre Erfahrungen junger jüdischer Deutscher.

36 Rosenbaum, Siegfried: *Aus dem Pathologischen Institut der Universität Königsberg. Beitrag zur Frage der onkologischen Stellung des sogenannten Endothelkrebses der Pleura*. Berlin 1914.

37 Hackeschmidt, Jörg: *Von Kurt Blumenfeld zu Norbert Elias. Die Erfindung einer jüdischen Nation*. Hamburg 1997, S. 117.

Praktikant am Physiologischen Institut und Hospitant in der Kinderklinik einen Einstieg ins Berufsleben. 1920 wechselte er an die Universitätskinderklinik nach Marburg und 1922 nach Leipzig in die Universitätskinderklinik, wo er sich 1925 habilitierte,[38] ab 1928 als Oberarzt tätig war und 1929 zum außerplanmäßigen Professor ernannt wurde. Eines seiner Spezialgebiete wurde, mitangeregt durch die Forschungsinteressen seines Chefs Georg Bessau, die Säuglingsernährung. Über Ursachen von »Nervosität« bei Kindern, die seit der Jahrhundertwende bei breiteren Bevölkerungskreisen Aufmerksamkeit fand, referierte er unter anderem auch vor dem örtlichen Jüdischen Frauenbund, dessen Vorsitzende zeitweise seine Frau Vera war.[39]

Ob Bessau eine Möglichkeit gehabt hätte, seinen Schüler Rosenbaum mit nach Berlin zu nehmen, wo er 1932 die Nachfolge des Pioniers der Kinderforschung Adolf Czerny antrat, ist nicht überliefert. Bessau war ab 1933 nicht nur ein überzeugter Anhänger des NS-Regimes, sondern nachweislich auch an medizinischen Experimenten an Kindern beteiligt, die vielfach tödlich verliefen.[40] Mit großer Sicherheit kann angenommen werden, dass die Hürde, in Leipzig zu einer ordentlichen Professur zu gelangen, für Rosenbaum unüberwindlich war,[41] wie von Hermann Zondek, 1918 habilitiert, 1922 außerordentlicher Professor[42] und zu Beginn der 1930er Jahre Direktor des Krankenhauses Am Urban, rück-

38 Rosenbaum, Siegfried: *Physiologie und Pathologie des Säuglingsmagens*. Berlin 1925. Auch als: Abhandlungen aus der Kinderheilkunde und ihren Grenzgebieten. In: *Beihefte zum Jahrbuch für Kinderheilkunde 4* (1925).

39 Rapp, Jeanett: *Von Jüdin für Jüdin. Die soziale Arbeit der Leipziger Ortsgruppe des Jüdischen Frauenbundes und ihrer Mitgliedsorganisationen bis zum Ende der Weimarer Republik*. Dissertation. Berlin 2011, S. 237.

40 Vgl. Schagen, Udo, Sabine Schleiermacher: Unter dem Hakenkreuz (1933–1945). In: *Die Charité. Geschichte(n) eines Krankenhauses*. Hrsg. von Johanna Bleker und Volker Hess. Berlin 2010. S. 169–187, hier S. 173; vgl. auch: Zur Geschichte der Kinderklinik. *GeDenkOrt.Charité*. https://gedenkort.charite.de/orte/kinderklinik (12.2.2021).

41 Riha, Ortrun: Der Pädiater Siegfried Rosenbaum. In: *Ärzteblatt Sachsen 11* (2013), S. 480–482; Siegfried (Shimon) Rosenbaum. *Deutsche Gesellschaft für Kinder- und Jugendmedizin e. V.* https://www.dgkj.de/die-gesellschaft/geschichte/juedische-kinderaerztinnen-und-aerzte-1933-1945/suchergebnis-der-datenbank?tx_dgkjpaediatristsnsera_searchpaediastrists%5Baction%5D=show&tx_dgkjpaediatristsnsera_searchpaediastrists%5Bcontroller%5D=PaediatristNSEra&tx_dgkjpaediatristsnsera_searchpaediastrists%5BpaediatristNSEra%5D=2105&cHash=c8f9d68932ffface0c59d0809647bc06 (12.2.2021).

42 Bolk: *Das Krankenhaus Am Urban*, S. 48f., S. 73–76.

blickend bestätigt wurde. Manche Kollegen hätten sich aus beruflichen Gründen gezwungen gesehen, sich christlich taufen zu lassen. Es sei eigentlich klar gewesen, »dass die Tätigkeit eines ordentlichen Professors der Medizin [...] nicht das geringste mit dem Bekenntnis zur christlichen Dogmatik zu tun hatte«. Auch diejenigen, die sich gegen derartige Ausgrenzungen aussprachen, hätten nur selten verstanden, warum sich ein deutsch-jüdischer Kollege nicht taufen ließ und sich so »von der Vollendung seiner akademischen Karriere abhalten lassen konnte«[43] – vielleicht, um sein Selbstwertgefühl wahren zu können. Zondeks bitteres Fazit lautete:

> »Unter den gegebenen Umständen verblieb den jüngeren Assistenten nur die Möglichkeit, sich um leitende Stellen oder Direktorate an den städtischen oder konfessionellen Krankenhäusern zu bewerben. Die in den großen Städten, also Berlin, Hamburg, Breslau usw. gelegen, waren natürlich sehr begehrt und darum auch zu einem nennenswerten Prozentsatz mit Juden besetzt.«[44]

Die Historikerin Ursula Büttner fügt den hier zitierten persönlichen Erfahrungen die treffende, verallgemeinerbare Aussage hinzu: »Der Antisemitismus war für die Juden in der Weimarer Republik eine Tatsache, mit der sie bei allen ihren Entscheidungen rechnen mussten.«[45]

Wie stark diese Tatsache nicht zuletzt Karrieren im Krankenhaus Moabit belastete, lässt sich an den massiven Widerständen gegenüber der akademischen Anerkennung der wissenschaftlichen Leistung der dort arbeitenden Ärzte und Ärztinnen und ihres Beitrags zur Ausbildung künftiger Mediziner*innen ablesen. Kämpfe um den Status Moabits als qualifizierter Ort für Lehre und Forschung wurden mit harten Bandagen ausgetragen, nicht zuletzt die Innere Medizin und Chirurgie in Moabit wurden von Ordinarien an der Charité als unerwünschte Konkurrenz empfunden. Gustav von Bergmann sprach dem Krankenhaus in Moabit 1932 den Status eines »vollamtlichen Universitätsinstituts« nachdrücklich ab und plädierte vehement für eine Zurückstufung desselben zu einem städtischen Kranken-

---

43 Zondek, Hermann: *Auf festem Fuße. Erinnerungen eines jüdischen Klinikers*. Stuttgart 1973, S. 118.

44 Ebd.

45 Büttner: *Weimar*, S. 293.

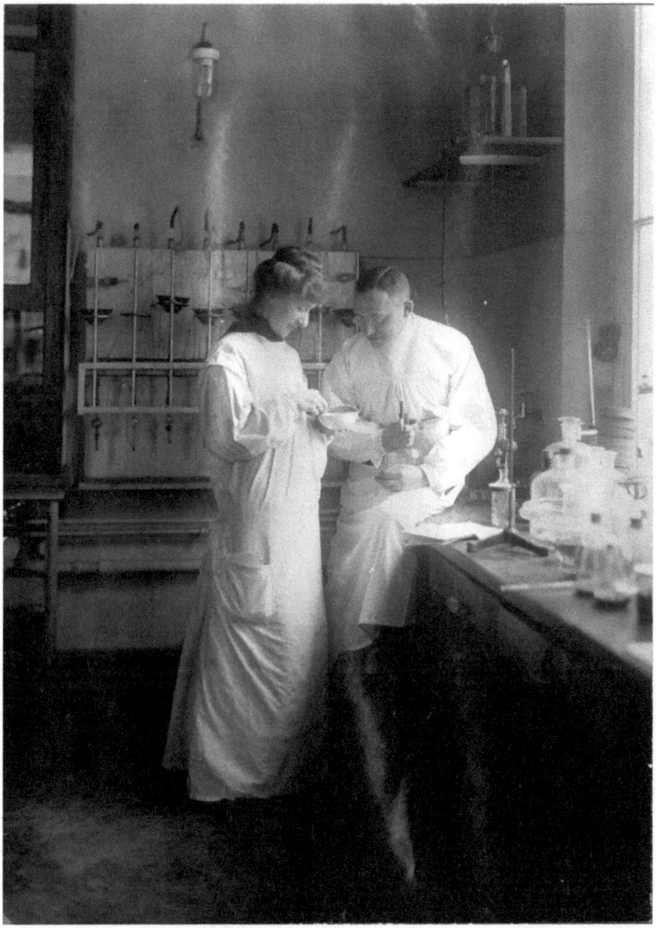

Abb. 16: Hermann Zondek in einem Krankenhauslabor, Berlin 1920er Jahre

haus.[46] Zudem festigte sich die Ansicht, Moabit sei »rot« und nicht zuletzt »jüdisch«.[47] An diesem Beispiel zeigt sich, dass sich antijüdische Haltungen nicht auf dezidiert antisemitische Parteien beschränkten, sondern auch mit Neid und Hass gegen gesellschaftlich Erfolgreiche verbun-

46 Wolf: *Leben und Wirken des Berliner Internisten Georg Klemperer*, S. 36f.

47 Ebd., S. 29.

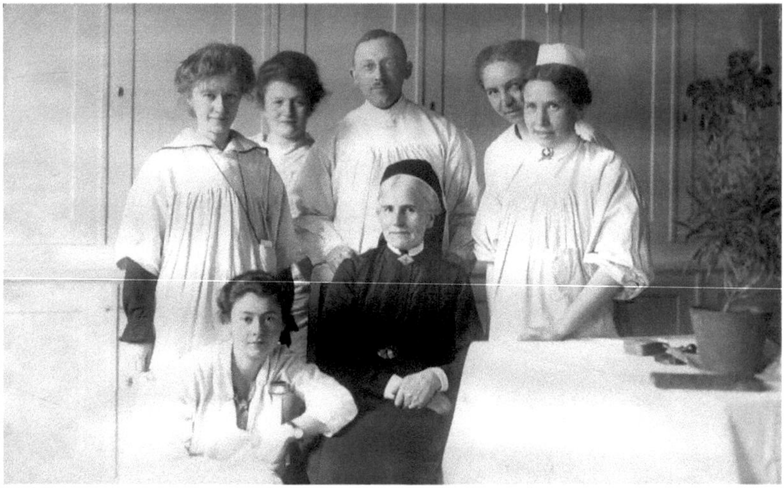

Abb. 17: Hermann Zondek (in einem nicht näher bezeichneten Krankenhaus, wohl Am Urban oder in der I. Medizinischen Klinik der Charité), Berlin

den waren. Diese Gefühle entsprachen einem »Welt-Erleben«[48], in dem sich Judenhass mit anderen spezifischen sozialen und politischen Ansichten, nicht zuletzt mit rassistischen Einstellungen, verband. Die Historikerin Shulamit Volkov spricht von Antisemitismus als »kulturellem Code«, das heißt einem Konglomerat von Meinungen, darunter auch (Vor-)Urteilen, die selten Argumenten und rationaler Analyse standhielten.

Der Anteil jüdischer Ärzte und Ärztinnen betrug 1930 in Moabit tatsächlich etwa 70 Prozent.[49] Mehrheitlich waren diese patriotisch und liberal. Von Klemperer ist aus unterschiedlichen Quellen belegt, dass er »jüdische« Mitarbeitende bevorzugt einstellte, um ihnen eine berufliche Chance zu geben.[50] Er war jedoch – auch vor dem Hintergrund eigener Erfahrungen – bezüglich der Grenzen seines Einflusses, wie sein Rat an Kleeberg belegt, illusionslos.

---

48 Volkov, Shulamit: Antisemitismus als kultureller Code. In dies.: *Jüdisches Leben und Antisemitismus im 19. und 20. Jahrhundert.* München 1990, S. 25; vgl. Battenberg, Friedrich: Antisemitismus als »kultureller Code«. In: *Der Aufklärung zum Trotz. Antisemitismus in der politischen Kultur in Deutschland.* Hrsg. von Doron Kiesel u. Leonore Siegele-Wenschkewitz, Frankfurt a.M. 1998, S. 15–51.

49 Zu 1933 siehe Kapitel 6: Ausgrenzung und existenzielle Bedrohung.

50 Wolf: *Leben und Wirken des Berliner Internisten Georg Klemperer*, S. 30.

5 Leben und arbeiten in Berlin

Von 1920 bis 1933 lebte Max Marcus nicht nur beruflich inmitten dynamischer Entwicklungen, sondern in Berlin auch kulturell im Zentrum der janus- das heißt doppelgesichtigen, widersprüchlichen Gesellschaft und Kultur der Weimarer Republik. Es gab optimistisch stimmende Anfänge und gegenläufige krisenhafte und hemmende Entwicklungen. Berlin war ein besonderer Experimentierraum, getragen von Hoffnungen auf eine demokratisch verfasste Gesellschaft, auf soziale Reformen, kulturelle Vielfalt und Entfaltungsmöglichkeiten im Zeichen einer wie auch immer zu verstehenden Modernität. Zugleich gab es in erheblichem Ausmaß Gewalt im öffentlichen Raum und jüdische Bürger*innen sahen sich zunehmend bedroht. Gleichwohl wäre es einseitig, die deutsch-jüdische Geschichte der 1920er Jahre ausschließlich als Geschichte der »Anderen«, der Ausgegrenzten und Opfer, zu beschreiben.[1]

Marcus nahm regen Anteil am kulturellen Leben in Berlin und erlebte sich wohl nicht als abseits stehend, als Angehöriger einer abweichenden Minderheit. Seine erste aus Berlin bekannte Wohnadresse befand sich in unmittelbarer Nähe zum Krankenhaus in Moabit,[2] seine für die Endphase

1 Berek, Mathias, Kirsten Heinsohn, David Jünger, Achim Rohde: Vom Erfolg ins Abseits? Jüdische Geschichte als Geschichte der »Anderen«. Ein Gespräch. In: *Medaon. Magazin für jüdisches Leben in Forschung und Bildung, 11* (2017). http://www.medaon.de/pdf/Medaon_20_Berek_Heinsohn_Juenger_Rohde.pdf (5.2.2020). Dort bes. Kirsten Heinsohn, S. 4: »Wenn ich den Umgang mit der jüdischen Minderheit erforsche, sind jüdische Gemeinschaften per se als das Andere, das Abweichende definiert. Untersuche ich jedoch z. B. Frauenemanzipationsbewegungen, so stoße ich ebenso schnell auf ›Andere‹, die alle als Frauen agieren, aber sehr unterschiedliche Interessen haben beziehungsweise aus differierenden Lebenskontexten heraus agieren […].«

2 Marcus wohnte in der Turmstraße 21. Vgl. Jüdisches Adressbuch für Groß-Berlin, Ausgabe 1929/30.

der Republik gültige Adresse lautete »Kurfürstendamm Nr. 67«.[3] Seine Wohnung befand sich in einem repräsentativen Haus aus der Gründerzeit, nur wenige Kilometer von Moabit entfernt in der modernen, kreativen und weltoffenen City West, an dem damals in Berlin vielleicht berühmtesten Boulevard mit Geschäften, Cafés, Kinos und Theatern, aber auch Wohn- und Arbeitsstätten mancher prominenter Persönlichkeiten. Der Mediziner, Mikrobiologe und Hygieniker Robert Koch hatte zu Beginn des Jahrhunderts – auf dem Höhepunkt seines Ruhms – einige Jahre im Haus Nr. 52 gewohnt. Jüdische Geschäftsleute, Mäzene und Künstler waren Marcus' Nachbarn, in Nr. 76 lebte und arbeitete nach dem Ersten Weltkrieg eine Zeit lang der Publizist und Verleger Wieland Herzfelde.[4] Der an der Charité tätige Internist Erich Friedrich Wilhelm Leschke war Marcus' unmittelbarer Nachbar in Nr. 66.[5] Die Wohnung des ebenfalls an der Charité, und zwar in leitender Position tätigen Internisten Friedrich Kraus befand sich in Nr. 175/176.[6]

Wann Marcus auf den Arzt und Dichter Gottfried Benn aufmerksam wurde und wie er ihn kennenlernte, ist nur annäherungsweise zu bestimmen, in einem Restaurant oder Café, zum Beispiel am Ku'damm, wohl kaum, auch nicht im engeren Umfeld des Krankenhauses Moabit. Benn hatte sich 1908 erstmals in Berlin aufgehalten, erneut ab 1912, im Winter 1917 eröffnete er eine Praxis für Haut- und Geschlechtskrankheiten. Wenige Jahre später wurde sein Arbeitsplatz – in der Belle-Alliance-Straße – auch sein Wohnort. Benn soll sich im Wesentlichen zwischen seiner »Arztpraxis und der Bierkneipe um die Ecke« bewegt haben.[7]

3 Rep. 36 A Oberfinanzpräsident Berlin Brandenburg A 2848: mehrere Schreiben an Marcus aus den Jahren 1933 und 1934. Im Briefkopf von Max Marcus findet sich stets die Nr. 67. Laut Angaben in der Wiedergutmachungsakte, Landesamt für Bürger- und Ordnungsangelegenheiten, Berlin: Entschädigungsamt Berlin, Nr. 63.812 ist mehrfach von Nr. 76 die Rede. Die Angaben ließen sich nach 1945 nur noch anhand von zeitnahen Telefonbuchangaben überprüfen, denn das Haus wurde im Zweiten Weltkrieg zerstört.

4 Vgl. Jochens, Birgit, Sonja Miltenberger: *Von Haus zu Haus am Kurfürstendamm. Geschichte und Geschichten über Berlins ersten Boulevard.* Berlin 2011, zu Hausnummer 67 vgl. S. 82. Das Haus war 1907/08 fünfgeschossig in neobarockem Stil erbaut worden.

5 Leschke wohnte dort 1927 bis 1932, ebd. S. 81.

6 Zu Kraus, der 1927 bis 1932 in Nr. 175/175 wohnte, ebd. S. 165. Eine Schülerin von Kraus, Rahel Hirsch (1870–1953), praktizierte in Nr. 220, ebd. S. 220.

7 Dyck, Joachim: *Gottfried Benn. Einführung in Leben und Werk.* Berlin, New York 2009, S. VII; vgl. auch ebd., S. 28, 51f.

Er lebte zurückgezogen, führte aber eine umfangreiche Korrespondenz; dass Benn und Marcus brieflich in Kontakt standen, ist bekannt,[8] nicht jedoch, ab wann dies der Fall war. Als Letzterer nach Berlin kam, lagen Benns *Morgue*-Gedichte (1912), in denen es um »Krankheit, Tod und Verwesung«[9] ging, ebenso gedruckt vor wie die Prosatexte um die Figur des jungen Arztes Rönne (1916).[10] In ihnen spiegeln sich ärztliche Erfahrungen wider und konnten deshalb auf eine gewisse Resonanz bei einer Reihe von Medizinern stoßen, Marcus gibt in einem Brief an Benn aus dem Jahre 1966 an, er habe dessen »erste Gedichte« 1919 kennengelernt.[11] Allerdings hatte Benn über literarische Kreise hinaus erst ab 1927 größeren Erfolg, und zwar nicht als Lyriker, sondern als Essayist.[12]

1931 erschien Gottfried Benns Text »Irrationalismus und moderne Medizin«, den Marcus kannte. Benns Thema in diesem Essay: Wie funktioniert Heilung, durch die Gabe von Medikamenten, chirurgischen Eingriff, Suggestion, Handauflegen oder eine Kombination dieser Behandlungsansätze? Laut Benn steht ein Arzt in der Praxis ständig erstaunlichen Phänomenen gegenüber. Als Vorreiter einer damals keineswegs selbstverständlichen ganzheitlichen Sichtweise führte Benn unter anderem den bereits oben erwähnten Friedrich Kraus an. Dieser, in den Jahren 1902 bis 1927 Direktor der II. Medizinischen Klinik der Charité, hatte in bahnbrechenden Arbeiten die Notwendigkeit objektivierender naturwissenschaftlicher und apparativer Diagnoseverfahren betont, indes aber auch hervorgehoben, psychologische Aspekte der Medizin nicht zu vernachlässigen.[13] Wie könne es sein, so Benn mit der Stimme beziehungsweise in der Rolle des Dr. Rönne, dass »pathologisch festumrissene Gebilde«, beispielsweise Warzen, »auf Zureden« verschwinden? Es sei doch höchst erstaunlich, dass solche »durch ein lebendes Virus, wahrscheinlich Bakterien, hervor-

8 Siehe Kapitel 11: Deutschland: Ein Lebensthema.

9 Dyck: *Gottfried Benn*, S. 37.

10 Ebd., S. 46–49; Hanna, Christian M., Friederike Reents (Hrsg.): *Benn-Handbuch. Leben, Werk, Wirkung*. Stuttgart 2016, S. 130: »Gehirn. Novellen« (= »Rönne-Novellen«).

11 Deutsches Literaturarchiv Marbach, Nachlass Benn, Nr. 91.114.1390: Marcus an Benn am 18. Mai 1956; Benn, Gottfried: *Gedichte* (Bd. 3 der gesammelten Werke in vier Bänden. Hrsg. von Dieter Wellershoff). Wiesbaden 1960. Aus dem Zyklus beispielsweise ist besonders bekannt: *Kleine Aster*, S. 7.

12 Dyck: *Gottfried Benn*, S. 65.

13 Friedrich Kraus. Denkmäler berühmter Wissenschaftler und Politiker in den Gartenanlagen der Charité. https://denkmaeler.charite.de/kraus/person.html (9.2.2021).

gerufene kleine Neubildungen [...] durch das eindringliche Wort« vertrockneten.[14]

Derartige nicht rational erklärliche Beobachtungen dürften viele Ärzte gemacht haben, vor allem diejenigen, die ausgesprochen patientenzugewandt und auch literarisch-philosophischen Betrachtungen gegenüber aufgeschlossen waren. Nicht zuletzt in Thomas Manns 1924 erschienenem Roman *Der Zauberberg* wird ein ganzes Panorama seelischer, mit körperlichen Krankheitszeichen einhergehender Phänomene ausgebreitet. Der Roman schildert die Welt der Sanatorien für Lungenkranke in der Schweiz als einen sonderbaren Mikrokosmos mit eigenen Dynamiken. Ein besonderer Reiz der »Zauberbergatmosphäre«[15] – so der auf Lungenoperationen spezialisierte Chirurg Rudolf Nissen – bestand für Leser mit medizinischem Kenntnishintergrund wohl in der im Roman verflochtenen Verknüpfung objektiv vorhandener Tuberkulosesymptome mit der eindrücklichen Schilderung subjektiver Befindlichkeiten der Patient*innen. Die Thomas-Mann-Lektüre hinterließ zum Beispiel einen tiefen Eindruck bei Ernst Haase, einem Schüler Georg Klemperers, der am Krankenhaus Moabit und zudem auch in der Berliner städtischen Fürsorge tätig war.[16] 1925, in unmittelbarer Reaktion auf Thomas Manns *Zauberberg*, veröffentlichte Haase – in der Zeitschrift *Therapie der Gegenwart* – einen Beitrag mit dem Titel »Die Seelenverfassung der Tuberkulösen«.[17] Er schrieb, Thomas Mann vertiefe sich »mit liebevoller Genauigkeit in das Leben und Treiben der Sanatoriumsinsassen« und gehe »mit dichterischer Einfühlungsgabe« auf »die seelischen Ausstrahlungen dieser den ganzen Menschen packenden Krankheit« ein.[18] Die Patient*innen seien

14 Benn, Gottfried: Irrationalismus und moderne Medizin. In: ders.: *Essays, Reden, Vorträge* (Bd. 1 der gesammelten Werke in vier Bänden. Hrsg. von Dieter Wellershoff). Wiesbaden 1959, S. 140–150, hier S. 142. Hanna, Reents (Hrsg.): *Benn-Handbuch*, S. 184.

15 Nissen, Rudolf: *Helle und dunkle Blätter. Erinnerungen eines Chirurgen*. Stuttgart 1969, S. 85.

16 Ernst Haase stammte aus einer sozialdemokratischen Familie. Zum Gedenken an seinen Vater, zeitweise Vorsitzender der SPD und dann der USPD, brachte er 1929 ein Buch heraus: *Hugo Haase. Sein Leben und Wirken*. Vgl. Seils: *Hugo Haase*; vgl. auch Pross, Christian: Rede zur Verleihung der Georg Klemperer Medaille, Ärztekammer Berlin, 24.3.2007, S. 5. http://georgklemperer.de/2007-03-24Pross.pdf (8.2.2021).

17 Haase, Ernst: Die Seelenverfassung der Tuberkulösen. In: *Therapie der Gegenwart, Neue Folge 27* (1925), S. 278–284.

18 Ebd., S. 278.

ausgesprochen lebhaft, jedoch leicht ermüdbar, starken Gefühlsschwankungen ausgesetzt, manchmal depressiv, manchmal euphorisch, reizbar, empfindlich, für ihre Umgebung anstrengend. Haase ließ Patient*innen zu Wort kommen und begründete so einen seiner Ansicht nach spezifischen Grundzug Tuberkulöser, ihre »Nervosität« beziehungsweise die »neurasthenische Komponente« ihrer unheilbaren Erkrankung.[19] Sein Fazit, gleichsam mit einer abschließenden achtungsvollen Verbeugung vor seinem Lehrer Klemperer, einen dezidierten Befürworter der holistischen Medizin: Psychische Komponenten hätten

> »praktische, therapeutische Bedeutung. Gerade bei der Tuberkulose, wo die seelische Spiegelung der Krankheit so bedeutsam ist für das Befinden des Patienten und den Verlauf seiner Erkrankung, wo das Schicksal des Kranken viel von seiner Einstellung zu seiner Krankheit abhängt, bietet sich für eine verständnisvolle psychische Behandlung ein wirksames Betätigungsfeld. Gerade bei der Tuberkulose – darauf hat auch G. Klemperer in seinem Vortrage vor der Berl. Med. Gesellschaft über ›Suggestion und Autosuggestion‹ mit Nachdruck hingewiesen – kann der Arzt durch planmäßige Einwirkung auf die Psyche des Kranken mehr als Symptome beseitigen, er kann echte Heilerfolge erzielen.«[20]

In Marcus' medizinischen Aufsätzen aus den 1920er und frühen 1930er Jahren sind keine literarischen Anspielungen und Bemerkungen enthalten, wohl aber – wie an anderer Stelle angeführt – in der Retrospektive in einem späteren Brief an Benn oder einem bilanzierenden Aufsatz aus der Mitte der 1960er Jahre.[21]

Hermann Zondek beobachtete ebenfalls, wenn auch aus einer anderen Perspektive mit Blick auf politische und diplomatische Prominenz: »Das gesellschaftliche Leben Berlins in den zwanziger bis Anfang der dreißiger Jahre war ein ungemein reges und abwechslungsreiches. Was gab es da nicht alles an Theater, Konzerten, Revuen, belehrenden Vorträgen, Bällen, Botschaftsempfängen und parlamentarischen Abenden.« Er habe zwar infolge seiner starken beruflichen »Inanspruchnahme« wenig Zeit für ge-

19 Ebd., S. 280.

20 Ebd., S. 284; vgl. auch Engelhardt, Dietrich von, Hans Wißkirchen (Hrsg.): *»Der Zauberberg«. Die Welt der Wissenschaften in Thomas Manns Roman*. Stuttgart 2003.

21 Siehe Kap. 4: Karrieren: Deutsch-jüdische Ärzte in der Weimarer Republik.

sellschaftliche Verpflichtungen gehabt, aber hin und wieder gerne an einem der – vielen und von Prominenten gern besuchten – Empfänge Käte Stresemanns oder an einer Zusammenkunft bei dem französischen Diplomaten André Francois-Poncets teilgenommen. Regelmäßig habe man auch dem Physiker Albert Einstein oder dem Mediziner, Biochemiker und Physiologen Otto Warburg begegnen können.[22]

Zweifellos nahm die Arbeit einen Großteil des Lebens ein. Von Borchardt hieß es, er sei Patientinnen und Patienten gegenüber freundlich gewesen, im Umgang mit seinen Angestellten jedoch ausgesprochen »schroff«. Käthe Casper, mit dem Pathologen Julian Casper verheiratet,[23] der 1930 eine Oberarztstelle am Pathologischen Institut im Krankenhaus Moabit erhielt, erinnerte sich in einem Gespräch mit Christian Pross aus der Rückschau, Heiraten des Personals seien nicht erwünscht gewesen, Beziehungen jedoch toleriert worden. Auf eine Beschwerde der Verwaltung, dass Ärzte sich mit ihren Freundinnen in ihren Zimmern auf dem Klinikgelände träfen, habe Borchardt, so Käthe Casper, geantwortet: »Wollen Sie vielleicht, dass meine Assistenten ihre Affairen auf der Bank im kleinen Tiergarten abmachen?«[24] Die Chirurgin Leonore (Lore) Gomperts, verheiratete Stein,[25] die 1928 bis 1931 bei Borchardt arbeitete und für die chirurgische Kinderstation verantwortlich war, erinnerte sich in einem Interview, das Pross mit ihr 1984 in Tel Aviv führte:

> »Verheiratete Assistenten durften nicht sein, auch ich musste deshalb gehen. Wir heirateten am 14. September 1931, die Hochzeitsfeier war im Kasino im Krankenhaus Moabit. An diesem Tag waren drei akute Bauchoperationen und Oberarzt Marcus war nicht da. Der Chef ist halb verrückt geworden ohne Marcus. Wir haben schwer arbeiten müssen an meinem Hochzeitstag. Später sagte mir Borchardt: ›Sie hätten ruhig bleiben können …‹ Man kannte nichts anderes als die Arbeit. Manchmal hat man geweint, weil man einfach nicht mehr konnte.«[26]

22 Zondek: *Auf festem Fuße*, S. 127.

23 Julian Casper. *Jüdische Ärzte aus Deutschland und ihr Anteil am Aufbau des israelischen Gesundheitswesens*. http://aerzte.erez-israel.de/casper (18.11.2020).

24 Pross, Winau (Hrsg.): *Nicht mißhandeln*, S. 156f. sowie Fußnote 142, S. 287.

25 Klimpel, Volker: *Chirurginnen*. Heidelberg 2021, S. 119.

26 Zit. bei Pross, Winau (Hrsg.): *Nicht mißhandeln*, S. 157, dazu Fußnote 143, S. 257.

Arbeit und Leben bildete für viele im Krankenhaus Moabit Tätige eine Einheit: Auf dem weitläufigen Krankenhausgelände entstanden in den 1920er Jahren neue Krankenstationen in Pavillons sowie diagnostische und therapeutische Einrichtungen. Forschung, Lehre und medizinischer Alltag waren eng miteinander verbunden. Kranke wurden stationär und ambulant behandelt. Für in Behandlung befindliche Kinder gab es einen Garten mit einem Planschbecken. Mitarbeiterinnen und Mitarbeiter hatten Kontakte zu städtischen Ämtern und gesundheitsfürsorgerisch tätigen Institutionen; einige waren sozialpolitisch engagiert, ihnen war bekannt, dass die Lebensumstände der Kranken mit bedacht werden mussten, denn sie hatten Einfluss auf Krankheitsursachen und -verlauf sowie die Genesungsaussichten. Behandlungsbedürftig waren Menschen aller gesellschaftlichen Schichten, mediales Aufsehen erregten vor allem spektakuläre Fälle Prominenter, beispielsweise die Blinddarmoperation des Reichstagspräsidenten Paul Löbe durch Moritz Borchardt im Jahre 1927.

Das Leben und Arbeiten im Krankenhaus Moabit ähnelte in mancherlei Hinsicht einer Sonderwelt mit eingespielten Regeln und Ritualen, die indes durchaus ein Spiegel der gesellschaftlichen Verhältnisse war. Borchardts Assistenten sollen sich samstags, wenn ihr Chef sich mit einer Taxe nach Hause bringen ließ, vor dem Haupteingang »in Reih und Glied« aufgestellt und »verneigt« haben.[27] Strenge Hierarchien waren die eine Seite, gemeinsame Feste mit humorvoll-witzigen Darbietungen und fantasievollen Kostümierungen im Ärztekasino eine andere.[28] Fasching im Kollegenkreis gehörte ebenso zum geselligen Leben wie Weihnachtsfeiern, österliche Überraschungen der chirurgischen Kinderstation oder unterhaltsame Belustigungen für weitere Patienten*innen auf anderen Stationen.[29] Man kannte sich gut, wenn man auf so engem Raum zusammen arbeitete und lebte. Und so blieben persönliche Eigenheiten auch im Gedächtnis, wie eine Detailerinnerung von Lore Gombertz zeigt: Marcus habe Borchardt häufig in einer Vorlesungsstunde vertreten, er sei für die Studenten »unvergesslich« gewesen,

> »weil er – immer sehr elegant gekleidet in maßgeschneidertem Kittel, weißer Hose und weißen Schuhen – das Flair eines Künstlers um sich ver-

27 Ebd., S. 156.

28 Ebd., S. 117f.

29 Ebd., S. 157, 160, 112.

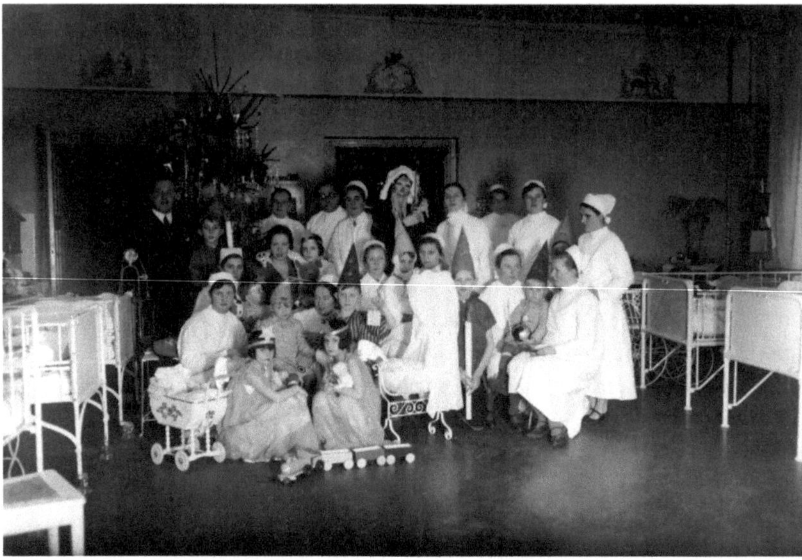

Abb. 18: Weihnachtsfeier in Krankenhaus Moabit, im Hintergrund links an der Tür Max Marcus, sitzend zwischen den Kindern Lore Gomperts

> breitete und bei seinen Vorträgen zu tänzeln pflegte. Hatte er z. B. ein Kolleg über den Ileus (Darmverschluss) gehalten, hieß es hinterher: ›Heute hat er wieder den Ileus getanzt‹.«[30]

Marcus bewegte sich zwischen Wohnort und Arbeitsplatz auch zwischen unterschiedlichen gesellschaftlichen Milieus und sozialen Klassen. Heute ist die Atmosphäre in diesem Viertel und die unsichtbare Grenze, die Marcus möglicherweise gefühlt überschritt, wenn er zwischen Kurfürstendamm und seinem Arbeitsplatz in Moabit, dann auch Friedrichshain hin und herpendelte, nur noch zu erahnen. Friedrichshain hat heute im positiven Sinne einen Ruf als »Kiez«,[31] beide Stadtteile galten in den 1920er Jahren als Armenviertel, in denen vielfältige sozial und humanitär fundierte Initiativen beheimatet waren.

30 Ebd., S. 158f.

31 Hochmuth, Hanno: *Kiezgeschichte. Friedrichshain und Kreuzberg im geteilten Berlin*. Göttingen 2020; als Hintergrund auch: Hochmuth, Hanno, Paul Nolte (Hrsg.): *Stadtgeschichte als Zeitgeschichte. Berlin im 20. Jahrhundert*. Göttingen 2019.

Das Krankenhausgelände Moabit zeugt noch heute von einem in seiner Entstehungszeit innovativen Konzept, demzufolge Licht und Luft entscheidend zum Wohle von Patient*innen beitrügen und das Pflege- wie ärztliche Personal auch die seelischen Bedürfnisse Kranker zu beachten hätten. Diese Vorstellungen gründeten in einem Menschenbild, das manchen zeittypischen Auffassungen zuwiderlief, die sich an weit verbreiteten Werthaltungen wie Erziehung zur »Härte« und »Abhärtung« oder einer biologischen »Auslese« körperlich und seelisch »Starker« orientierten. Führende Persönlichkeiten des Krankenhauses Moabit dagegen setzten sich für eine soziale Medizin ein, die sich auch als ganzheitlich bezeichnen lässt und ausdrücklich auf die damaligen Lebensverhältnisse breiter Bevölkerungsschichten in einer Großstadt bezogen war, und zwar nach je besonderen Problemlagen von Männern und Frauen, Alten und Jungen, Prominenten, Gutsituierten und Mittellosen gleichermaßen. Moritz Borchardt und Georg Klemperer verstanden es in besonderer Weise, »Grundfragen der ärztlichen Tätigkeit« anzusprechen, Impulse zu geben und prägende Akzente bei Schüler*innen zu setzen. Von Klemperer beispielsweise sind folgende programmatischen Sätze anlässlich der Begrüßung eines neuen Kollegen aus dem Jahre 1930 überliefert:

> »Jede Art, jede Form und jede Richtung der Therapie wollen wir pflegen ohne ein Vorurteil und ohne einen anderen Anspruch als den der Ehrlichkeit und der Logik. Unsere besondere Liebe aber gelte der seelischen Durchdringung ärztlichen Handelns, durch welche der ärztliche Beruf seine höchste Weihe, seine tiefste Wirksamkeit erlangt.«[32]

Im Jahre 2001 wurde das Krankenhaus Moabit geschlossen, aber zwei Tafeln erinnern dort an deutsch-jüdische Ärzt*innen, die vertrieben wurden, namentlich genannt sind hier Max Marcus, Moritz Borchardt, Georg Klemperer, Julian Caspar, Ernst Haase und weitere aus Moabit vertriebene Ärzt*innen, darunter einige, die sich wie Marcus mit dem ärztlichen Selbstverständnis ihrer Lehrer reflektierend auseinandersetzten.

32 Winau: *Medizin in Berlin*, S. 316. Sowie Wolf, Ulrike: Leben und Wirken des Berliner Internisten Georg Klemperer (1865–1946), bes. S. 101–103 sowie zu Publikationen Klemperers ebd., S. 119–132.

6 Ausgrenzung und existenzielle Bedrohung

Das Fundament war fragil, auf dem Jüdinnen und Juden in den 1920er Jahren in Deutschland ihr Leben aufbauten. Ihre beruflichen Erfahrungen waren zumeist nicht frei von antisemitischen Anfeindungen, wenngleich bei vielen ein gewisses Vertrauen in die demokratische Verfassung und die rechtsstaatliche Ordnung bestand und sie die Hoffnung hatten, ihre weitere Zukunft könne in Deutschland liegen. Gegen Ende der 1920er und Anfang der 1930er Jahre jedoch »fanden dann die stets latent gewesenen Elemente Antisemitismus, Nationalismus und Republikhass in der jüdischen Minderheit einen gemeinsamen Nenner«.[1] Kurt Goldstein, der 1930 die Leitung der neu eröffneten neurologischen Abteilung in Moabit übernahm, beobachtete bereits in diesem Jahr mit Sorge, dass deutsch-jüdische Ärzte, viele, die bei Patient*innen ausgesprochen beliebt waren, zunehmend von deutschen Kollegen als unliebsame Konkurrenz gesehen wurden. Goldstein stand mit dieser Einschätzung nicht allein. Dass die Atmosphäre offen judenfeindlicher wurde, entsprach beispielsweise auch der Wahrnehmung Georg Klemperers, der sich auf langjährige Beobachtungen stützen und daher auch längerfristige Tendenzen beurteilen konnte.[2] Anlass zu Besorgnis gaben deutsch-jüdischen Mediziner*innen sowohl Veränderungen im engeren beruflichen Umfeld als auch im öffentlichen Raum. Im September 1931 kam es in Berlin am Kurfürstendamm zu Aus-

1 *Biographisches Handbuch der deutschsprachigen Emigration nach 1933–1945, Bd. 2*. Hrsg. vom Institut für Zeitgeschichte, München, u. von der Research Foundation for Jewish Immigration, Inc., New York. München 1999, (unveränderter Nachdruck der gebundenen Ausgabe von 1980), Einleitung (Werner Röder), S. XIII–LVIII, hier S. XVII. Zu Definition und Entwicklung auch: Longerich, Peter: *Antisemitismus: eine deutsche Geschichte. Von der Aufklärung bis heute*. München 2021, darin zum historischen Prozess bes. Kapitel 3: 1918–1933.

2 Pross, Winau (Hrsg.): *Nicht mißhandeln*, S. 119, 180f.

schreitungen vonseiten der SA mit verbalen und körperlichen Übergriffen auf Passant*innen, die von den Randalierern als »jüdisch« eingeschätzt wurden.[3] Rudolf Nissen erinnerte sich, ab 1932 »eine vehemente Häufung antisemitischer Vorfälle« beobachtet zu haben, an denen Studierende maßgeblich beteiligt gewesen seien.[4] In der Zusammenschau kam für Hermann Zondek einiges zusammen. Deutlich stand ihm etwa die völkisch, antisemitisch und verschwörungstheoretisch tätige Mathilde Ludendorff vor Augen, die für ihre Überzeugungen in München Assistenten Sauerbruchs von ihrer Auffassung zu überzeugen versuchte, Mozarts angeblich durch eine Quecksilbervergiftung verursachter Tod sei von Juden und Freimaurern herbeigeführt worden. Sie habe ihre abstrusen Vermutungen dann in einem »törichten Machwerk« erheblich erweitert,[5] nachweislich tat sie dies mit einigem Erfolg.[6]

Diese und andere Menetekel in den Endjahren der Weimarer Republik mögen für manche Betroffene bereits höchst alarmierend gewesen sein. Von anderen hingegen wurden sie bewusst nur bedingt ernst genommen, um hinreichend Kraft für die ohnehin anstrengende Alltagsbewältigung zu bewahren. Einige konzentrierten sich geradezu verzweifelt auf ihre Arbeit. Der Romanist Victor Klemperer, jüngster Bruder von Georg Klemperer, führte ein detailliertes Tagebuch, in dem sich nachlesen lässt, dass er das Ausmaß der Bedrohung nicht glauben wollte und sich in seine Arbeit geradezu »flüchtete« beziehungsweise »vergrub«.[7] Mehrheitlich dürfte diese Reaktion nur kurzfristig möglich gewesen sein. Das Jahr 1933 war für viele Jüdinnen und Juden in Deutschland ein tiefer lebensgeschichtlicher und berufsbiografischer Einbruch. In Berlin waren besonders viele Mediziner*innen betroffen, denn dort war der Anteil der jüdischen Bevölkerung

3 Hecht, Cornelia: *Deutsche Juden und Antisemitismus in der Weimarer Republik*. Bonn 2003, bes. S. 268.

4 Nissen: *Helle und dunkle Blätter*, S. 139; vgl. auch ebd., S. 137.

5 Ebd, S. 35f. Er bezog sich ausdrücklich auf: Ludendorff, Mathilde: *Der ungesühnte Frevel an Luther, Lessing, Mozart und Schiller: Ein Beitrag zur deutschen Kulturgeschichte*. München 1928.

6 Vgl. Spilker, Annika: *Geschlecht, Religion und völkischer Nationalismus. Die Ärztin und Antisemitin Mathilde von Kemnitz-Ludendorff (1877–1966)*. Frankfurt a. M. 2013, S. 166–191, S. 205–230.

7 Nowojski, Walter: Nachwort. In: Klemperer, Victor: *Ich will Zeugnis ablegen bis zum letzten. Tagebücher 1942–1945*. Hrsg. von Walter Nowojski unter Mitarbeit von Hadwig Klemperer. 2. Aufl. Berlin 1995, S. 865–877, hier S. 868.

mit etwa vier Prozent höher als mit rund einem Prozent im Gesamtdurchschnitt der damaligen deutschen Gesamtbevölkerung. Fast die Hälfte der Berliner Kassen- und Krankenhausärzt*innen hatte einen jüdischen Familienhintergrund, ungefähr ebenso hoch war deren Anteil an dem in der Medizin lehrenden Personal der Charité.[8]

Ausgrenzungen und Vertreibungen setzten unmittelbar nach Beginn der nationalsozialistischen Herrschaft durch gesetzliche und administrative Maßnahmen ein. Sie wurden von gewaltsamen Übergriffen, Verhaftungen und zudem von Ausschlüssen aus Standesvertretungen begleitet und verliefen in mehreren Phasen beziehungsweise Wellen.[9] Es kam unter anderem zu Boykottaktionen gegenüber jüdischen Geschäften, Kanzleien und Praxen sowie zu Verhaftungen jüdischen Krankenhauspersonals. Schwerwiegend wirkten sich das Gesetz zur Wiederherstellung des Berufsbeamtentums und der Entzug der ärztlichen Kassenzulassung im Frühjahr 1933 aus. Im Krankenhaus Moabit stand 1933 fast das gesamte als »nichtarisch« diskriminierte Personal vor dem beruflichen Aus. »Wissenschaftlich und menschlich« kam es in Deutschland zu einem »gewaltigen Aderlass«.[10]

SA-Männer okkupierten am 11. März 1933 in Berlin das Krankenhaus Am Urban und setzten Hermann Zondek als Direktor ab. Max Marcus wurde am 29. April 1933 entlassen. Eine ganze Reihe derer, die Marcus aus Moabit kannte, musste Deutschland aus rassischen Gründen verlassen; manche traf er in Palästina wieder: neben Lore Gombertz, Julian Casper und seiner Frau sowie Isaak Raschkes nicht zuletzt Else Wallbach, die im Krankenhaus Am Urban arbeitete. Auch der Berliner Hygieniker Bruno Harms und der im Gesundheitsdienst tätige Willibald Heyn, auf die sich Marcus nach 1945 in seinem Entschädigungsverfahren berief, wurden vertrieben.

8 Schagen, Udo: »Zerstörte Fortschritte«/»Diversity Destroyed«. Ausgrenzung und Vertreibung an der Charité: Verfolgte Mitarbeiter 1933–1945, Ausstellungstexte 2013, S. 2: https://medizingeschichte.charite.de/fileadmin/user_upload/microsites/m_cc01/medizingeschichte/Publikationen/Schagen-Zerst%C3%B6rte_Fortschritte_Texte_S%C3%A4ulen1_2A.pdf (21.2.2021).

9 Doetz, Susanne, Christoph Kopke: Die antisemitischen Kampagnen und Verfolgungsmaßnahmen gegen die jüdische Ärzteschaft seit 1933. In: *Jüdische Ärztinnen und Ärzte im Nationalsozialismus: Entrechtung, Vertreibung, Ermordung*. Hrsg. von Thomas Beddies, Susanne Doetz u. Christoph Kopke. Berlin, Boston 2014, S. 36–57, hier S. 36f.

10 Seidler, Eduard: *Jüdische Kinderärzte 1933–1945. Entrechtet – geflohen – ermordet*. Erweiterte Neuauflage Basel, Freiburg i. Br. 2007, S. 3.

Aus anderen Städten ließen sich vergleichbare Beispiele anführen. Siegfried Rosenbaum beispielsweise bat die Leipziger Medizinische Fakultät im April 1933 um Entpflichtung von seinen Lehrveranstaltungen und floh nach Palästina; im September 1935 wurde ihm die Lehrerlaubnis entzogen, obwohl er Deutschland bereits im Juli 1933 verlassen hatte.[11] Erwähnt sei nicht zuletzt die nur schwer zu beziffernde Zahl derjenigen deutsch-jüdischen Spezialist*innen, die keinen anderen Ausweg als Selbstaufgabe durch Suizid sahen, um der Verfolgung zu entgehen. Unter ihnen befand sich etwa der sozialmedizinisch und wohlfahrtspflegerisch engagierte Pädiater Leo Langstein; der langjährige Leiter des Auguste-Victoria-Hauses in Berlin-Charlottenburg, eines der damals führenden Säuglings-und Kinderkrankenhäuser, setzte 1933 seinem Leben ein Ende.[12]

Mehrheitlich blieben deutsche Mediziner 1933 indifferent oder untätig. Gustav von Bergmann, 1933 Prodekan der II. Medizinischen Klink der Charité, rief Ende März 1933 die Mitglieder der Fakultät zusammen, um sich der Umsetzung einer ministeriellen Anordnung zu vergewissern, der zufolge allen jüdischen Mitgliedern umgehend zu kündigen sei. Proteste gab es nicht, doch – wie Udo Schagen und Sabine Schleiermacher zu Recht betonen – »wie sollten sie entscheiden, wer denn ›Jude‹ sei, wenn dies nicht nach der Konfessionszugehörigkeit entschieden werden sollte?«[13] Einige der deutschen Kollegen hatten in Einzelfällen zu helfen versprochen, wenngleich zumeist vorsichtig agierend und in der Summe ohne Erfolg. Zu ihnen gehörte Hermann Gocht,[14] der an der Charité eine orthopädische Abteilung aufge-

11 Lambrecht, Ronald: Entlassung, Verfolgung und Emigration medizinischer Hochschullehrer der Universität Leipzig in der Zeit des Nationalsozialismus. In: *Jüdische Ärztinnen und Ärzte im Nationalsozialismus. Entrechtung, Vertreibung, Ermordung*. Hrsg. von Thomas Beddies, Susanne Doez u. Christoph Kopke. Berlin, Boston 2014, S. 149–161, hier S. 155; vgl. auch: Prof. Dr. med. Siegfried Rosenbaum. *Professorenkatalog der Universität Leipzig*. https://research.uni-leipzig.de/catalogus-professorum-lipsiensium/leipzig/Rosenbaum_302 (20.2.2020).

12 Reinicke, Peter: Langstein, Leo. In: *Who is who der Sozialen Arbeit*. Hrsg. von Hugo Maier. Freiburg i.Br. 1998, S. 342f.; vgl. Stambolis, Barbara: *Aufgewachsen in »eiserner Zeit«*, S. 115f.

13 Schagen, Udo, Sabine Schleiermacher: Unter dem Hakenkreuz (1933–1945). In: *Die Charité. Geschichte(n) eines Krankenhauses*. Hrsg. von Johanna Bleker u. Volker Hess. Berlin 2010, S. 169–187, hier S. 174.

14 Watermann, Rembert: Gocht, Hermann. In: *Neue Deutsche Biographie 6* (1964), S. 492f. https://www.deutsche-biographie.de/sfz21307.html (5.6.2020). Kritisch zu Gocht, besonders im Zusammenhang mit der Entlassung von Moritz Borchardt: Nissen: *Helle und*

baut und sich besonders mit der prothetischen Behandlung von Kriegsverletzungen einen Namen gemacht hatte. An der Berliner Universität (heute Humboldt-Universität) war er zunächst außerordentlicher, seit 1927 ordentlicher Professor und wurde 1932 Dekan der Medizinischen Fakultät. Wenige Wochen vor seiner Entlassung bedankte sich Marcus bei Gocht für dessen Hilfsangebot, sich für seinen Verbleib in Friedrichshain einzusetzen, das anzunehmen ihm schwerfiel. Erstmals habe er eine solche Bitte aussprechen müssen. Nach einem Gespräch mit Gocht am 15. März 1933 schrieb er noch am selben Tag – angesichts höchster Dringlichkeit, Entscheidungen treffen zu müssen – einen mehrseitigen Brief. In diesem Schreiben an Gocht, das dem massiven Druck, unter dem Marcus stand, Ausdruck verleiht, heißt es:

> »Hochverehrter Herr Professor! Zunächst muss ich Ihnen nochmals meinen allerherzlichsten Dank aussprechen für die Unterredung, die Sie mir heute Morgen gewährten. Die Dinge, die ich täglich erlebe, sind wirklich so unsagbar schwer für mich zu ertragen, dass eine Unterhaltung, wie ich sie heute Morgen mit ihnen führen durfte, seit langem zum ersten Mal wieder ein Grund zum Aufatmen ist. [...] Die Sachlage ist für mich besonders erschwert dadurch, dass ich noch nicht fest angestellt bin und meine Probezeit am 1. Mai dieses Jahres abläuft.«[15]

Marcus wies Gocht nachdrücklich und detailliert darauf hin, dass seine Familie seit Beginn des 16. Jahrhunderts in Rees ansässig sei. Ihre Mitglieder hätten stets die »Heimat« verteidigt und sich seit Generationen als engagierte pflichtbewusste Bürger und gute Patrioten in Friedens- wie in Kriegszeiten erwiesen. Seine beiden Brüder und er selbst hätten sich im Ersten Weltkrieg freiwillig als Soldaten gemeldet. Es bestehe in seiner Familie und bei ihm persönlich »eine wirkliche Verbundenheit« mit Deutschland. »Das darüber hinausgehende Gefühl einer innigen Zugehörigkeit« lasse »sich in Worten nur schwer ausdrücken«.[16]

---

dunkle Blätter, S. 140. Siehe auch Kapitel 4: Karrieren: Deutsch-jüdische Ärzte in der Weimarer Republik.

15 Marcus, Max: Schreiben von Max Marcus (1892–1983) an den Dekan der Medizinischen Fakultät der Berliner Universität, Hermann Gocht (1869–1938), vom 15. März 1933. https://gedenkort.charite.de/fileadmin/user_upload/microsites/ohne_AZ/sonstige/gedenkort/fundstuecke/marcus-max/Brief-v-Max-Marcus_15-03-1933.pdf (10.2.2021).

16 Ebd.

Überdies verdanke er seinen beruflichen Erfolg keinerlei parteipolitischer Fürsprache. Marcus wörtlich:

> »Ich habe seinerzeit, als ich mich bei dem damaligen sozialdemokratischen Bürgermeister als dem Vorsitzenden der in der überwiegenden Mehrheit sozialdemokratischen Bezirksversammlung vorstellte, auf seine Frage, ob ich Mitglied seiner Partei sei, wahrheitsgemäß antworten müssen, dass dies nicht der Fall sei, dass ich überhaupt keiner Partei angehöre. Ich habe mich auch stets geweigert, wie mir von anderer Seite oft nahegelegt wurde, der sozialistischen Partei beizutreten oder wenigstens Mitglied der Gewerkschaft zu werden, da ich es ganz allgemein und entsprechend auch für mich ablehnte, auf diesem Wege die Stelle eines leitenden Artes zu bekommen.«[17]

Um seine auf überzeugenden Leistungen beruhende Ernennung zum Chefarzt in Friedrichshain hervorzuheben und sich in seiner unangenehmen Position als Bittsteller Gocht gegenüber ein Mindestmaß an Selbstachtung zu bewahren, fügte er hinzu:

> »Es ist mir am Schluss des Briefes ein Bedürfnis noch zu sagen, dass ich bisher niemals in meinem Leben zur Erlangung eines Zieles mich der Protektion irgendwelcher gewichtiger Namen und Männer bedient habe; in dieser ungewöhnlichen Situation, in der für mich die Erhaltung oder Vernichtung meiner Lebensaufgabe auf dem Spiel steht, beschreite ich diesen ungewohnten Weg, und deswegen nehme ich Ihr gütiges Angebot mit großem Dank an.«[18]

Bei wem hätte sich Gocht für Marcus verwenden können und mit welchen Argumenten? Hat er sich für jüdische Kolleg*innen überhaupt eingesetzt? Es gibt Belege dafür, dass er die Forscherin Rhoda Erdmann, Leiterin des Universitätsinstitutes für experimentelle Krebsforschung an der Charité, als »jüdisch« denunziert hat.[19] Moritz Borchardt hatte sich in ähnlicher

---

17 Ebd.

18 Ebd.

19 Schagen, Udo: Rhoda Erdmann. *GeDenkOrt.Charité – Wissenschaft in Verantwortung*. https://gedenkort.charite.de/menschen/rhoda_erdmann (25.1.2021); vgl. Elsner, Gina: *Die »aufrechte« Haltung. Orthopädie im Nationalsozialismus*. Hamburg 2019, S. 94–99: Hermann Gocht, die Berliner Universität und das Oskar-Helene-Heim: »… dass wir in der Machtübernahme Adolf Hitlers den richtigen Weg sehen«.

Weise wie Marcus an Gocht gewandt. Rudolf Nissen, seit 1921 eng mit Ferdinand Sauerbruch verbunden und ab 1927 dessen Oberarzt an der Charité, 1933 aus rassischen Gründen entlassen, erinnerte sich folgendermaßen:

> »Moritz Borchardt, der Direktor der Dritten Chirurgischen Universitätsklinik am Krankenhaus Moabit, der eines Ordinarius anscheinend nicht für würdig erachtet wurde (er war ›planmäßiger Extraordinarius‹), hatte an Gocht ein Schreiben gerichtet, in dem er – in Wiederholung seines öfters geäußerten nationalen Standpunkts – die Fakultät zur öffentlichen Betonung der Zusammengehörigkeit *aller* ›deutsch empfindenden‹ Mitglieder aufforderte. Sauerbruch, dem Borchardt eine Kopie des Vorschlages zugeschickt hatte, telefonierte deswegen mit Gocht. Das Ergebnis bezeichnete er mit unparlamentarischen Ausdrücken. Kurz: die Fakultät unternahm nichts; sie war froh, in Gocht einen Wortführer zu haben, der sich ›diplomatisch‹ verhielt.«[20]

Tatsache ist, dass es an dem bald in Horst-Wessel-Krankenhaus umbenannten Krankenhaus in Friedrichshain und an anderen Kliniken nach der nationalsozialistischen Machtübernahme keinen Platz mehr für deutsch-jüdische Ärzt*innen gab, auch wenn sie anführten und belegen konnten, dass sie zu den »deutsch Denkenden« gehörten. Diese Argumente, von Marcus, Borchardt und wohl auch weiteren deutsch-jüdischen Mediziner*innen vorgebracht, fielen nicht mehr ins Gewicht. An wen aber hätte sich Marcus noch wenden können? Seine akademischen Lehrväter und Fürsprecher jedenfalls kamen nicht mehr infrage: Moritz Borchardt musste das Krankenhaus Moabit 1933 verlassen, wo er seit 1919 als Chef der chirurgischen Abteilung in leitender Position tätig gewesen war. Er wanderte 1939 nach Argentinien aus.[21] Ende März 1933 wurde Georg Klemperer entlassen; ihm wurde auch die Lehrerlaubnis – die Venia legendi – entzogen und er musste seine Tätigkeit als Handbuch- und Zeitschriftenherausgeber beenden. Im Herbst 1935 floh er, nachdem seine Familie in Sicherheit war, in die Vereinigten Staaten.

Gab es weitere Personen, die Marcus hätte um Hilfe bitten können? An

20 Nissen: *Helle Blätter, dunkle Blätter*, S. 140.

21 Jüdische Ärzte im Krankenhaus Moabit. https://www.gedenktafeln-in-berlin.de/nc/gedenktafeln/gedenktafel-anzeige/tid/juedische-aerzte-im (26.1.2021).

Ferdinand Sauerbruch hat er sich nicht gewandt. Über Letzteren schrieb Hermann Zondek aus der Rückschau: 1933, kurz nachdem er, Zondek, als Direktor des Berliner Urban-Krankenhauses entlassen wurde, habe er mit Sauerbruch, den er auf dem Weg in die Schweiz getroffen habe, eine »lange prinzipielle Aussprache« geführt. Das Ergebnis sei für ihn »erschütternd« gewesen. Zwar habe Sauerbruch zunächst eingeräumt, »dass die deutsche Revolution Wege einzuschlagen drohe, die nicht seinem Geschmack und seiner Einstellung entsprächen«. Er sei jedoch der Auffassung gewesen, dass

> »die jüdische Position in Deutschland unhaltbar geworden war. [...] Dies oder jenes chemische oder pathologisch-anatomische Institut, dieses oder jenes Krankenhaus sei doch in der Tat völlig ›verjudet‹ gewesen. [...] ›Und schließlich‹, sagte er, müssen Sie, lieber Zondek, Verständnis dafür haben, dass wir in dem Führer – nicht in allen Mitgliedern seiner Gefolgschaft – den Repräsentanten der nationalen Freiheit sehen. Und was kann es Größeres geben als sein Volk frei und unabhängig zu wissen‹. ›Ja‹, erwiderte ich, ›Freiheit ist gewiss schön, ich weiß nur nicht, was das mit uns Juden zu tun hat‹. Damit brachen wir ab.«[22]

Dieses Gespräch hatte die hohe Achtung, wenn nicht gar Verehrung Zondeks Sauerbruch gegenüber gründlich und dauerhaft zerstört.[23]

Lediglich eine Minderheit der jüdischen Ärzt*innen verließ Deutschland bereits vor 1933. Zu diesen gehörte Julius Kleeberg. Die persönlichen Entscheidungen für ein frühzeitiges Gehen oder – oft qualvoll langes – Warten lassen sich kaum verallgemeinern, sie hingen von mehr oder weniger ausgeprägten individuellen Ausgrenzungserfahrungen ab, von der familiären Situation und anderen sozialen und emotionalen Bindungen, von Alter und sozialer Stellung sowie von weiteren Faktoren, nicht zuletzt von zionistischen Kontakten und einer Vorstellung davon, ob und wo sich unter Umständen eine neue Existenz aufbauen ließ. Über Ahnungen vor 1933, wohin die unheilvolle politische Entwicklung führen würde, hat sich Marcus nachweislich kaum geäußert. Lediglich in einem an anderer Stelle

22 Zondek: *Auf festem Fuße*, S. 166–168.

23 Ein weniger kritisches Urteil gab Paul Rosenstein ab. Vgl. Rosenstein, Paul: *Narben bleiben zurück. Die Lebenserinnerungen des großen jüdischen Chirurgen*. Bad Wörishofen 1954, S. 207f., S. 210 und S. 264.

bereits erwähnten medizinischen Beitrag aus dem Jahre 1931 finden sich einige Sätze, die aus dem Rückblick, das heißt im Wissen um den Verlauf der Geschichte, Aufmerksamkeit verdienen. Auf die Frage, in welchen Bevölkerungsgruppen, bei Männern oder Frauen, Älteren oder Jüngeren beispielsweise, »Dispositionen« für Hämorrhoiden bestünden, antwortete Marcus in diesem Aufsatz vorsichtig formulierend:

> »Ob das fraglos häufigere Auftreten von Hämorrhoiden bei den Juden wirklich eine Rassendisposition ist, wie von den meisten Autoren angenommen wird, scheint fraglich, denn wenn man [...] bedenkt, dass bei Menschen mit sitzender Beschäftigung Hämorrhoiden häufiger zu finden sind, so wäre es auch möglich, dass diese Neigung zur Hämorrhoidenbildung nicht rassemäßig, sondern soziologisch bedingt ist.«[24]

Was meinte er mit »fraglos« und »fraglich«? Erschien ihm diese Annahme »fragwürdig«, das heißt auf Behauptungen beruhend? Hatte er im Blick, welche Krankheiten oder Schwächen von wem als konstitutionell, sozial, gesellschaftlich, durch Lebensumstände oder als rassisch bedingt angesehen wurden? Marcus ging nicht näher darauf ein.

Kleeberg erinnerte sich an einen älteren, in den 1870er Jahren geborenen, in Düsseldorf niedergelassenen Arzt, Max Löwenberg, zu dem er seit Beginn der 1920er Jahre ein Vertrauensverhältnis hatte und der erst gegen Ende des Jahres 1938 aus Deutschland floh. Auf die Frage, warum Löwenberg das Land erst so spät, buchstäblich im letzten Moment verließ, enthalten die Ausführungen einige Teilantworten. In Kleebergs eigenen Worten:

> »Er war schwerhörig, konnte keine Sprachen, hatte den größten Teil des Familienvermögens in ein Haus gesteckt, das in bester Lage im Zentrum der Stadt lag, – es war zugleich Haus und Praxis. So konnte er erst nach langem Vorbereiten ans Verlassen denken, um mit Frau und zwei Kindern Heimat und Existenz zu suchen. Er ist ein so typisches Beispiel des Schicksals tausender Juden, besonders Akademiker [...].«[25]

---

24 Marcus: Mastdarmerkrankungen, S. 285. Siehe auch Kapitel 4: Karrieren: Deutsch-jüdische Ärzte in der Weimarer Republik.

25 Leo Baeck Institut, New York, Memoir Collection ME 942, S. 60–62; zum Sprachenproblem nach der Emigration vgl. auch Rosenstein: *Narben bleiben zurück*, S. 287f.

Max Löwenberg floh nach London, wo er zunächst eine Stellung als Butler annahm und anschließend unbezahlt in einem auf Hautkrankheiten – seinem Fachgebiet – spezialisierten histologischen Labor beschäftigt wurde. Er starb im Alter von etwa 70 Jahren; sein Sohn wanderte in die Vereinigten Staaten aus, seine Frau und seine beiden Töchter blieben in England. Auch der Leiter des Jüdischen Krankenhauses in Berlin, der Chirurg und Urologe Paul Rosenstein, ebenfalls in den 1870er Jahren geboren, verließ Deutschland erst 1938, und zwar im Wissen um die Zerstörung seines Lebenswerkes.[26] Dass Rosenstein sich lange in verhältnismäßiger Sicherheit wähnte, lag mit darin begründet, dass er sich die massenhafte Vernichtung jüdischer Bürger*innen nicht vorstellen wollte und konnte und sich aufgrund seiner unzweifelhaften Verdienste auch an den Gedanken einer gewissen persönlichen Bewegungs- und Entscheidungsfreiheit klammerte.[27]

Ausgrenzung und existenzielle Bedrohung nach 1933 sind also stets in weiteren Zusammenhängen und individuell zu betrachten. Marcus etwa befand sich in diesem Jahr in einer perspektivisch entscheidenden Umbruchsituation. Seine Aussicht auf eine, wenn nicht »die« Lebensstellung in leitender Position war ihm von einem Tag auf den anderen genommen worden, er stand buchstäblich an einem Abgrund. Elisheva Lernau, seine spätere Privatsekretärin, 1913 geboren, befand sich 1933 aus verschiedenen Gründen in einer lebensgeschichtlich anderen Situation: Sie stand am Beginn ihrer Studienplanungen und erwog alternative Schritte, um diese außerhalb Deutschlands umzusetzen. Infrage kam ein Studium in der Schweiz, aber auch eine Ausbildung zur Vorbereitung auf die Alija (die Einwanderung nach Palästina/Israel), die mit einem grundlegend neuen Lebensentwurf verbunden war, nämlich der Pionierexistenz in einer Gemeinschaftssiedlung in Palästina/Israel. Gerda Wolfsohn, 1907 geboren, hatte 1933 ihr Studium abgeschlossen und ihre Dissertation verfasst, aber noch nicht publizieren können. Sie erlebte den politischen Umbruch 1933 unmittelbar nach dem Examen während ihres »praktischen Jahres«. Wolfsohn war früh mit zionistischen Gedanken in Berührung gekommen und

26 Moll, Friedrich: Der Berliner Chirurg und Urologe Paul Rosenstein. In: *Jüdische Ärztinnen und Ärzte im Nationalsozialismus. Entrechtung, Vertreibung, Ermordung.* Hrsg. von Thomas Beddies, Susanne Doez u. Christoph Kopke. Berlin, Boston 2014, S. 335–345; vgl. Rosenstein: *Narben bleiben zurück.*

27 Rosenstein: *Narben bleiben zurück*, S. 265–285.

sah nach kurzzeitiger Tätigkeit am Israelitischen Krankenhaus, einer der beiden jüdischen Kliniken in Berlin, 1935 keine Alternative zur Auswanderung nach Palästina, wo sie auf Unterstützung, nicht zuletzt von Hermann Zondek, hoffen konnte. Auch die wesentlich ältere, 1880 geborene Rahel Straus war mit zionistischen Vorstellungen vertraut. Sie hatte in München bereits vor dem Ersten Weltkrieg eine Praxis eröffnet, in den 1920er Jahren arbeitete sie als Ärztin und betätigte sich zudem in jüdischen Frauenorganisationen. 1933 starb ihr Mann und sie brach mit ihren Kindern nach Palästina auf. Im Rückblick schrieb sie:

> »Dass es nur Palästina sein konnte, war für mich keinen Augenblick zweifelhaft. Das einzige Land, das Heimat werden konnte, wenn man die angeborene Heimat verließ, war Erez Israel. [...] Nein, Deutschland war keine Heimat mehr für uns, und es gab keine Rückkehr.«[28]

Persönliche und berufliche Kontakte spielten eine wohl entscheidende Rolle dabei, ob die Flüchtenden mit oder ohne »Netz« ihre Geburtsheimat verließen und wann sie dies taten.[29]

28 Straus, Rahel: *Wir lebten in Deutschland. Erinnerungen einer deutschen Jüdin*. Stuttgart 1961, S. 299; vgl. auch Krauss, Marita: »Ein voll erfülltes Frauenleben«. Die Ärztin, Mutter und Zionistin Rahel Straus (1880–1963). In: *Bedrohlich gescheit. Ein Jahrhundert Frauen und Wissenschaft in Bayern*. Hrsg. von Hiltrud Häntzschel u. Hadumod Bußmann. München 1997, S. 236–247.

29 Siehe Kapitel 7: Flucht nach Palästina, neuer beruflicher Anfang: Assuta und Hadassah.

7 Flucht nach Palästina, ein neuer beruflicher Anfang: Assuta und Hadassah

Max Marcus' Flucht nach Palästina gestaltete sich dramatisch. Anders als Siegfried (Shimon) Rosenbaum hatte er vor Beginn der NS-Herrschaft offenbar wenig Anlass gesehen, sich darauf vorzubereiten, Deutschland zu verlassen. Wenngleich der Dachverband KJV, in dem die Jordania, der er angehörte, bereits seit Mitte der 1920er Jahre in Palästina unter dem Vorsitz von Felix Rosenblüth (Pinchas Rosen) einen »Landesverband Erez-Israel« etabliert hatte,[1] gibt es keine Anhaltspunkte dafür, dass Marcus persönliche Kontakte in Palästina geknüpft hatte. Rosenbaum dagegen war bereits 1913 in Palästina gewesen.[2] Aufgrund seines zionistischen Engagements in den 1920er Jahren war er mit dem Gedanken vertraut, in Erez Israel (hebräisch: Land Israel) zu leben, als er im Sommer 1933 auswanderte. Marcus musste unter dem deprimierenden Eindruck, dass ihm von einem Tag auf den anderen die Existenzgrundlage entzogen war und er auch privatärztlich nur noch kurze Zeit etwas verdienen konnte, eine neue Perspektive gewinnen. Im August 1933 schrieb er, offenbar von Beirut aus, auf einer Kurzreise nach Palästina mit dem Ziel, seine Übersiedlung und seinen Neuanfang vorzubereiten, an eine befreundete Krankenschwester im Berliner Krankenhaus Am Urban:

> »Ich fühle mich nicht gut, seitdem ich aus Deutschland fort bin. Der Bruch ist sehr schroff, sehr einschneidend. Ich habe wirklich – ich weiß jetzt, was

---

1 Rothschild, Eli (Hrsg.): *Meilensteine*, Anhang, S. 402.

2 Siegfried (Shimon) Rosenbaum. *Deutsche Gesellschaft für Kinder- und Jugendmedizin e. V.* https://www.dgkj.de/die-gesellschaft/geschichte/juedische-kinderaerztinnen-und-aerzte-1933-1945/suchergebnis-der-datenbank?tx_dgkjpaediatristsnsera_searchpaediastrists%5Baction%5D=show&tx_dgkjpaediatristsnsera_searchpaediastrists%5Bcontroller%5D=PaediatristNSEra&tx_dgkjpaediatristsnsera_searchpaediastrists%5BpaediatristNSEra%5D=2105&cHash=c8f9d68932fffface0c59d0809647bc06 (15.2.2021).

das ist – eine Heimat verloren in Landschaft, Menschen, Klima, Sprache – kurz allem, was das Leben eines überhaupt empfindenden Menschen ausmacht.«[3]

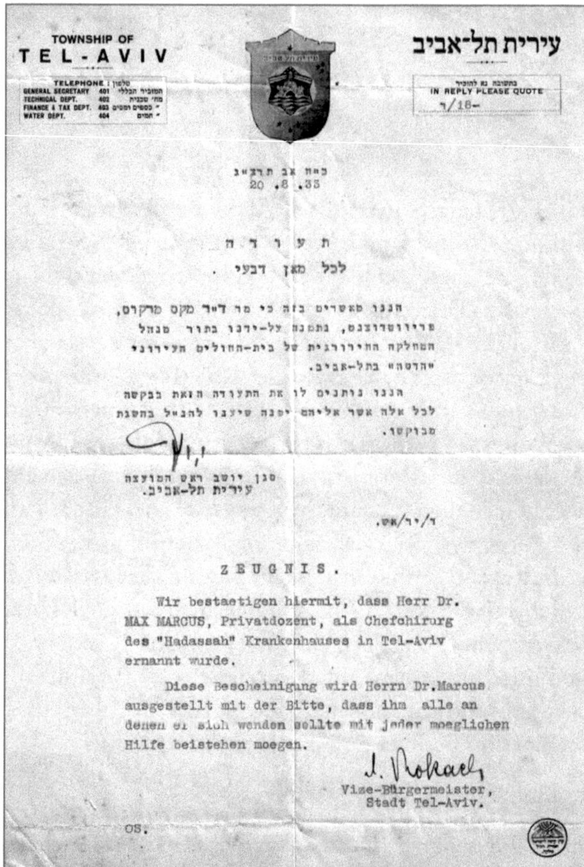

TOWNSHIP OF TEL-AVIV

עירית תל-אביב

TELEPHONE : טלפון
GENERAL SECRETARY 401 המזכיר הכללי
TECHNICAL DEPT. 402 מח' טכנית
FINANCE & TAX DEPT. 403 " כספים ומסים
WATER DEPT. 404 " המים

בתשובה נא להזכיר
IN REPLY PLEASE QUOTE
ר/18-

כ״ח אב תרצ״ג
20.8.33

ת ע ו ד ה

לכל מאן דבעי.

הננו מאשרים בזה כי מר ד״ר מקס מרקוס, פריוואטדוצנט, נתמנה על-ידנו בתור מנהל המחלקה הכירורגית של בית-החולים העירוני "הדסה" בתל-אביב.

הננו נותנים לו את התעודה הזאת בבקשה לכל אלה אשר אליהם יפנה שיעזרו להנ״ל בהשגת מבוקשו.

סגן יושב ראש המועצה
עירית תל-אביב.

ר/יר/אש.

ZEUGNIS.

Wir bestaetigen hiermit, dass Herr Dr. MAX MARCUS, Privatdozent, als Chefchirurg des "Hadassah" Krankenhauses in Tel-Aviv ernannt wurde.

Diese Bescheinigung wird Herrn Dr. Marcus ausgestellt mit der Bitte, dass ihm alle an denen er sich wenden sollte mit jeder moeglichen Hilfe beistehen moegen.

I. Rokach
Vize-Bürgermeister,
Stadt Tel-Aviv.

OS.

Abb. 19: Bescheinigung über die Anstellung von Max Marcus im Hadassah-Krankenhaus in Tel Aviv

3 Pross Winau (Hrsg.): *Nicht mißhandeln*, S. 161 (zitiert aus einem Brief an Schwester Amalia Kneissler nach Berlin); vgl. auch Max Marcus. *Jüdische Ärzte aus Deutschland und ihr Anteil am Aufbau des israelischen Gesundheitswesens.* http://aerzte.erez-israel.de/marcus (5.3.2021).

Am 20. August 1933 bestätigte ihm der Vizebürgermeister von Tel Aviv, »dass Herr Dr. Max Marcus, Privatdozent, als Chefchirurg des ›Hadassah‹ Krankenhauses in Tel-Aviv ernannt wurde«.[4] Dieses war 1921 gegründet worden und wurde kommunal verwaltet. Es handelte sich um eine der Krankenanstalten, deren Gründung maßgeblich auf die Initiative der amerikanisch-jüdischen Frauenorganisation Hadassah (hebräisch: Myrte, auch der Name für Königin Esther im Alten Testament) zur Verbesserung des Gesundheitswesens in Palästina zurückzuführen war.[5] Im September 1933 bat Marcus beim Landesfinanzamt Berlin um die Genehmigung für die Ausfuhr von ärztlichen Instrumenten für seine Auswanderung nach Palästina. Er machte Angaben über seine – geordneten – Finanzverhältnisse, legte eine Bescheinigung der Auswandererberatungsstelle über die Angemessenheit der auszuführenden Geräte vor, ferner eine Bestätigung der britischen Kontrollbehörde in Palästina, dass er einreisen dürfe, wenn die Genehmigung der Ausfuhr der benötigten Geräte erfolgt sei. Außerdem fügte er einen ausgefüllten Fragebogen für Auswanderer bei, in den er eintrug, er wolle »wegen des Verlustes der Existenz« nach Palästina auswandern. Ihm sei als »Nichtarier« gekündigt worden, er wolle 10.000 Reichsmark in bar ausführen, dazu die Instrumente, mit anderen Worten: Er werde sein gesamtes Vermögen einbringen.[6] Die Gemeinnützige öffentliche Auswandererberatungsstelle bescheinigte Marcus, dass sein Auswanderungsersuchen glaubhaft sei, er in seinem Beruf in Palästina arbeiten werde und die Ausfuhr von gebrauchtem medizinischen Instrumentarium für die neue Existenzgründung in Höhe von etwa 3.800 palästinensischen Pfund angemessen sei. Dies entspreche ungefähr 1.000 Reichsmark, die aufzubringen er in der Lage sei. Es seien also die Voraussetzungen für die Einwanderung nach Palästina erfüllt.[7] Ein weiteres Schreiben an die Finanzbehörde, in dem Marcus die Bitte unverzüglicher Bearbeitung angesichts der Dringlichkeit des Anliegens aussprach, folgte zwei Tage später. Am 22. September stellte die Behörde die Genehmigung in Aussicht, verlangte jedoch weitere Angaben in dem bereits weitgehend ausge-

4 Stadtarchiv Rees, Familie Marcus, Rees_4-1 Familie Marcus, Rees.

5 In Haifa erfolgte eine weitere Hadassah-Gründung 1922; ferner wurde das Rothschild Krankenhaus in Jerusalem von Hadassah übernommen und zum universitären Lehrkrankenhaus ausgebaut.

6 Rep. 36 A, Oberfinanzpräsident Berlin-Brandenburg A 2848: Schreiben von Max Marcus vom 13.9.1933.

7 Bescheinigung der »Gemeinnützigen öffentlichen Auswandererberatungsstelle« zur Vorlage beim Landesfinanzamt vom 13.9.1933, ebd.

füllten Fragebogen. Am 23. September versuchte Marcus zu erklären, dass er noch keine abschließenden Lohnangaben für 1932 einreichen könne, denn diese lägen noch nicht vor. Die Genehmigung der Ausfuhr der medizinischen Geräte erfolgte schließlich am 20. Dezember 1933. Als Zweck wurde angegeben: »Informationsreise nach Palästina.«[8] Im April 1934 wurde er aufgefordert, sich nach der Rückkehr von dieser Reise umgehend bei der Devisenstelle des Landesfinanzamts Berlin zu melden.

Unter ähnlichem Druck entschieden sich einige seiner Kolleg*innen ebenfalls, nach Palästina aus- beziehungsweise einzuwandern. Auch die Brüder Hermann, Bernhard und Samuel Zondek wählten diesen Weg. Hermann Zondek war »voller Zweifel und innerer Zerrissenheit«.[9] Er überlegte, nicht zuletzt mit Rücksicht auf seine Familie, ob Amerika eine Alternative sein könne. Er reiste mit einem seiner Brüder, dem Internisten und Pharmakologen Samuel Zondek,[10] zunächst über die Schweiz nach England aus. Sie verließen Europa auf dem Seeweg. Der dritte der Brüder, der Gynäkologe Bernhard Zondek,[11] floh über Schweden nach Palästina. Hermann Zondek berichtete:

> »Das Publikum des Schiffes, das uns über das Mittelländische Meer brachte, bestand ausschließlich aus Palästinensern, und zwar aus solchen, die es bereits waren oder die es werden wollten. Eine bunte Menschenschar, meistens osteuropäischer Prägung, orthodox nstrenggläubige, asketenhaft in sich gekehrte, aber auch ritusgelöste, zukunftsfroh ausgelassene, horra-tanzende Juden. […] Wir landeten in Jaffa. Bei ziemlich stürmischer See wurden wir ausgebootet. Das Schiff lag weit draußen. Die ganzen Hafenverhältnisse waren recht primitive. Und welcher Lärm und welcher Schmutz! Echter Orient. Mein erster Eindruck war, das ist tiefes Arabien.«[12]

Auch Julius Kleeberg hatte sich 1930 bei seiner Ankunft in Palästina in eine »strange new world«, buchstäblich in den Orient versetzt gefühlt.[13]

8 Alle Unterlagen Rep. 36 A, Oberfinanzpräsident Berlin-Brandenburg A 2848.

9 Zondek: *Auf festem Fuße*, S. 184.

10 Samuel Zondek. *Jüdische Ärzte aus Deutschland und ihr Anteil am Aufbau des israelischen Gesundheitswesens.* http://aerzte.erez-israel.de/samuel-zondek (12.3.2021).

11 Bernhard Zondek. *Jüdische Ärzte aus Deutschland und ihr Anteil am Aufbau des israelischen Gesundheitswesens.* http://aerzte.erez-israel.de/bernhard-zondek (12.3.2021).

12 Zondek: *Auf festem Fuße*, S. 184f.

13 Gillon, Philip (Hrsg.): *Recollections of a Medical Doctor in Jerusalem. From Professor Julius J. Kleeberg's Notebooks 1930–1988.* Jerusalem 1992, S. 8–10.

Manche ersten und zweiten Eindrücke gaben der Hoffnung Nahrung, dass ein Neuanfang gelingen werde. »Schnell änderte sich das Bild, als wir mit der Einfahrt nach Tel Aviv das Zentrum der jüdischen Aufbauarbeit betraten«, meinte Zondek. Ein Aufbau-»Fieber« habe ihn gefangengenommen, »obwohl keineswegs sicher war, ob die Aufbaubegeisterten nicht auf flüchtigem Sande bauten«.[14]

Die Immigranten standen vor extremen menschlichen und beruflichen Herausforderungen. Zuvor gab es in Palästina nur wenige Mediziner, die aus Deutschland kamen. Als mit dem »Gesetz zur Wiederherstellung des Berufsbeamtentums« vom April 1933 allen »nichtarischen« Ärzt*innen im öffentlichen Gesundheitswesen, an Krankenhäusern und Universitäten, die Arbeits- und Lebensgrundlage entzogen und außerdem niedergelassenen Ärzt*innen Kassenzulassung und Approbation abgesprochen wurden, sahen viele deutsch-jüdische Mediziner*innen in der Emigration nach Palästina eine Überlebensmöglichkeit. Einer Umfrage zufolge waren 1935 35 Prozent der jüdischen Ärzt*innen in Palästina in Deutschland geboren, etwa 70 Prozent hatten in Mitteleuropa studiert. Aber nur eine Minderheit konnte fest angestellt werden.[15] Julius Kleeberg nannte die Zeit nach 1933, als zahlreiche, oft gut ausgebildete Einwanderer aus Deutschland in Palästina ankamen, in seinen Erinnerungen »The German Flood«.[16]

Gleichwohl wurden Ärzt*innen dringend gebraucht. Sie erhielten während der von Briten erlassenen nächtlichen Ausgangssperren Ausnahmegenehmigungen, um Kranke versorgen zu können. Notfälle waren an der Tagesordnung. So wurde Marcus wohl – geradezu abenteuerlich zufällig – genau an dem Tag, an dem er aus Deutschland kommend in Tel Aviv zu Gesprächen über seine berufliche Zukunft unterwegs war, von Kleeberg gebeten, den am 16. Juni 1933 bei einem Attentat schwer verletzten zionistischen Politiker Viktor Chaim Arlosoroff zu operieren. Dieser habe Marcus aus Deutschland gekannt, so Kleeberg.[17] Arlosoroff war in der Ukraine geboren, floh mit seiner Familie vor antisemitischen Anfeindun-

---

14 Zondek: *Auf festem Fuße*, S. 184f.

15 Livnat, Andrea: Jeckische Lebenswege par excellence? Deutsch-jüdische Arztinnen und Ärzte auf der Suche nach neuen Chancen. In: *Deutsche und zentraleuropäische Juden in Palästina und Israel. Kulturtransfers, Lebenswelten, Identitäten. Beispiele aus Haifa*. Hrsg. von Anja Siegemund. Berlin 2016, S. 183–201, S. 192.

16 Gillon (Hrsg.): *Recollections of a Medical Doctor in Jerusalem*, S. 75.

17 Ebd., S. 53.

gen nach Ostpreußen; in Königsberg besuchte er 1913 das Realgymnasium und wurde Mitglied der dort von zionistischen Studierenden gegründeten deutsch-jüdischen Jugendgruppe »Blau-Weiß«;[18] nach Studienjahren in Berlin wanderte er 1924 nach Palästina ein. Als Leiter der Politischen Abteilung der Jewish Agency, einer einflussreichen Emigrantenorganisation, und als enger Mitarbeiter des späteren ersten Staatspräsidenten Chaim Weizmann[19] hatte er im April 1931 im Hotel King David in Jerusalem zu einem jüdisch-arabischen Dialog eingeladen, was Gegner verschiedener Konfliktparteien zu heftiger Kritik veranlasste. Arlosoroff überlebte den bis heute ungeklärten Anschlag nicht. Marcus hat sich autobiografisch nicht ausführlich zu diesen Ereignissen geäußert, lediglich bestätigt, dass er ihn behandelt habe.[20] Er erinnerte sich aber an Besuche im Hause Weizmann; Chaim Weizmann, der sehr besorgt um die Gesundheit seiner Frau Vera gewesen sei, habe wiederholt seinen medizinischen Rat eingeholt.[21] Vor allem habe er damals brennende politische Fragen mit Weizmann reflektiert. Er, Marcus, sei entschieden gegen eine geografisch expansive Politik gewesen. »Neuland« zu gewinnen galt es seiner Überzeugung nach vor allem auf wissenschaftlichem Gebiet. Damit sprach er zweifellos ein für den Biochemiker Weizmann wichtiges Anliegen an, denn dieser war nicht nur Präsident der Hebräischen Universität Jerusalem, sondern auch Gründer eines später nach ihm benannten multidisziplinären Forschungsinstituts, in dem unter anderem Medikamente zur Krebsbekämpfung entwickelt wurden. Marcus erinnerte sich auch daran, mit Weizmann über den deutsch-jüdischen Chemienobelpreisträger Fritz Haber gesprochen zu haben, der erster Präsident dieses Instituts hatte werden sollen.

In einem lexikalischen Artikel aus dem Jahre 1983 finden sich folgende, nur schwer zu belegende Angaben: Marcus habe 1934 bis 1936 illegalen Einwanderern aus Österreich und der Tschechoslowakei Unterkunft ge-

---

18 Schüler-Springorum: *Die jüdische Minderheit in Königsberg/Preußen*, S. 275f., S. 383.

19 Ausführlicher zu Weizmann und Arlosoroff: Gillon (Hrsg.): *Recollections of a Medical Doctor in Jerusalem*, S. 49–55; vgl. auch ein Interview, das Chaim Arlosoroff wenige Wochen vor seinem Tod auf der Durchreise von London nach Palästina gab, erschienen in der *Jüdischen Rundschau* vom 25.5.1933 unter dem Titel »Was kann Palästina den deutschen Juden bieten?« Wieder abgedruckt in: Rothschild (Hrsg.): Meilensteine, S. 165–171.

20 Israel-Nachrichten vom 13.12.1982: Professor Max Markus (sic!) feierte 90. Geburtstag; vgl. auch: Israel-Nachrichten vom 23.12.1982: Prof. Max Marcus – dem begnadeten Chirurgen.

21 Marcus, Max: Gespräche mit Chaim Weizmann und Konrad Adenauer, S. 309f.

währt. Er habe sich für die Notfallrettungsorganisation Magen David Adom (deutsch: Roter Schild Davids) engagiert, indem er dort Tätige, Privatpersonen und Haganah-Mitglieder, in moderner Erster Hilfe unterrichtete. 1946 bis 1948 habe er auch die Irgun unterstützt, wie im Einzelnen, ob beispielsweise mit medizinischer Hilfe, was naheliegend scheint, ist nicht nachzuvollziehen.[22] Kontakte zu den beiden jüdischen Untergrundorganisationen während der Mandatszeit in Palästina – die zweitgenannte radikaler als die erstgenannte – hatte er jedenfalls. An anderer Stelle ist die Rede davon, in den 1940er Jahren habe er »in einem Untergrundlazarett« gearbeitet und »Mitglieder der Hagana« behandelt.[23] Es fehlt indes an detaillierten Informationen über Marcus' unterstützendes ärztliches und vielleicht auch weltanschaulich begründetes Engagement in den Jahren vor der israelischen Staatsgründung. Auch eine differenziertere Bestimmung seiner wohl bereits in der Studentenzeit in München grundgelegten zionistischen Position ist kaum vorzunehmen. Verbindungsstudentische Freunde von Marcus waren überzeugt, wie manch andere Mitglieder deutsch-jüdischer Studentengruppierungen sei er »Humanist wie Zionist« und verbinde beides in der Weise, wie es auch in den von Marcus erinnerten Gesprächen mit Weizmann zum Ausdruck gebracht worden sei.[24] Eli Rothschild, in der Jordania aktiv und in Palästina dann Mitglied der Haganah, schrieb dies aus durchaus glaubwürdiger Insidersicht.[25]

Auf manche Widerstände stießen die qualifizierten Immigrant*innen unabhängig von ihren weltanschaulich-politischen Überzeugungen zweifellos. So sah das palästinensische Krankenkassensystem damals keine freie Arztwahl vor, ein maßgebliches Hemmnis für eine Existenzgründung in freier Praxis. Eine ausgesprochen mutige Initiative war unter diesen Umständen die Gründung des privaten Assuta-Krankenhauses in Tel Aviv Mitte der 1930er Jahre durch 40 mehrheitlich deutsche Ärzte, zu denen Marcus und Rosenbaum gehörten. Die Gründer seien auch »Alibaba and the 40 thieves« genannt worden, weil sie überwiegend aus Zentral-

22 *Biographisches Handbuch der deutschsprachigen Emigration nach 1933–1945, Bd. 2*, S. 778; vgl. Birnbaum, Ernst: *Roter Davidstern über Israel. Die Geschichte des Magen David Adom.* Velbert, Kettwig 1969.

23 Max Marcus. *Jüdische Ärzte aus Deutschland und ihr Anteil am Aufbau des israelischen Gesundheitswesens.* http://aerzte.erez-israel.de/marcus (19.3.2021).

24 Rothschild: Professor Marcus zum 85. Geburtstage.

25 *Biographisches Handbuch der deutschsprachigen Emigration, Bd. 2*, S. 621.

europa kamen.[26] Im Assuta konnten sich die Patient*innen für dort tätige Mediziner*innen ihrer Wahl entscheiden und außerdem einen weiteren Arzt beziehungsweise eine Ärztin des Vertrauens, der/die nicht im Assuta arbeitete, in die Behandlung einbeziehen.[27] Marcus war einer der wenigen »Privilegierten«, denen bald eine leitende – wenngleich schlecht bezahlte – Position im Hadassah-Krankenhaus angeboten wurde.[28] Er betrieb wie andere auch neben seiner Krankenhaustätigkeit eine Privatpraxis. Kleeberg fand tatkräftige Unterstützung bei seiner Frau Anni und weiteren, nicht namentlich genannten Personen; im Wortlaut heißt es in den *Recollections:*

> »My private practice involved keeping careful medical records and accounts. I was served by a very efficient and dedicated staff. Despite their efficiency, a heavy administrative burden fell on me, so I handed the administration over to Anni, who bore it cheerfully for many decades thereafter.«[29]

Hermann Zondek hatte die Leitung des Bikkur-Cholim-Krankenhauses in Jerusalem übernommen und dort zunächst eine »öffentliche honorarfreie Sprechstunde für Kranke mit inneren Leiden« eingerichtet. Er berichtete aus der Rückschau:

> »Das gab es noch nicht! Ein Massenansturm brach los. Ein ›Professor‹ für innere Medizin war ja überhaupt etwas Neues im Lande. [...] Bald wechselten einige pfiffige Geschäftstüchtige meinen Edelmut in bare Münze um. Sie kauften Eintrittskarten zu meiner Sprechstunde auf und veräußerten sie meistbietend [...]. Aufgeschreckt kamen meine Jerusalemer Kollegen zu

26 Niederland, Doron: The Influence of German Jewish Physicians on the Development of the Medical Services and Professional Values of Eretz Israel 1933–1948. In: *Emigrantenschicksale. Einfluss der jüdischen Emigranten auf Sozialpolitik und Wissenschaft in den Aufnahmeländern*. Hrsg. von Albrecht Schulz u. Caris-Petra Heidel. Frankfurt a. M. 2004, S. 38–42, hier S. 42.

27 Rothschild (Hrsg.): *Meilensteine*, S. 195.

28 Ebd., S. 196; vgl. auch Livnat, Andrea: »Eure Vorstellungen entsprechen nicht der hiesigen Wirklichkeit«. Der Anteil deutschsprachiger Juden am Aufbau des Gesundheitswesens in Erez Israel. In: *nurinst 6* (2012) (Schwerpunktthema: Gesundheit, medizinische Versorgung, Rehabilitation), S. 109–124; vgl. auch: Liste der Stolpersteine in Rees. *Wikipedia*. https://de.wikipedia.org/wiki/Liste_der_Stolpersteine_in_Rees (26.2.2021).

29 Gillon (Hrsg.): *Recollections of a Medical Doctor in Jerusalem*, S. 85.

> mir und ersuchten mich, mit Recht, auf diese Art Pioniertum zu verzichten. Damit fand denn auch diese Gratissprechstunde des Professors ein Ende. Um fortan in größerem Umfange private Praxis auszuüben, bezog ich eine geeignete Wohnung. Die Zahl meiner Patienten mehrte sich ständig. Außer aus dem jüdischen und arabischen Sektor Palästinas kamen mit der Zeit aus fast sämtlichen näher und weiter umliegenden Ländern Kranke aller Gesellschaftsschichten und Bekenntnisse zu mir. Ich hatte Patienten aus Transjordanien, dem Irak, dem Iran, aus Syrien, aus dem Libanon, aus Ägypten, Zypern, Griechenland, Türkei, ja sogar aus Indien und Abessinien.«[30]

Dem Selbstverständnis von Zondek, Kleeberg, Marcus und vielen anderen Ärzt*innen entsprach die selbstverständliche Behandlung eines hier umrissenen breiten gesellschaftlichen, sozialen, religiösen und weltanschaulichen Spektrums von Patient*innen. Ihr fachliches Können sicherte ihnen eine gewisse Handlungsfreiheit unter den politisch komplizierten Rahmenbedingungen.

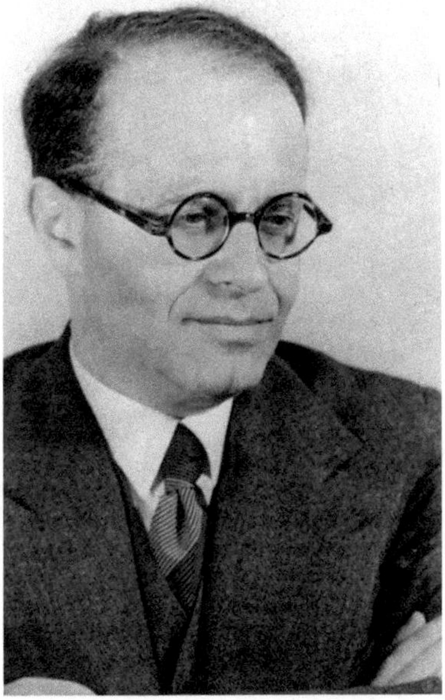

Abb. 20: Julius Kleeberg in Palästina

Mit den aus Europa, nicht zuletzt aus Deutschland eingewanderten Mediziner*innen veränderten sich in Palästina medizinische Untersuchungen und Eingriffe in vielfältiger Weise. Vor ihrer Einwanderung waren Operationen beispielsweise in der Regel ohne Voruntersuchungen durchgeführt worden. Von den deutschen Chirurg*innen wurde ein Eingriff nun zumeist erst vorgenommen, wenn Laborbefunde und Röntgenaufnahmen vorlagen.[31] Die Erfolge waren gleichwohl nicht nur von Zustimmung und Anerkennung begleitet. Der Historiker Doron Niederland berichtet aus

30 Zondek: *Auf festem Fuße*, S. 191f.

31 Niederland, Leibfried: Deutsche Ärzte-Emigration und gesundheitspolitische Entwicklungen in »Eretz Israel« (1933–1948), S. 164f.

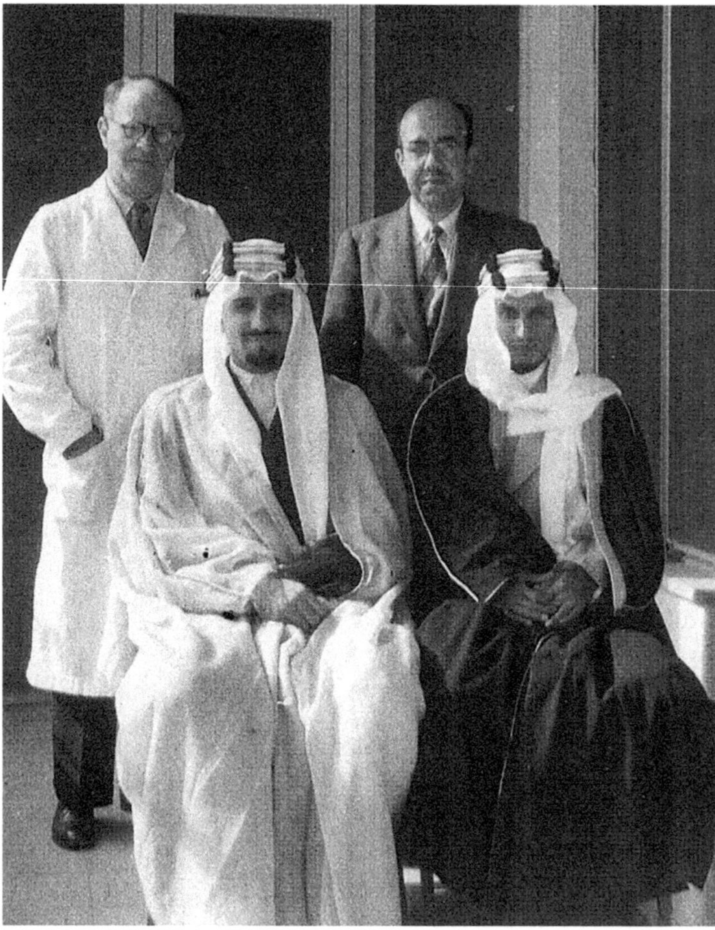

Abb. 21: Julius Kleeberg (hinten links) mit dem saudischen Arzt von König Ibn Saud, sitzend: König Ibn Saud und sein Sohn

einem auf Hebräisch geführten Interview mit Max Marcus, dieser habe erzählt,

> »wie er als Chirurg an der Tel Aviver Hadassah angestellt wurde. Als er die chirurgischen Instrumente sehen wollte, wurde ein Schränkchen geöffnet, das nur für kleine Operationen in den Ambulatorien ausgestattet war. Das wurde ihm aus Geldmangel verweigert, und man gab ihm zu verstehen,

dass er sich auf kleine Operationen beschränken müsse. Daraufhin bestellte Marcus eine moderne chirurgische Einrichtung in Deutschland, die er aus eigener Tasche bezahlte und die er bis zu seiner Pensionierung benutzte.«[32]

Es sei von Hadassah- und Universitätsverwaltungsseite bemängelt worden, die deutsch-jüdischen Ärzt*innen, Marcus im Besonderen, sprächen mit dem Personal ausschließlich deutsch und bevorzugten deutsche Kolleg*innen. Nach öffentlichen Angriffen hätten einige der in dieser Weise agierenden ärztlichen Kritiker den Vorwurf, Marcus »germanisiere« die von ihm behandelten Kinder, schließlich zurücknehmen müssen,[33] ein Beispiel für verbreitete Ressentiments gegenüber den »Jeckes«, deutschsprachigen, vor der nationalsozialistischen Verfolgung nach Palästina geflohenen Juden und Jüdinnen.[34]

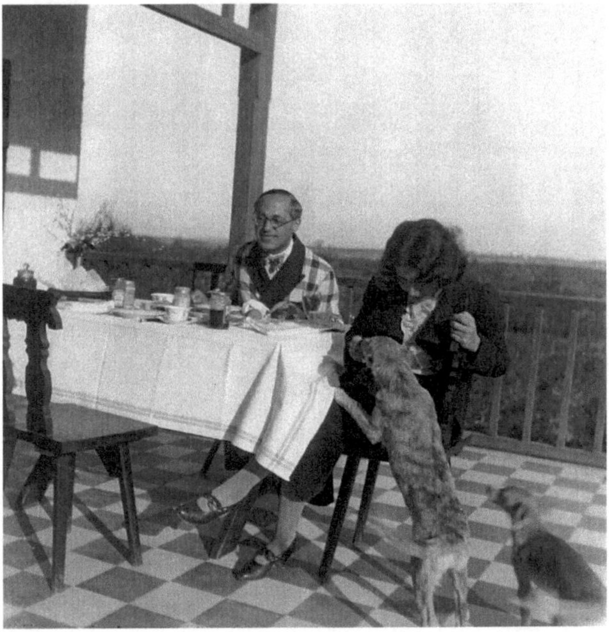

Abb. 22: Max und Lilly Marcus, geborene Danziger, in ihrem Privathaus am Rande von Tel-Aviv, 1930er Jahre

32 Ebd., S. 164.

33 Ebd., S. 161f.

34 Vgl. Diner, Dan: Jeckes – Ursprung und Wandel einer Zuschreibung. In: *Zweimal Heimat. Die Jeckes zwischen Mitteleuropa und Nahost*. Hrsg. von Moshe Zimmermann u. Yotam Hotam. Frankfurt a. M. 2005, S. 100–103.

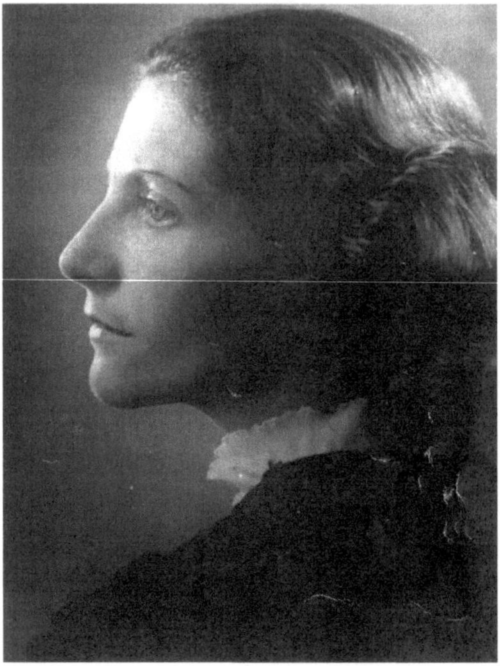

Abb. 23: Lilly Danziger und Max Marcus waren einige Jahre, wahrscheinlich ab 1935/36 bis 1941, verheiratet

Das Leben vieler Immigrant*innen war von der Ungewissheit und Sorge überschattet, was aus Angehörigen und Freunden geworden war. Marcus etwa wusste, dass sein Bruder Louis mit seiner Familie zunächst nach Amsterdam geflohen war, vermutlich auch, dass dessen Kinder in der Schweiz einen sicheren Ort fanden. Er überwies 1939 Angehörigen einen Geldbetrag nach Buchenwald, wohl in der Hoffnung, ihnen, wie auch immer, helfen zu können.[35]

Am 22. Januar 1945 starb Else Lasker-Schüler im 1939 nach mehreren Jahren Bauzeit eingeweihten Hadassah-Krankenhaus auf dem Skopusberg östlich von Jerusalem; zugegen war Arie Goral, der sich 40 Jahre später erinnerte, wie die Dichterin im Alter heimat- und ruhelos durch die Straßen Jerusalems geirrt sei. Wörtlich:

> »Sie hatte hilfreiche Freunde, Verehrer ihrer Kunst, und sie hatte ihre kleine Gemeinde ›Der Kraal‹. Und ganz gewiss hungerte sie, die in Deutschland so Gerühmte, in Jerusalem nicht, wie sie einst in Berlin hungerte. Es war Krieg, dessen Ende sie nicht mehr erlebte. Es war die Zeit, in der immer mehr das Grauen vor der Gewissheit der Ermordung von Millionen Juden Europas uns alle lähmte, die wir gerettet waren. Jeder hatte Angehörige und

35 Diaspora Research Institute, Tel Aviv: Marcus Family Collection (P-31), 152: Dresdner Bank: Transfer of money by Max Marcus, Tel Aviv, to Siegbert Cahn, Lager Buchenwald, 24.1., 22.2.1939.

> Freunde, von denen er jahrelang nichts gehört hatte und um deren Existenz er nun bangte. Auch Else Lasker-Schüler wurde von diesem Grauen und dieser Angst erfasst.«[36]

Gegen Ende der 1930er Jahre, während des Zweiten Weltkriegs und in den ersten Nachkriegsjahren wurde das gesamte Ausmaß nationalsozialistischer Vernichtungspolitik in Palästina sichtbar. Aus allen von der Shoah überschatteten Ländern Europas kamen traumatisierte, hilfsbedürftige Menschen, darunter eine große Zahl von Kindern und Jugendlichen, deren Angehörige in Konzentrationslagern ermordet worden waren. Sie fanden in Kibbuzim ein neues Zuhause oder wurden in Familien aufgenommen. Die Zionistin und Feministin Henrietta Szold, mit der Kleeberg persönlich in Kontakt stand und die er auch medizinisch umsorgte, unterstützte maßgeblich die Aliya (Rückkehr, wörtlich »Aufstieg«) jüdischer Jugendlicher nach Erez Israel. Bekannt war ihnen beispielsweise die Geschichte der »Teheran children«, auf die erst Ende des ersten Jahrzehnts des 21. Jahrhunderts eine TV-Produktion und ein Buch zum Film eine breitere Öffentlichkeit in Deutschland aufmerksam machten.[37] Es handelte sich um tausende Minderjährige, die von 1938 bis 1942, also über einen längeren Zeitraum hinweg, teils von Deutschland oder Polen aus auf der Flucht gewesen waren, ohne Eltern und weitere Angehörige. Einige Tausend gelangten schließlich mit Unterstützung der Jewish Agency von Teheran aus nach Palästina.[38] Nicht nur in Gruppen, sondern auf oft nur schwer nachvollziehbaren Wegen strandeten andere jüdische Heranwachsende in Palästina, die nicht selten in Familien ein Zuhause fanden. Max Marcus nahm sich Jahre später einer Waise an, einer jungen jüdischen Krankenschwester aus Italien, Tamara Rossi. Zwischen beiden entwickelte sich eine enge Bindung. Sie war wohl einer vertrauensvoll-innigen Vater-Tochter-Beziehung vergleichbar.[39]

Wenn Sorgen um Angehörige und Freunde sowie der Beruf ihnen Zeit ließen, trafen sich manche der Jeckes zu gemeinsamen Aktivitäten, sie gründeten beispielsweise eine Vereinigung der Juden mitteleuropäischer Her-

36 Goral, Arie: Die Endzeit der Else Lasker-Schüler. In: ders.: *An der Grenzscheide: Kein Weg als Jude und Deutscher?* Münster, Hamburg 1995, S. 144–146, hier S. 145f.

37 Vgl. Vogel, Jutta: *Die Odyssee der Kinder. Auf der Flucht aus dem Dritten Reich ins Gelobte Land.* Frankfurt a. M. 2008.

38 Gillon (Hrsg.): *Recollections of a Medical Doctor in Jerusalem*, S. 82, 91, 131–133.

39 Siehe Kapitel 10: Zypern: »A second homeland«?

kunft, die ab 1933 das wöchentlich erscheinende *Mitteilungsblatt des Irgun Olej Merkas Europa* herausgab. Es bot Journalist*innen, Schriftsteller*innen und Wissenschaftler*innen die Möglichkeit, grundlegende Fragen des Lebens in Palästina/Israel zu diskutieren. Viele Mitarbeiter*innen des »Mitteilungsblattes« waren Mitglieder des Kartells Jüdischer Verbindungen (KJV). Das KJV hielt in mehreren israelischen Städten, darunter in Tel Aviv, regelmäßig »Altherrenstammtische« ab,[40] zu denen aber nur diejenigen kamen, denen diese Form geselligen Zusammenseins zusagte und die über hinreichend freie Zeit verfügten, daran teilzunehmen.

Manche Immigrierte umgaben sich privat mit Büchern, die ihnen vor ihrer Flucht viel bedeutet hatten und ihnen geistigen und seelischen Halt gaben.[41] Tel Aviv stellte das Zentrum für eine Fülle von Initiativen und Begegnungen dar, es bildete zudem architektonisch mit seinen vielen vom Bauhaus inspirierten Gebäuden, Cafés und Buchhandlungen eine Brücke zu Europa. Auch in Haifa entwickelte sich eine ähnliche Atmosphäre. Von den rund 60.000 deutschen und österreichischen Juden, die in der Zeit von 1933 bis 1945 nach Palästina kamen, lebten die meisten in Städten, circa 20.000 in Tel Aviv und etwa 13.000 in Haifa.[42]

Eli Rothschild erinnerte im *Mitteilungsblatt des Irgun Olej Merkas Europa* daran, Max Marcus habe eine Bibliothek von etwa 4.000 Büchern besessen.[43] Marcus dürfte einer verschwindend kleinen Minderheit aus Deutschland geflohener Intellektueller in Palästina/Israel gehört haben, die Gottfried Benn verehrte und Friedrich Nietzsche schätzte, welche anders als Goethe, Heine oder Thomas Mann nicht zum literarischen »Kanon im Exil« zählten.[44] Marcus umgab sich dagegen in dem Arbeitszimmer in seinem Haus in der Elazar Straße in Ramatgan bei Tel Aviv mit den Totenmasken Benns und Nietzsches.[45]

---

40 Hillenbrand: *Fremde im neuen Land*, S. 37f.

41 Livnat: Jeckische Lebenswege par excellence? Vgl. auch Jessen, Caroline: *Kanon im Exil. Lektüren deutsch-jüdischer Emigranten in Palästina/Israel.* Göttingen 2019.

42 Hillenbrand: *Fremde im neuen Land*, S. 33.

43 Rothschild: Professor Max Marcus zum 85. Geburtstage; vgl. Hillenbrand: *Fremde im neuen Land*, S. 22 und 26, dort zur Affinität David Ben-Gurions, des ersten Ministerpräsidenten Israels, zu Büchern.

44 Jessen: *Kanon im Exil*, S. 59, 145, 219, 226, 241, 298.

45 Auskunft von Christos Stambolis, der sich an Besuche bei Max Marcus erinnerte. Die Totenmaske Benns habe ihm dessen Witwe Ilse geschenkt. Siehe Kapitel 11: Deutschland: Ein Lebensthema.

Wer Marcus' Mitarbeiter*innen in Palästina waren und wie persönlich die Zusammenarbeit war, lässt sich nur andeutungsweise feststellen. Eine enge langjährige Mitarbeiterin war auf jeden Fall die 1902 in Tilsit geborene Else Wallbach, die vor ihrer Flucht aus Deutschland als Krankenschwester im Städtischen Krankenhaus Am Urban in Berlin gearbeitet hatte.[46] Zudem war Elisheva (Elsbeth) Lernau ab 1952 für viele Jahre seine Privatsekretärin. Über beide, Else Wallbach wie Elsbeth Lernau, ist nur wenig bekannt.[47] Zweifellos wäre es lohnend, sich intensiver mit Lebensentwürfen und Lebenswegen weiterer qualifizierter deutscher Jüdinnen in medizinischen Berufen zu befassen, die – wie Marcus und andere – nach Palästina flohen, beispielsweise die in Neuss geborene Ärztin Lore Stein, geborene Gomperts, die mit Marcus aus der Moabiter Zeit bekannt war und mit ihrem Mann, Kurt Stein, ebenfalls nach 1933 in Palästina ein neues Leben aufbaute.[48] Es war leider nicht zu ermitteln, ob sie neben ihren Aufgaben als Mutter von zwei Kindern ein Tätigkeitsfeld fand, das ihren beruflichen Kompetenzen gerecht wurde. Mehrheitlich weniger gut dokumentierte Beispiele weiterer Ärztinnen, die aus Deutschland nach Palästina flohen, lassen erkennen, dass manche von ihnen keine Anstellung fanden und sich entsprechend ihrer fachlichen Qualitäten ehrenamtlich engagierten; einige betrieben gemeinsam mit ihren Lebenspartnern eine Praxis oder arbeiteten in einem Krankenhaus. Einige wenige gründeten eine eigene Praxis, beispielsweise als Allgemein- oder als Kinderärztin.[49] Die aus Karlsruhe stammende Gynäkologin Rahel Straus, die in München

46 Aussagekräftige Papiere Else Wallbachs befinden sich im Holocaust Museum LA: RG-75.03.30, Health Card issued to Else Wallbach by Jewish Agency for Palestine. June 21, 1933. RG-75.03.31, Palestine Immigrant Certificate issued to Else Wallbach in Berlin. June, 1933. RG-75.03.33, British Palestinian Passport issued to Else Wallbach, Palestine. September 13, 1945.

47 Siehe Kapitel 8: Zypern: Berufliche und persönliche Kontakte; sowie Kapitel 10: Zypern: »A second homeland«?

48 Klimpel: *Chirurginnen*, S. 119; siehe auch Kapitel 5: Leben und arbeiten in Berlin.

49 In dem Online-Projekt *Deutsch-jüdische Ärzte in Erez Israel* wurden mehr als 70 Medizinerinnen und Mediziner erfasst, die am Aufbau des Gesundheitswesens in Palästina/Israel mitgewirkt hatten, darunter neben Rahel Straus und Gerda Zondek: Margarete Miriam Brandt (1892–1977), Anna Heilbronner, geborene Rothschild (1894–1974), Else Jacobi, geborene Cohn (1894–1973), Selma Jonas, geborene Lewin (1900–1974), Lotte Prager, geborene Badt (1891–1957), Ida Schönberger (1882–1979), Anna Schützer (1886–1952) und Eugenie Steckelbacher, geborene Wallersteiner (1890–1972). Siehe auch Kapitel 6: Ausgrenzung und existenzielle Bedrohung.

viele Jahre in eigener Praxis gearbeitet und sich im Jüdischen Frauenbund sowie der Women's International Zionist Organization betätigt hatte, setzte in Palästina/Israel ihr vielfältiges Engagement fort. Angemerkt sei an dieser Stelle, dass zwar eine Sonderschule in Jerusalem in Würdigung ihres Einsatzes für behinderte Kinder ihren Namen trägt: »Beit Rahel Straus«, dass sie jedoch ebenso wenig wie andere verdienstvolle Frauen in der »Encyclopedia of the founders and builders of Israel« berücksichtigt wurde.[50]

Eine derjenigen Ärztinnen, die in Palästina nicht sogleich in ihrem Beruf tätig werden konnten, war Gerda Wolfsohn, die 1935 aus Berlin über Frankreich nach Palästina geflohen war. Weil sie zunächst keine Anstellung fand, absolvierte sie einen Hebammenkurs am Hadassah-Krankenhaus, bevor sie als Internistin am Bikkur-Cholim-Krankenhaus tätig wurde. Gerda Wolfsohn und Hermann Zondek heirateten 1949. Dass sie ein Forscherpaar waren, das sich insbesondere endokrinologischen Studien widmete, ist bis heute weit weniger geläufig als der Beitrag Hermann Zondeks am Aufbau des Gesundheitswesens in Israel.[51]

Marcus' Sekretärin,[52] die im rheinlandpfälzischen Zweibrücken[53] aufgewachsene Elsbeth Lernau, hatte nach ihrem Abitur im Jahre 1933 Medizin

50 Zu Rahel Straus: Rahel Straus (née Goitein). *Jüdische Ärzte aus Deutschland und ihr Anteil am Aufbau des israelischen Gesundheitswesens.* http://aerzte.erez-israel.de/straus (8.4.2021); Straus: *Wir lebten in Deutschland.*

51 Zu Gerda Wolfsohn: Gerda Wolfsohn-Zondek (née Wolfsohn). *Jüdische Ärzte aus Deutschland und ihr Anteil am Aufbau des israelischen Gesundheitswesens.* http://aerzte.erez-israel.de/wolfsohn-zondek (6.4.2021).

52 Hoba, Katharina: *Generation im Übergang*, bes. S. 406f. Erste Erwähnungen findet Lernau – ohne Namensnennung – in Briefen Marcus' an Basil vom 22.12.1953 und 21.2.1954. Marcus hatte um einen »fuel stove« gebeten, der nicht für ihn selbst bestimmt gewesen sei, sondern »for my secretary who wanted such a stove very much; it's ›twin‹ which I brought from Cyprus 2 years ago, is always standing at her side when she is working with me, and she liked it so much that she asked me for this favour«.

53 In ihrer Heimatstadt hatte Lernau den Boykott der Anwaltskanzlei ihres Vaters Berthold Kahn (1874–1942) in Zweibrücken im April 1933 mit angesehen und auch fotografiert. Vgl. Kreutzmüller, Christoph: Bilder der Bedrohung. Von Juden aufgenommene Fotos der Verfolgung. In: *Medaon. Magazin für jüdisches Leben in Forschung und Bildung, 12* (2018), S. 1–6; ders.: Vernichtung der jüdischen Gewerbetätigkeit im Nationalsozialismus. Abläufe, Blickwinkel und Begrifflichkeiten. *Docupedia-Zeitgeschichte.* https://docupedia.de/zg/Kreutzmueller_vernichtung_der_juedischen_Gewerbetaetigkeit_v2_de_2020 (28.2.2021); Reichrath, Hans L.: Berthold Kahn (1874–1842). Justizrat – deutscher und Jude: einer von vielen. In: *Jüdische Lebensgeschichten aus der Pfalz.* Speyer 1995, S. 149–160.

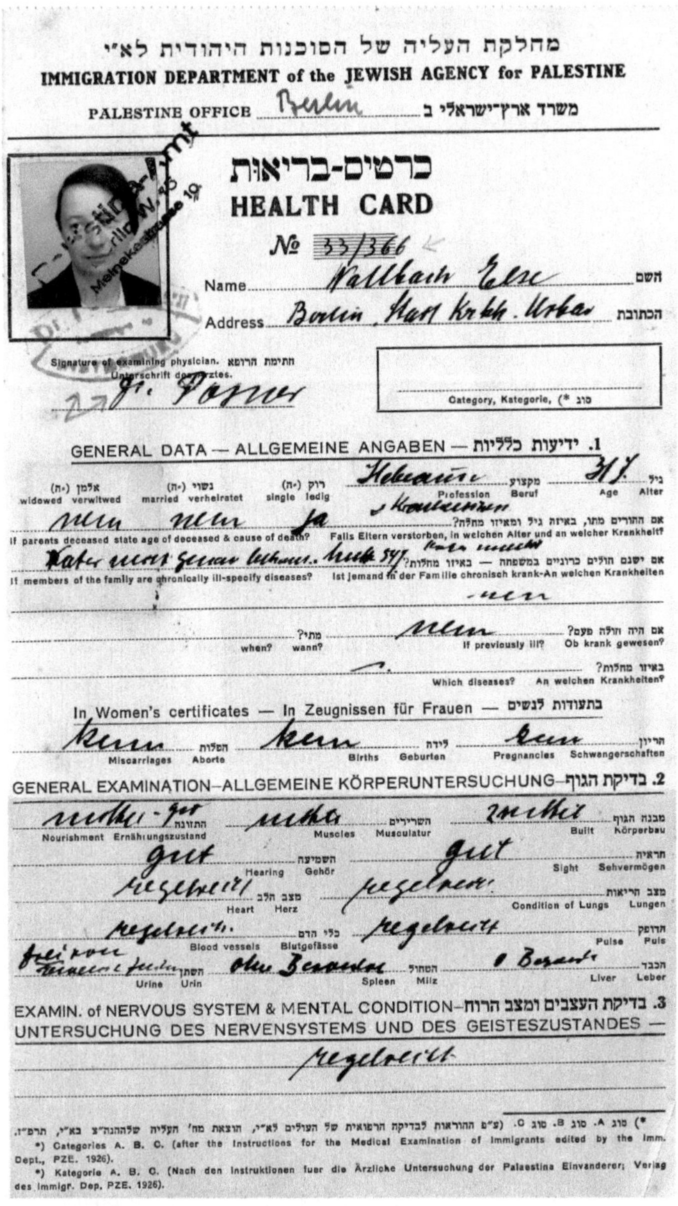

מחלקת העליה של הסוכנות היהודית לא״י

IMMIGRATION DEPARTMENT of the JEWISH AGENCY for PALESTINE

PALESTINE OFFICE Berlin משרד ארץ־ישראלי ב

כרטיס־בריאות

HEALTH CARD

№ 33/366

Name Wallbach Else השם

Address Berlin Stadt Krkh. Urban הכתובת

Signature of examining physician. חתימת הרופא
Unterschrift des Arztes.

Dr. Posner

Category, Kategorie, (* סוג

GENERAL DATA — ALLGEMEINE ANGABEN — ידיעות כלליות .1

widowed verwitwed (ה׳) אלמן — married verheiratet (ה׳) נשוי — single ledig (ה׳) רוק — Profession Beruf מקצוע — Age Alter גיל

If parents deceased state age of deceased & cause of death? Falls Eltern verstorben, in welchen Alter und an welcher Krankheit? אם ההורים מתו, באיזה גיל ומאיזו מחלה?

If members of the family are chronically ill-specify diseases? Ist jemand in der Familie chronisch krank-An welchen Krankheiten? אם ישנם חולים כרוניים במשפחה — באיזו מחלות?

when? wann? מתי? — If previously ill? Ob krank gewesen? אם היה חולה פעם?

Which diseases? An welchen Krankheiten? באיזו מחלות?

In Women's certificates — In Zeugnissen für Frauen — בתעודות לנשים

Miscarriages Aborte הפלות — Births Geburten לידה — Pregnancies Schwangerschaften הריון

GENERAL EXAMINATION–ALLGEMEINE KÖRPERUNTERSUCHUNG–בדיקת הגוף .2

Nourishment Ernährungszustand התזונה — Muscles Musculatur השרירים — Built Körperbau מבנה הגוף

Hearing Gehör השמיעה — Sight Sehvermögen הראיה

Heart Herz מצב הלב — Condition of Lungs Lungen מצב הריאות

Blood vessels Blutgefässe כלי הדם — Pulse Puls הדופק

Urine Urin השתן — Spleen Milz הטחול — Liver Leber הכבד

EXAMIN. of NERVOUS SYSTEM & MENTAL CONDITION–בדיקת העצבים ומצב הרוח .3
UNTERSUCHUNG DES NERVENSYSTEMS UND DES GEISTESZUSTANDES —

*) Categories A. B. C. (after the Instructions for the Medical Examination of Immigrants edited by the Imm. Dept., PZE. 1926).
*) Kategorie A. B. C. (Nach den Instruktionen fuer die Ärzliche Untersuchung der Palaestina Einwanderer; Verlag des Immigr. Dep. PZE. 1926).

Abb. 24: Gesundheitskarte, ausgestellt für Else Wallbach von der Jewish Agency im Juni 1933

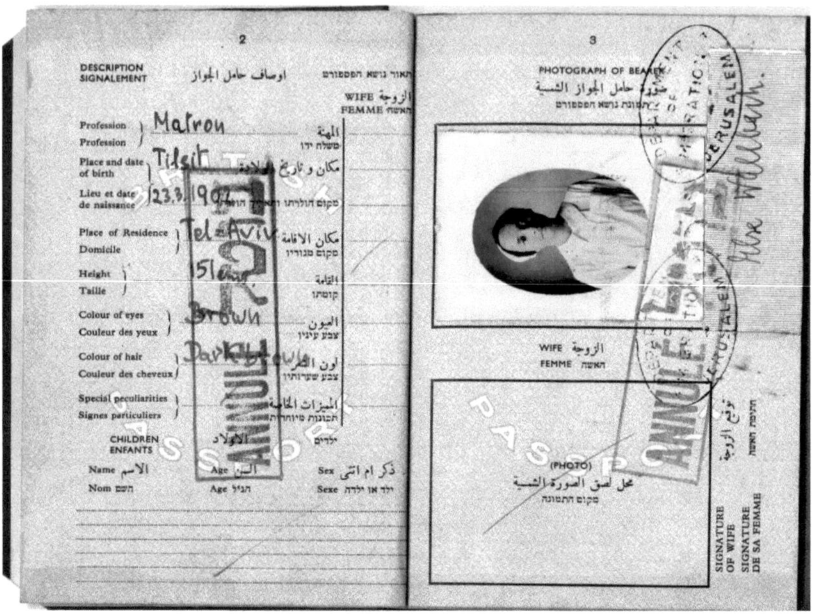

Abb. 25: British Palestinian Passport von Else Wallbach vom September 1945

studieren wollen; sie ging zunächst nach Genf, weil das Studium für sie in Deutschland nicht mehr möglich war, nahm dann in Hamburg[54] mit anderen jungen Jüdinnen und Juden ein Vorbereitungsangebot auf die Alija, die Einwanderung nach Palästina/Israel, wahr und absolvierte schließlich eine Ausbildung zur Physiotherapeutin in Berlin. 1937 kam sie in Palästina an. Sie war verheiratet, trug als Mutter die Verantwortung für ihren 1938 geborenen Sohn, wurde Übersetzerin medizinischer Fachliteratur und widmete sich in den 1950er Jahren dem Studium der Psychologie.[55] Der Alltag qualifizierter Frauen wie Lernau, Stein oder Wallbach mag sich von dem ihrer männlichen Kollegen, Freunde und Weggefährten in mancherlei Hinsicht

54 Das jüdische Hamburg. Ein historisches Nachschlagewerk, darin allgemein zur Hachschara in Hamburg: https://www.dasjuedischehamburg.de/inhalt/hachschara (29.12.2020).

55 Hoba: Generation im Übergang, bes. S. 406f. sowie S. 143: Heimat in Israel habe für sie, so Lernau, vor allem bedeutet, hilfsbereit zu sein und sich verantwortlich zu fühlen – für die Einhaltung von Regeln des Miteinanders und für sowohl nahestehende als auch unbekannte, fremde Menschen.

unterschieden haben; in welcher Weise, darüber geben einige Antworten Lernaus in einem Befragungsprojekt Auskunft. Sie arbeitete als Kindermädchen und Köchin. Im Interview sagte sie: »[I]ch konnte kochen, was ich zu Hause so gesehen hatte, aber einen Kochkurs hatte ich nie absolviert. [...] [I]ch hab bis nachts um drei damals Kochbücher gewälzt.«[56] Die ihr vertraute deutsche Küche versuchte sie mit der neuen in Palästina/Israel in Einklang zu bringen. So stellte sie fest, dass sich der Eierlikör, den sie aus Deutschland kannte, gut vermarkten ließ,[57] freundete sich aber auch schnell mit preisgünstigen einfachen Gerichten wie Falafel an. Gleichwohl habe sie weiter »europäisch« gekocht.[58]

Marcus hat sich in Briefen an seinen zypriotischen Freund Basil[59] am Rande zu seinen Essvorlieben geäußert. Er bat darum, ihm Frankfurter und Wiener Würstchen (»Frankfurter or Viennese sausages«)[60] und manch andere Lebensmittel zu schicken, die wohl mehr mitteleuropäischen als mittelöstlichen Geschmacksvorstellungen entsprachen, darunter auch »unsweetened evaporated milk, ginger pieces and ginger nuts, furthermore Nescafé and real English jams«.[61] Und Käthe Casper, Ehefrau des Pathologen Julian Casper, Marcus' Moabiter Kollegen,[62] teilte nach einem Zypernaufenthalt 1947 mit, auf dem Rückflug habe es keinerlei Schwierigkeiten beim Zoll gegeben, »even in the customs with our ›Schinken‹«.[63] Dieser kleine Exkurs mag in einem »Flucht und neuer beruflicher Anfang« beti-

56 Hoba, *Generation im Übergang*, S. 226.

57 Ebd., S. 189.

58 Ebd., S. 194: »Hab ich mich wunderbar an das Essen gewöhnt. An das Falafel und das, wie nennt sich das? Humus, Tehin? Dieses mit der Pitta nehmen und dann alles zusammenkratzen. Dann, wie die ersten Iraker gekommen sind, die Juden aus dem Irak, das ist auch schon 50 Jahre her. Die haben mitgebracht das mit den vielen verschiedenen Sorten Fleisch. Wir nennen das Schicklik hier. [...] Das esse ich schrecklich gerne.« Daran, dass sie ihren elektrischen Kühlschrank vor ihren Nachbarn geheim zu halten versucht habe, erinnerte sie sich mit den Worten, für diesen Luxus habe sie sich geschämt (ebd., S. 191f.).

59 Siehe Kapitel 1: Max Marcus: Ein Briefwechsel, eine Spurensuche und ein Projekt; Kapitel 8: Zypern: Berufliche und persönliche Kontakte; Kapitel 10: Zypern: »A second homeland«?

60 Brief an Basil vom 15.3.1953.

61 Ebd.

62 Julian Casper. *Jüdische Ärzte aus Deutschland und ihr Anteil am Aufbau des israelischen Gesundheitswesens*. http://aerzte.erez-israel.de/casper (1.3.2021).

63 Brief an Basil vom 14.10.1947.

telten Kapitel überraschen, gibt jedoch einen weiteren kleinen Einblick in die unterschiedlichen Welten, zwischen denen viele »Jeckes« jonglierten und sich einrichteten, der vertrauten mitteleuropäischen und der neuen, in der sie sich zu beheimaten versuchten.

8 Zypern: Berufliche und persönliche Kontakte

Besondere Probleme bereitete Ärzten in Palästina, wie bereits angedeutet, dass sie Höchstleistungen gegen geringe Bezahlung unter oft schwierigsten Bedingungen zu erbringen hatten. Sie behandelten deshalb Patient*innen aus Israel und den umliegenden Ländern, nicht zuletzt aus Zypern in ihren Privatpraxen.[1] Zypern war von Palästina aus nicht nur auf kurzem See- und Luftweg zu erreichen, sondern die Insel – seit 1878 unter britischer Verwaltung – hatte nach dem Ersten Weltkrieg eine im östlichen Mittelmeer für das britische Empire bedeutsame machtpolitisch strategische Bedeutung erlangt.[2] Britischer Einfluss war in Palästina/Israel lebenden Bürger*innen vertraut. Zudem hatte Zypern, wo seit der römischen Antike jüdisches Leben nachweisbar war, in zionistischen Plänen um die Wende vom 19. zum 20. Jahrhundert wegen der Nähe zu Palästina eine Rolle gespielt. Es hatte zionistische Überlegungen gegeben, dort Boden zu erwerben und jüdische Siedler*innen anzuwerben. Allerdings scheiterten die mehrfachen Versuche, diesbezügliche Pläne umzusetzen.[3]

Der Kontakt zwischen Max Marcus und Basil Stambolis aus Nicosia kam zustande, als Letzterer, der sich 1943 geschäftlich in Palästina aufhielt, Marcus wegen eines gesundheitlichen Problems aufsuchte. Marcus operierte Basil am 29. Dezember 1943. Ende Juni/Anfang Juli 1944 reiste Basil zur Nachuntersuchung erneut nach Palästina.

Der erste Brief von Max Marcus an Basil – ein Dank für angenehme Tage auf der Insel im September 1944 – ist auf den 12. Oktober 1944 da-

1 Siehe Kapitel 7: Flucht nach Palästina, neuer beruflicher Anfang: Assuta und Hadassah.

2 Vgl. Hill, Sir George Francis: *A History of Cyprus, Bd. 4: The Ottoman Province, the British Colony 1571–1948*. Cambridge (1952) 2010.

3 Vgl. Richter, Heinz A.: *Geschichte der Insel Zypern, Bd. 1: 1878–1949*. Mannheim, Möhnesee 2004, S. 78–82.

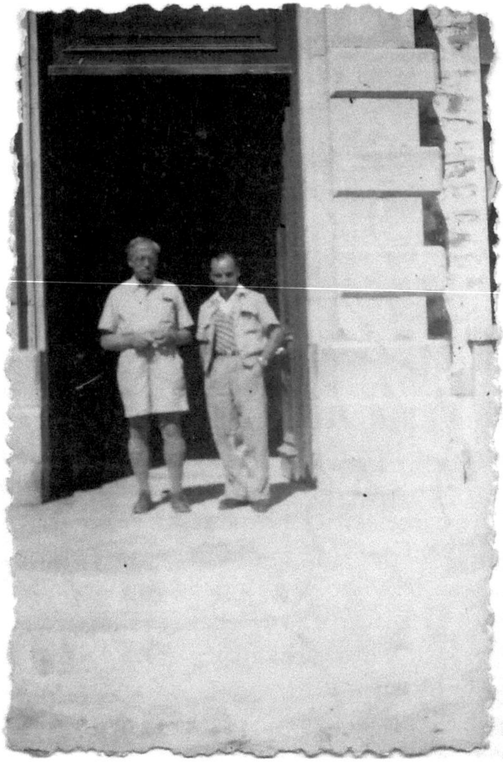

Abb. 26: Marcus und Basil in Palästina, 1944

tiert. Daraus geht hervor, dass Marcus, der im Berengaria, einem im Troodosgebirge am Rande des Dorfes Prodromos gelegenen Hotel in großartiger Lage, untergebracht war, von dort aus Ausflüge unternommen hatte, unter anderem in die Hafenstadt Famagusta, wo er auch Patient*innen untersucht hatte. Am 30. Januar 1945 heißt es in einem Brief von Basil an Marcus wörtlich:

»I have today sent you a telegram asking if you are definitely coming over to Cyprus in February; well, I was obliged to do so, because (I do not know how, as I did not say anything to anybody about your coming, but your coming is already known all over the island) some of the patients you have examined when you last were in Cyprus, were intending to proceed to Palestine to be operated by you […].«[4]

Dies war der Anfang zahlreicher weiterer Besuche auf der Mittelmeerinsel, meist in den klimatisch angenehmen Frühlings- und Herbstmonaten. Die Aufenthalte dienten der Erholung und waren zugleich ärztlicher Tätigkeit gewidmet. Es folgten im brieflichen Austausch viele sachlich-organisatorische Details zu Marcus' Aufenthalten auf Zypern, zu seiner Anreise und Unterbringung. Auf dem Briefbogen von Basil findet sich in den ersten Jahren, bis 1952, als Adresse zumeist das Hotel Atlanta in Nicosia, in dem er für einige

4 Brief vom 30.1.1945.

Jahre Geschäftsführer war, oder seine Privatadresse, die wenige Häuser davon entfernt im Zentrum der Altstadt lag. Die Korrespondenzsprache der beiden war durchgehend Englisch, hin und wieder finden sich deutsche Zeilen oder Wendungen. Im September 1945, nachdem Marcus Zypern ein zweites Mal besucht hatte, verfasste er ein Dankesschreiben an Basil auf Deutsch:

> »Ich bin nun schon über 8 Tage zurueck in Palaestina und fand so viel Arbeit vor, dass ich leider noch keine Zeit hatte Ihnen zu schreiben. Ich moechte Ihnen nochmals ganz besonders herzlich danken fuer Ihre sehr grosse Aufmerksamkeit mit der Sie mich empfangen und waehrend der ganzen Zeit meines Aufenthales um mich gekümmert haben. Sie haben mir dadurch sehr Vieles ausserordentlich erleichtert, was sonst immer an Unannehmlichkeiten mit einer Reise ins Ausland verbunden ist. Ich hoffe nur, dass ich mich in irgend einer Form Ihnen gegenüber einmal revanchieren kann.«[5]

Er wolle bald wiederkommen, gerne auch im Winter, wenn in den Bergen auf der Insel gewöhnlich Schnee lag.

Etwa drei Wochen später antwortete Basil ebenfalls auf Deutsch, wohl um seine tiefe Dankbarkeit auszudrücken:

> »Mein lieber Herr Doktor [...]. Ich muss Ihnen nochmals mitteilen dass das was ich getan und tun werde kann nicht in Betracht gezogen werden für das was Sie getan haben für mich [...]. Sie waren mehr als ein Bekannter, Freund sogar mehr als Verwanter [sic!] und darum ich fühle allen Grund Sie zu respektieren als mein Vater [...]. Es ist wirklich nicht so leicht für mich meine Dankbarkeit zum Ausdruck zu bringen für Ihr Foto welches ich mir schon lange wünschte.«[6]

Das Foto, das Basil ansprach, war ein offizielles, eine Studioaufnahme, sie zeigte Marcus seitlich im Profil, war mit seinem Schriftzug versehen und stammte aus der Zeit um 1930 in Berlin.[7] In Basils – einseitigem – Brief ging es zugleich um eine Patientin, die nach Palästina kommen werde, sie sei »eine sehr arme Frau« und Marcus' Hilfe verpflichte ihn, Basil, zu neuerlichem Dank.

5 Brief vom 25.9.1945.

6 Brief vom 16.10.1945.

7 Vgl. in diesem Buch Abb. 1.

Auch die Frage der Palästina-Flüchtlinge kam in der Korrespondenz zur Sprache. Für die Passagiere der »Geisterschiffe«, die im östlichen Mittelmeer unterwegs waren und nach Palästina zu gelangen versuchten, war Zypern, wie dramatische Entwicklungen deutlich werden ließen, kein Hoffnungsanker.[8] Die Briten hatten die Zahl der Einwanderer aus Palästina kontingentiert und verweigerten manchem Flüchtlingsschiff deshalb, in Haifa oder Jaffa zu ankern. Den Hafen von Famagusta anzusteuern, erwies sich damals als naheliegend und auch lebensrettend, eröffnete jedoch lediglich die Aussicht auf weitere leidvolle Monate des Wartens. In einem Brief vom 15. August 1946 nahm Basil Bezug auf diese Ereignisse. Er schrieb: »Last night, there has already arrived in Famagusta the first group of refugees from Palestine, which under incidential curcumstances, has landed and directed to a camp.«[9] Es handelte sich um Internierungslager, die auf britisches Betreiben für mehr als 50.000 jüdische Displaced Persons (DPs) eingerichtet wurden. Sie existierten in den Jahren von 1946 bis 1949 und bekamen große mediale Aufmerksamkeit.[10] Die auflagenstarke britische Illustrierte *Picture Post* beispielsweise informierte 1946 ausführlich über die menschenunwürdigen Lebensumstände der Internierten.[11] Ein Sturm der Entrüstung erhob sich 1948, als jüdische DPs nach einer Odyssee auf dem Weg nach Palästina/Israel auf überfüllten, seeuntüchtigen Schiffen vor der Küste von Haifa von der britischen Mandatsmacht aufgehalten und auf Zypern hinter Stacheldraht in besagten Lagern festgehalten wurden.[12] Basil und Marcus wussten von diesen Lagern, Ersterer hat wohl auch eines fotografiert. Im September 1946 kam Marcus auf die gestrandeten jüdischen Flüchtlinge auf Zypern zu sprechen,[13] im Mai und Juni 1947 teilte er mit, ein Kollege von ihm werde im Auftrag der Jewish Agency die »Cyprus Camps« aufsuchen, kündigte an, er werde Kontakt mit Basil aufnehmen.[14]

Es war zwar nicht in Erfahrung zu bringen, wie der Kollege von Marcus hieß, der die Lager aufsuchen wollte, es lässt sich jedoch immerhin einiges

8 Siehe Kapitel 1: Max Marcus: Ein Briefwechsel, eine Spurensuche und ein Projekt.

9 Brief vom 15.8.1946.

10 Vgl. Laub, Morris: *Last Barrier to Freedom. Internment of Jewish Holocaust Survivors on Cyprus 1946–1949.* Berkeley 1985.

11 *Picture Post 33*, 10 (1946), S. 7–9 und 29f.: How The Jews Came to Cyprus.

12 Vgl. Königseder, Angelika, Juliane Wetzel: *Lebensmut im Wartesaal. Die jüdischen DPs (Displaced Persons) im Nachkriegsdeutschland.* Frankfurt a. M. 1994, bes. S. 54, 208–211.

13 Brief vom 15.8.1946.

14 Briefe vom 15.8.1946, vom 25.5.1947 und vom 6.6.1947.

über den in Polen geborenen, in der Schweiz ausgebildeten und 1935 in die USA ausgewanderten Psychiater Paul Friedman sagen, der zusammen mit Experten aus den USA und aus Israel diese Lager besuchte. Eine seiner Leitfragen lautete: »Was war mit diesen Überlebenden der Konzentrationslager geschehen, nachdem sie die jüngste Enttäuschung erlebt hatten – nämlich die Internierung auf Zypern gerade in dem Augenblick, in dem ihre langersehnte Zuflucht, Palästina, zum Greifen nahe war?« Er betonte, »im Unterschied zu den DP-Lagern in Europa, in denen es möglich war, sich frei zu bewegen«, erinnerten diejenigen auf der Mittelmeerinsel an die »deutschen Konzentrationslager«.[15] Der prominenteste Besucher der Lager auf Zypern dürfte der Maler und Bildhauer Naftali Bezem gewesen sein, der 1947 in den Camps Unterricht in Linoldruck und Buchbindetechniken anbot. Die Linolschnitte, die hier entstanden, sind Zeugnisse des Lageralltags, sie dokumentieren zudem Hoffnungen und Ängste der Internierten. Bezem hat die Drucke in einem Album zusammengestellt. Er erinnerte sich daran, wegen der Hitze morgens um sechs Uhr begonnen und mit seinen Kursteilnehmer*innen Jiddisch gesprochen zu haben; es sei ein besonderes Experiment, ein pädagogischer Erfolg und für ihn selbst bereichernd gewesen, schrieb er später.[16] Die Schatten der Shoah waren auf Zypern somit nicht zu übersehen.

Viel Raum nahmen in den Briefen zwischen Marcus und Basil Angaben zu Menschen in Not ein, die medizinischen Rat suchten, und Patient*innen, die behandelt werden sollten. Marcus schickte Diagnosen, Behandlungsvorschläge und Berichte zu Ergebnissen von Operationen in Israel und deren Nachsorge. Auf zypriotischer Seite war besonders der Internist Themistokles Dervis in die Beratungen eingebunden. Er war einer der zypriotischen Ärzte, die in Europa studiert hatten und ihr Wissen über medizinische Innovationen mit zurück auf die Insel gebracht hatten. Ihnen war bewusst, dass sich die ländlichen Strukturen Zyperns und auch das Gesundheitssystem nur langsam verändern ließen. Manche hatten zudem

15 Friedman, Paul: Some Aspects of Concentration Camp Psychology. In: *American Journal of Psychiatry 105* (1949), S. 601–605 (deutsch übersetzt von Vorspohl, E.: Aspekte einer Konzentrationslager-Psychologie. In: *Psyche 44*, 1 [1990]. S. 164–172, hier S. 165).

16 Bezem zit. bei Laub: *Last Barrier to Freedom*, S. 123. In dem Buch befinden sich einige der Linolschnitte, die in den Kursen entstanden; vgl. auch: Cultivating Artists on Cyprus: The Rutenberg Seminar. Discover original prints by Cyprus internees taught by renowned Israeli artist Naftali Bezem. *JDC Archives*. https://archives.jdc.org/cultivating-artists-on-cyprus-the-rutenberg-seminar (12.3.2021).

politischen Einfluss und begrüßten Kontakte zu Vertretern eines im westlichen Sinne fortschrittlichen Gesundheitswesens in Palästina/Israel. Dervis hatte in Paris, Berlin und Zürich studiert, war langjähriger Bürgermeister von Nicosia (in den Jahren von 1929 bis 1946 sowie von 1949 bis1959) und praktizierte auch während seiner politisch engagierten Jahre weiter als Arzt.[17]

Die Reiseaktivitäten zwischen Palästina und Zypern gestalteten sich trotz der komplizierten politischen Verhältnisse ausgesprochen rege: Bereits 1944 kamen nicht nur Marcus, sondern auch Else Wallbach und Isaak Rashkes, ein Kollege, den Marcus aus Berlin kannte; beide waren mehr als einmal auf Zypern. Käthe Casper, deren Mann Julian Marcus aus Moabit kannte,[18] verbrachte mit Marcus und Else Wallbach im Oktober 1947 drei Wochen im Troodosgebirge.[19] Basil wiederum hielt sich (im Mai 1946) mit seiner Frau Irini in Palästina auf, wo sie Marcus kurz trafen; er begleitete Patient*innen nach Tel Aviv. Auch der Internist Dervis traf sich dort mit Kollegen.

Die Ausreise von Palästina nach Zypern war oft weniger leicht zu bewerkstelligen als die Einreise nach Palästina. Diese Erfahrung hatte Marcus bereits 1945 gemacht, als eine gebuchte Schiffspassage von Haifa aus storniert worden war und sich alternativ ein Flug von Lydda (hebräisch: Lod) aus über Beirut nach Larnaca anbot. Lydda war eine Stadt etwa 20 Kilometer von Tel Aviv entfernt, aus der die mehrheitlich arabische Bevölkerung im Zuge der Auseinandersetzungen um die israelische Staatsgründung 1948 vertrieben wurde. Ausreiseschwierigkeiten für Marcus nach Zypern gab es sowohl in der britischen Mandatszeit als auch nach 1948. Bedauernd mussten manche Treffen abgesagt werden. Laufend berichtete Marcus in seinen Briefen, meistens kurz, er könne das Land nicht verlassen, weil es

17 Dervis war seit den 1920er Jahren eine führende politische Persönlichkeit auf Zypern, Mitgründer und Generalsekretär der »Cyprus National Party« (KEK = Kypriakon Ethnicon Komma), eines politischen Sammelbeckens national(istisch), antikommunistisch und christlich denkender Zyprioten. Er war nicht zuletzt an der Vorbereitung der Verträge von Zürich und London (1959) beteiligt, in denen die Grundlagen für die staatliche Selbstständigkeit Zyperns gelegt wurden. Vgl. Richter, Heinz A.: *Geschichte der Insel Zypern, Bd. 2: 1950–1959.* Mannheim, Möhnesee 2006, bes. S. 304–308, 615, 620f, 625, 631f., 636–638.

18 Julian Casper. *Jüdische Ärzte aus Deutschland und ihr Anteil am Aufbau des israelischen Gesundheitswesens.* http://aerzte.erez-israel.de/casper (18.11.2020).

19 Brief von Käthe Casper und Schwester Else vom 14.10.1947 an Basil.

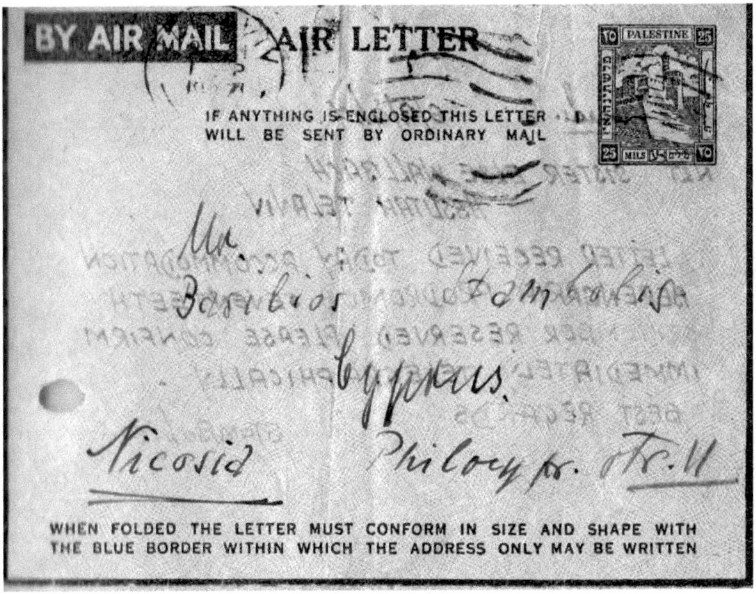

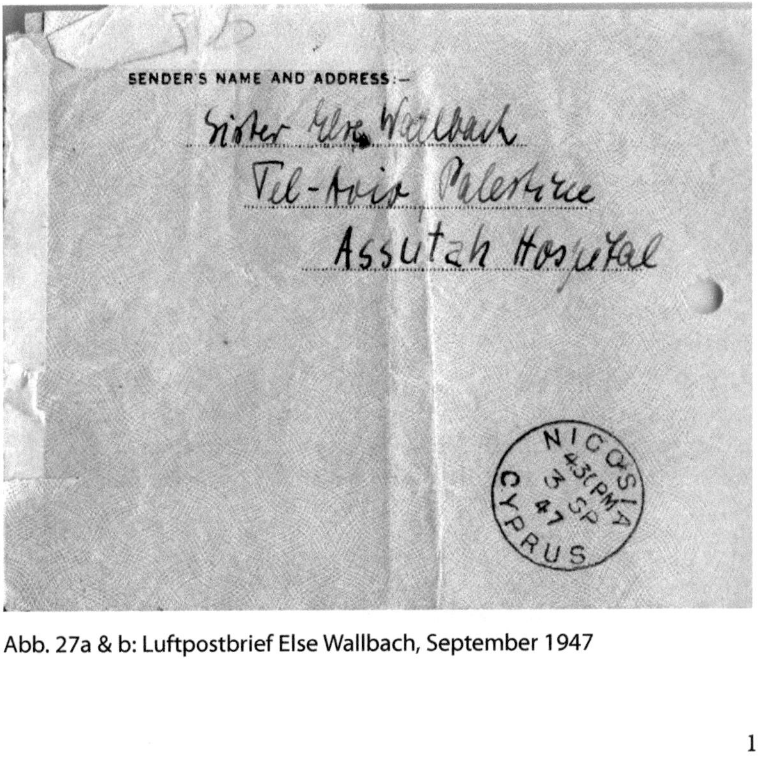

Abb. 27a & b: Luftpostbrief Else Wallbach, September 1947

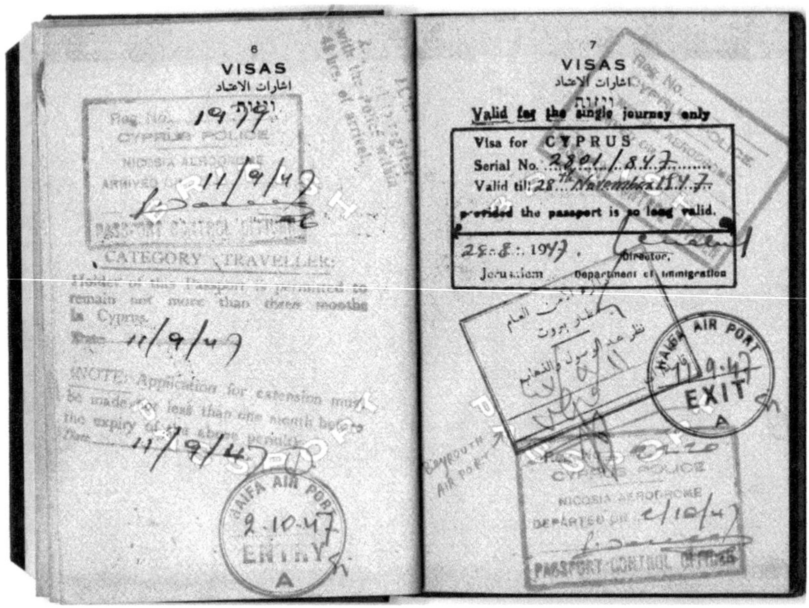

Abb. 28: British Palestinian Passport von Else Wallbach, September 1945

sich im Belagerungszustand befinde,[20] oder er teilte mit, es bestehe wenig Hoffnung, dass Engländer, Juden und Araber sich einigen könnten.[21] 1948 schrieb er mehrfach, er bitte um Frieden, hoffentlich, so Gott wolle – »Inschallah« –, sei der Krieg bald endlich vorbei. Er sei noch am Leben, komme erst wieder »after war«.[22] Die Unsicherheit blieb allerdings auch in der zweiten Jahreshälfte 1948: Wie es nun mit einem Visum bestellt sei, fragte er sich, und an seinen Freund richtete er die Frage, ob der Krieg tatsächlich vorbei sei und ob ein neuer bevorstehe?[23] Er könne nicht mehr wie bislang zweimal im Jahr nach Zypern kommen, vermisse die Berge, das Berengaria, das Zederntal und das Kykko-Kloster sowie viele freundliche Begegnungen. Er ließ immer wieder Grüße an Bekannte ausrichten, unter anderem an den Bürgermeister von Bellapais, an dessen Namen er sich

20 Brief vom 19.3.1947.

21 Brief vom 5.3.1948.

22 Briefe vom 29.3., 16.4. und 17.6.1948.

23 Brief vom 27.8.1948.

nicht erinnere.[24] Erst im Mai 1949 gelang ihm wieder eine Zypernreise, die Ausreisefrage blieb jedoch bestehen, da es noch kein offizielles Visaabkommen zwischen der damaligen Kronkolonie Zypern und Israel gab.[25]

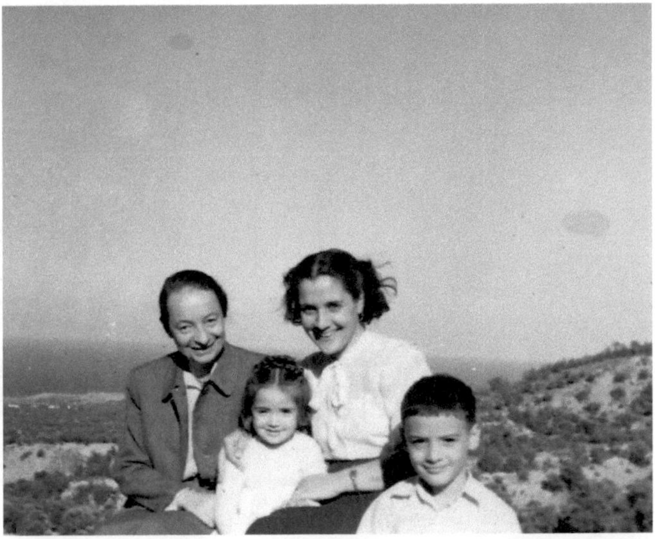

Abb. 29: Else Wallbach und Irini Stambolis mit ihren Kindern Tina und Chris im Oktober 1952 bei einem Ausflug auf dem Weg nach Kyrenia-Zypern

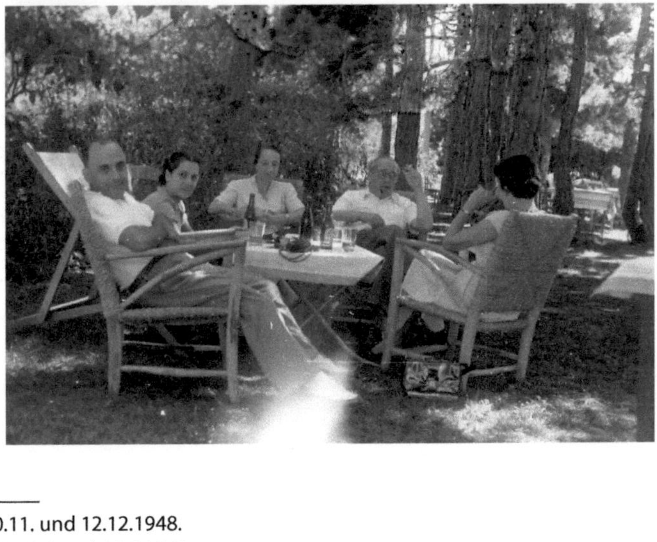

Abb. 30: Max Marcus mit Freunden am Hotel Berengaria in Prodromos auf Zypern, undatiert, von links Basil und Irini Stambolis, Else Wallbach, Max Marcus

24 Briefe vom 10.11. und 12.12.1948.

25 Briefe vom 7.4, 12.6 und 14.6.1949.

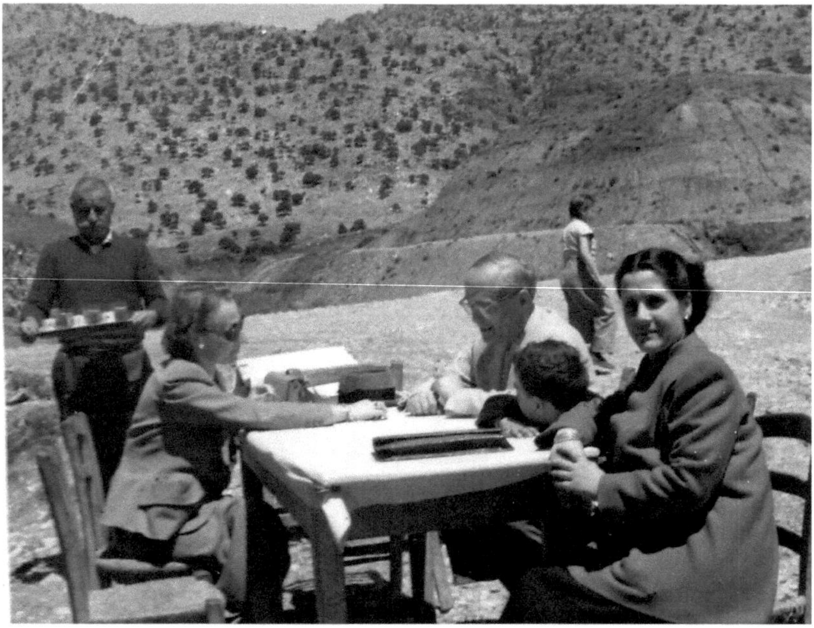

Abb. 31: Im April 1952 auf Zypern, Nanni Israel, geborene Marcus, Max Marcus, Irini Stambolis mit ihrem Sohn Chris

Dringende Operationen führten wiederholt zu Verschiebung einer geplanten Reise nach Zypern, die Elisheva Lernau deshalb in der Regel recht kurzfristig ankündigte. Als physisch und psychisch belastend erwies sich in Marcus' beruflichem Alltag in Israel in den 1950er Jahren nicht zuletzt, dass der Arbeitsdruck massiv und die Zahl der auf eine Operation wartenden Hilfsbedürftigen ausgesprochen groß waren. Zudem war er nicht nur in Tel Aviv tätig, sondern fuhr zu Konsultationen nach Jerusalem und Haifa.[26] Er reiste überdies in die USA an das Lehrkrankenhaus der John Hopkins Universität in Baltimore, um neue chirurgische Methoden kennenzulernen.[27] Im Jahre 1952 – Marcus war damals 60 Jahre alt – erwähnte er nebenbei: »Today for instance I have spent 7 hours in the operating theater.«[28]

26 Brief vom 8.2.1951.

27 Brief vom 18.2.1951.

28 Brief vom 21.5.1952.

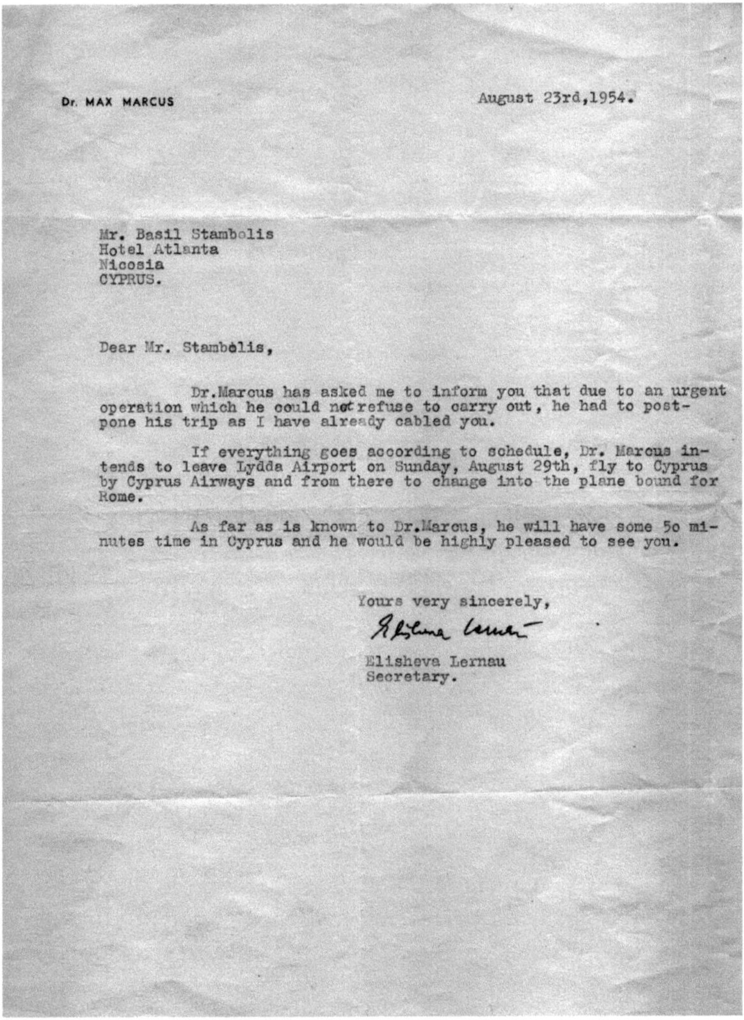

Dr. MAX MARCUS

August 23rd,1954.

Mr. Basil Stambolis
Hotel Atlanta
Nicosia
CYPRUS.

Dear Mr. Stambolis,

Dr.Marcus has asked me to inform you that due to an urgent operation which he could not refuse to carry out, he had to postpone his trip as I have already cabled you.

If everything goes according to schedule, Dr. Marcus intends to leave Lydda Airport on Sunday, August 29th, fly to Cyprus by Cyprus Airways and from there to change into the plane bound for Rome.

As far as is known to Dr.Marcus, he will have some 5o minutes time in Cyprus and he would be highly pleased to see you.

Yours very sincerely,

Elisheva Lernau
Secretary.

Abb. 32: Brief vom 23. August 1954, unterzeichnet: »Elisheva Lernau Secretary«

Die Hoffnungen seiner Patient*innen auf Genesung oder Linderung ihrer Leiden erfüllten sich nicht immer. Manche Patient*innen starben, Kranke und ihre Angehörigen beschwerten sich und reagierten in Einzelfällen sogar mit massiven Vorwürfen. Ausführlich ging Marcus 1953 auf den Erwartungsdruck und die mangelnde Kenntnis von Laien über die Grenzen seines ärztlichen Könnens ein, nachdem ein Patient, den er in Zypern untersucht hatte, an einem Magengeschwür gestorben war. Er schrieb:

> »He died from a complication which I have encountered for the first time following an ulcer operation – and I have done more than 2000 ulcer operations in the course of my work. And it is just this complication I had suspected and in order to make sure I had the patient x-rayed – but nothing could be proved [...]. I do not believe that a layman knows or even images how difficult is the profession of a surgeon engaged only in major surgery. The man in the street feels that in a more delicate form surgery is something like the repair of a machine – a substantially incorrect opinion. This is always a biological matter, i. e. an interference with the flow of life with reactions which may sometimes be anticipated, but sometimes are surprising, neither to be foreseen nor to be explained.«[29]

Er fühlte sich zunehmend überarbeitet, war selbst kurzzeitig wegen einer Infektion Patient im Assuta,[30] floh gleichsam vor der Arbeit, indem er sich auf Reisen begab, unter anderem nach Rom und Neapel, auch plante er eine Mittelmeer-Kreuzfahrt zwischen Athen und Rhodos. Manche Auslandsaufenthalte dienten indes auch der Regelung seiner persönlichen Angelegenheiten, die ihn in Entschädigungsfragen nach Deutschland führten. Die Sehnsucht nach Ruhe klingt in Bemerkungen in den Briefen an seinen Freund Basil an, der seinerseits beruflich viel unterwegs war. Basil zeigte Verständnis und äußerte sich hin und wieder besorgt um Marcus' Gesundheit. Zu Beginn der 1960er Jahre übernahmen Elisheva Lernau und Tamara Rossi als Vertrauenspersonen eine Zeit lang die Aufgabe, an Basil zu schreiben, wenn sich Marcus gesundheitlich nicht gut fühlte. Die Zypern-Kontakte blieben intensiv, die Besuche auf der Insel jedoch wurden weniger. Europareisen gewannen an Bedeutung, auf denen Tamara Rossi Marcus begleitete.[31]

29 Brief vom 11.11.1953.

30 Briefe vom 15.3. und 28.6.1953.

31 Siehe Kapitel 10: Zypern: »A second homeland«?; und Kapitel 11: Deutschland: Ein Lebensthema.

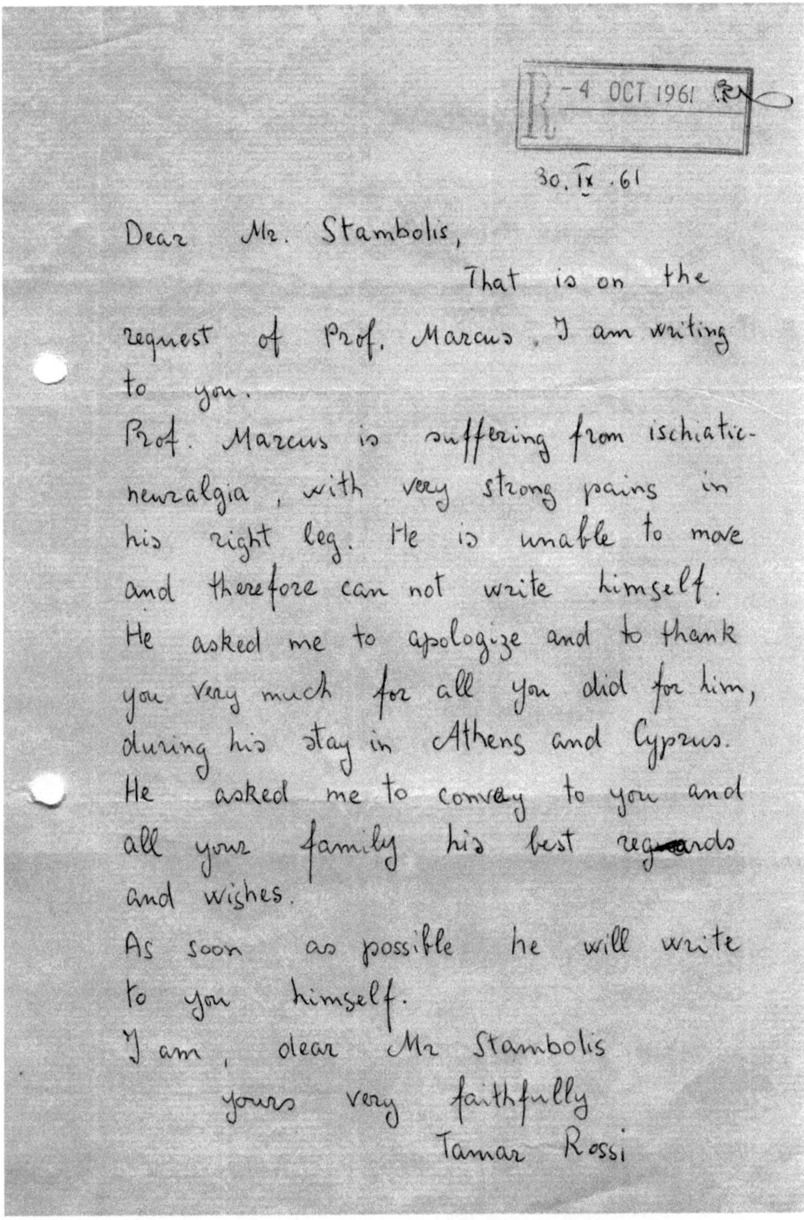

R -4 OCT 1961

30. IX. 61

Dear Mr. Stambolis,

That is on the request of Prof. Marcus, I am writing to you.

Prof. Marcus is suffering from ischiatic-neuralgia, with very strong pains in his right leg. He is unable to move and therefore can not write himself.

He asked me to apologize and to thank you very much for all you did for him, during his stay in Athens and Cyprus.

He asked me to convey to you and all your family his best regards and wishes.

As soon as possible he will write to you himself.

I am, dear Mr Stambolis

yours very faithfully

Tamar Rossi

Abb. 33: Handschriftlicher Brief von Tamara Rossi, 30. Oktober 1961

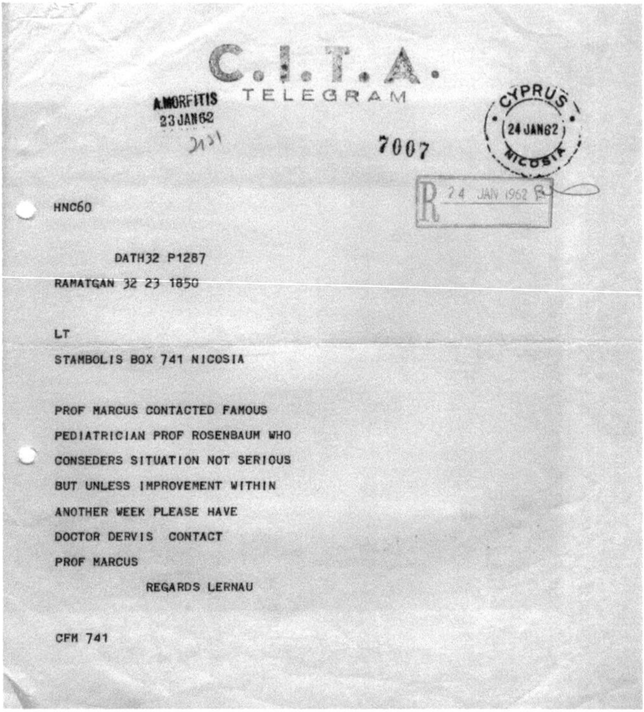

C.I.T.A.
TELEGRAM

A.MORFITIS
23 JAN 62

7007

CYPRUS
24 JAN 62
NICOSIA

R 24 JAN 1962

HNC60

DATH32 P1287

RAMATGAN 32 23 1850

LT

STAMBOLIS BOX 741 NICOSIA

PROF MARCUS CONTACTED FAMOUS
PEDIATRICIAN PROF ROSENBAUM WHO
CONSEDERS SITUATION NOT SERIOUS
BUT UNLESS IMPROVEMENT WITHIN
ANOTHER WEEK PLEASE HAVE
DOCTOR DERVIS CONTACT
PROF MARCUS
REGARDS LERNAU

CFM 741

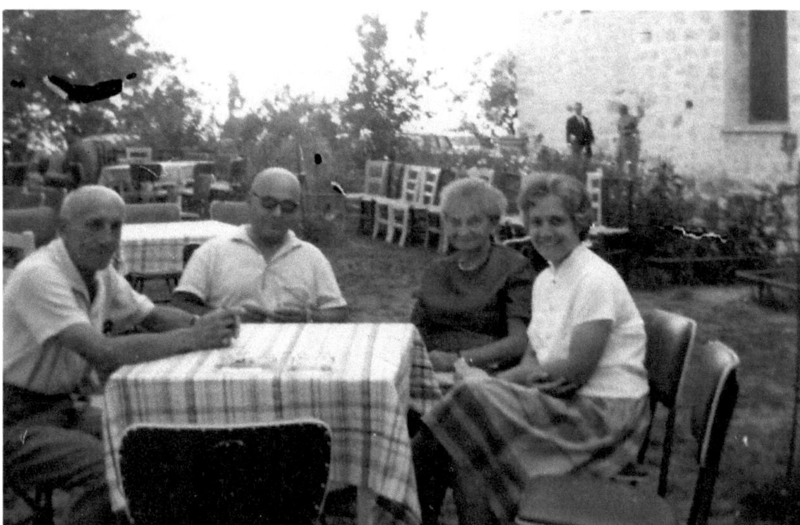

Abb. 34: Telegramm vom 23. Januar 1962, in dem Elisheva Lernau mitteilt, dass Marcus sich an Professor Rosenbaum gewandt habe

Abb. 35: Siegfried (Shimon) Rosenbaum und seine Frau Vera Flora im Troodosgebirge auf Zypern mit Basil (zweiter von links) und Irini Stambolis (rechts), 5. August 1965

9 »Entschädigung«: Nicht nur ein juristisches Kapitel der Nachkriegsgeschichte

Im September 1952 unterzeichneten Konrad Adenauer und der israelische Außenminister Moshe Sharett in Luxemburg ein Abkommen, dem zufolge sich die Bundesrepublik Deutschland verpflichtete, einen finanziellen und auch symbolisch bedeutsamen Beitrag zur Entschädigung der unter der NS-Herrschaft verfolgten europäischen Jüdinnen und Juden zu leisten. Eine maßgebliche Voraussetzung war die israelische Staatsgründung 1948 und die Gründung der Bundesrepublik Deutschland 1949. Der Bundesrat hatte bereits Ende des Jahres 1951 einen Ausschuss für Wiedergutmachungsfragen ins Leben gerufen, weil eine länderübergreifende Bundesgesetzgebung unerlässlich erschien, zum einen, damit die Länder finanziell vom Bund entlastet werden sollten, zum anderen, um in der Entschädigungspraxis der bis dahin unübersichtlichen föderalen Gesetzgebung Herr zu werden. Im Mai 1952 verpflichtete sich die Bundesregierung zu einer zügigen Verabschiedung eines bundeseinheitlichen Gesetzes (»Überleitungsvertrag« vom 26. Mai 1952), während die bundesdeutsche Mehrheitsbevölkerung Verhandlungen mit dem jüdischen Staat skeptisch gegenüberstand.[1] Es gab also bereits Bewegung und zugleich massive Hemmnisse in der Frage einer »Entschädigung« jüdischer Opfer des nationalsozialistischen Unrechtsregimes, bevor 1953 dann das Bundesentschädigungsgesetz in Kraft trat, ein kompliziertes, von politischen Überlegungen getragenes und von juristischen Spezialisten beratenes Gesetzeswerk, das mehrfach verändert wurde.[2]

---

1 Runge, Evelyn, Annette Vowinckel: Es bleibt kompliziert. Israel, Palästina und die deutsche Zeitgeschichte. In: *Zeithistorische Forschungen/Studies in Contemporary History*. https://zeithistorische-forschungen.de/3-2019/5784#kap1 (28.3.2021), unter Berufung auf Wolffsohn, Michael: *Deutsch-israelische Beziehungen: Umfragen und Interpretationen 1952–1986*. München 1986, S. 49.

2 Vgl. Herbst, Ludolf, Constantin Goschler (Hrsg.): *Wiedergutmachung in der Bundesrepublik Deutschland*. München 1989, S. 351–359; Brunner, José, Norbert Frei, Constantin Goschler

Diese Entwicklungen dürften Max Marcus bekannt gewesen sein. Er konnte von Israel aus bereits vor dem Inkrafttreten des Gesetzes Entwicklungen in der Entschädigungsfrage beobachten. Den Diplomaten und Publizisten Felix Elieser Shinnar, der an den Verhandlungen maßgeblichen Anteil hatte und der von 1953 bis 1966 die israelische Vertretung in Köln im Rang eines Botschafters leitete, kannte Marcus persönlich.[3] Shinnar war in Stuttgart geboren und 1934, im selben Jahr wie Marcus, nach Palästina eingewandert. Er kannte die Hürden, die deutsch-israelische beziehungsweise israelisch-deutsche Annäherungsinitiativen zu überwinden hatten[4] und wusste nicht zuletzt um die in Teilen der israelischen Regierung über Jahre hinweg bestehende grundsätzliche Skepsis gegenüber der Entschädigungsfrage.[5] Es stellte sich die Frage, ob ein in dieser Weise juristisch verhandelter Umgang mit der Vergangenheit nicht einem Verrat an denjenigen Opfern gleichkomme, welche die Shoah nicht überlebt hatten. Viele Menschen in Israel, die ein Recht auf Entschädigung hatten, zweifelten an der moralischen Rechtmäßigkeit ihrer Antragstellung; sie sei möglicherweise mit einem würdigen Gedenken an die Ermordeten unvereinbar. Dies waren damals verbreitete Überlegungen.[6]

In einem Zwiespalt befanden sich auch eine ganze Reihe von Anwälten, darunter manche, die vor dem nationalsozialistischen Terror aus Deutschland oder während der Kriegsjahre aus den von Deutschen besetzten Ländern hatten fliehen müssen. Manche sahen eine berufliche Chance und

(Hrsg.): *Die Praxis der Wiedergutmachung: Geschichte, Erfahrung und Wirkung in Deutschland und Israel.* Göttingen 2009.

3 Deutsches Literaturarchiv Marbach, Nachlass Benn, Nr. 91.114.1420: Max Marcus, Brief an Ilse Benn, geb. Kaul (1913–1995), vom 17.7.1956.

4 Shinnar, Felix E.: *Bericht eines Beauftragten. Die deutsch-israelischen Beziehungen 1951–1966.* Tübingen 1967, S. 11–14.

5 Vgl. Kossoy, Edward: *Holocaust und Wiedergutmachung. Erinnerungen eines jüdischen Anwalts.* Darmstadt 2012, S. 261–263, hier S. 261f.: »Die Mehrheit der Einwanderer aus Deutschland hielt sich zu Recht für befugt, die Wiedergutmachung in Anspruch zu nehmen, und suchte nach passenden Möglichkeiten. […] Die […] Arbeitspartei Ben Gurions besaß die Mehrheit der damaligen Regierung. Die offizielle Politik verkündete die strenge Boykottierung Deutschlands. Dies kam zum Beispiel in dem Stempel zum Ausdruck, mit dem alle Reisedokumente versehen wurden: Gültig für alle Länder der Welt ausgenommen Deutschland. Einige Zeit überlegte man, ob die Einreichung der Entschädigungsklagen nicht verboten werden sollte.«

6 Vgl. Diner, Dan: *Rituelle Distanz. Israels deutsche Frage.* München 2015. Sowie Kossoy: *Holocaust und Wiedergutmachung.*

durchaus auch eine moralische Verpflichtung darin, den »Geschädigten« zu ihrem Recht zu verhelfen. Einige eröffneten in den 1950er Jahren in der Bundesrepublik Kanzleien, so beispielsweise Edward Kossoy, der sich in München niederließ. Medial fand vor allem der in den Jahren 1950 bis 1953 vor dem Landgericht Frankfurt am Main verhandelte »Prozess Wollheim contra I. G. Farben« große Aufmerksamkeit. Das öffentliche Interesse galt nicht nur Norbert Wollheim, der im Dienste der I. G. Farben hatte Zwangsarbeit leisten müssen, sondern auch seinem Anwalt Hans Ludwig Oettinger, der vor dem nationalsozialistischen Unrechtsregime aus Deutschland hatte fliehen müssen, sich seit 1943 Henry Lewis Ormond nannte und 1950 in Frankfurt am Main seine Tätigkeit in einer eigenen Kanzlei aufnahm. Aufsehen erregten zunächst sein glänzendes Plädoyer in erster Instanz vom 11. Mai 1953 und schließlich das Prozessergebnis: Ormond hatte erreicht, dass jüdische Zwangsarbeiter*innen des genannten Chemie-Großkonzerns entschädigt wurden.[7]

In diesem Prozess wurden bereits grundlegende Probleme der Verfahren sichtbar: Ein Recht auf »Wiedergutmachung«[8] wurde laut Entschädigungsgesetz all denjenigen zugesprochen, die Opfer des NS-Staates geworden waren und die »Schädigungen« belegen konnten. Mit anderen Worten: Die Beweislast lag bei denjenigen, die oft nur ihr Leben, nicht jedoch Dokumente hatten retten können, mit denen sie ihr Schicksal hätten beweisen können. Eine weitere Schwierigkeit bestand darin, materiell einen »Schaden« zu bemessen, der kaum messbar war, denn es ging ja um schwerwiegende Folgen von Entrechtung unter einem verbrecherischen Regime, unter dem Menschen in großer Zahl ausgegrenzt, verfolgt und ermordet worden waren. Aus der Komplexität des Themenfeldes, die nicht zuletzt in zeitgeschichtlichen Publikationen ihren Niederschlag

---

7 Vgl. Benz, Wolfgang: Von der Entrechtung zur Verfolgung und Vernichtung. Jüdische Juristen unter dem nationalsozialistischen Regime. In: *Deutsche Juristen jüdischer Herkunft*. Hrsg. von Helmut Heinrichs, Harald Franzki, Klaus Schmalz u. Michael Stolleis. München 1993, S. 813–852, hier S. 847f., unter Hinweis auf: In Sachen Wollheim gegen I.G. Farben. Henry Ormond, Entschädigung für 22 Monate Sklavenarbeit. In: *Dachauer Hefte 2* (1986), S. 142–174. Vor allem: Rauschenberger, Katharina, Werner Renz (Hrsg.): *Henry Ormond – Anwalt der Opfer. Plädoyers in NS-Prozessen*. Frankfurt a. M., New York 2015.

8 Zu Begriff und Phasen der Entschädigung im Überblick vgl. Niethammer, Lutz: »Wieder-gut-machung« als Beitrag zur deutschen Erinnerungskultur. In: *Wiedergutmachung als Auftrag. Begleitband zur gleichnamigen Dauerausstellung – Geschichtsort Villa ten Hompel*. Hrsg. von Alfons Kenkmann, Christoph Spieker u. Bernd Walter. Essen 2007, S. 283–296.

findet,[9] ergibt sich für den hier gesetzten Rahmen eine ganze Reihe von Fragen: Welche Fürsprecher hatten die Recht Suchenden? Was bedeutete es für sie, sich auf den Entschädigungs-Rechtsweg einzulassen, was erwarteten sie? Inwieweit konnte die Verfahrenspraxis den Interessen der Geschädigten gerecht werden? Inwieweit waren Juristen und Gutachter über die schwerwiegenden körperlichen und seelischen Folgen derer informiert, die ihr Recht suchten?

Der Perspektive der Antragsteller*innen lässt sich anhand der Marcus betreffenden Entschädigungsunterlagen nachvollziehbar folgen. Im Januar 1952 erteilte er Anwälten in Tel Aviv und in Berlin die Vollmacht, seine Interessen zu vertreten.[10] Im Antrag ging es nicht um »Rückerstattung von Vermögenswerten«, sondern um Anerkennung entstandenen »Schadens im beruflichen Fortkommen« – so die juristische Sprachwendung –, den Marcus als angestellter Chefarzt im öffentlichen Gesundheitswesen und als Chirurg in privatärztlicher Tätigkeit erlitten hatte und nun nachweisen musste.[11] Die Akte, in der seine Versuche, eine finanzielle und damit auch – zumindest symbolisch gesehen – moralische »Wiedergutmachung« im Rahmen des Entschädigungsgesetzes zu erlangen, dokumentiert sind, umfasst weit mehr als 100 Seiten und spiegelt die Demütigung wider, die mit detaillierten Nachweisen der »Schädigung« einherging. Wie sollte er Details dokumentieren, nachdem ihm im Januar 1934 im Hafen von Jaffa sein »Handkoffer mit sämtlichen Papieren« gestohlen worden war?[12]

Belastend waren die juristischen Kämpfe zweifellos, die sich von Beginn

9 Vgl. Renz, Werner: NS-Verbrechen und Justiz. Eine Einführung. In: *Interessen um Eichmann. Israelische Justiz, deutsche Strafverfolgung und alte Kameradschaften*. Frankfurt a.M. 2012, S. 13–50; Schildt, Axel: *Medien-Intellektuelle in der Bundesrepublik*. Hrsg. und mit einem Nachwort versehen von Gabriele Kandzora u. Detlef Siegfried. Göttingen 2020; Herbert, Ulrich: *Wer waren die Nationalsozialisten?* München 2021.

10 Entschädigungsamt Berlin, 63.812. Auch die in Israel lebenden Kinder seines ermordeten Bruders Louis haben wohl Entschädigungsanträge gestellt, denen nachzugehen hier indes zu weit führen würde. Siehe Stadtverwaltung Rees, Stellungnahme vom 16.4.1956, die Wiedereinbürgerung von Gideon und Boris Marcus betreffend.

11 Entschädigungsamt Berlin, 63.812: Antrag, unterschrieben von Marcus, Tel Aviv, 21.1.1952; ebd.: Vermerk.

12 Ebd.: Anmeldung von Ansprüchen gemäß Gesetz über die Entschädigung der Opfer des Nationalsozialismus, von Marcus ausgefüllter Fragebogen, Tel Aviv 21.1.1952, sowie Antrag vom 15.1.1953.

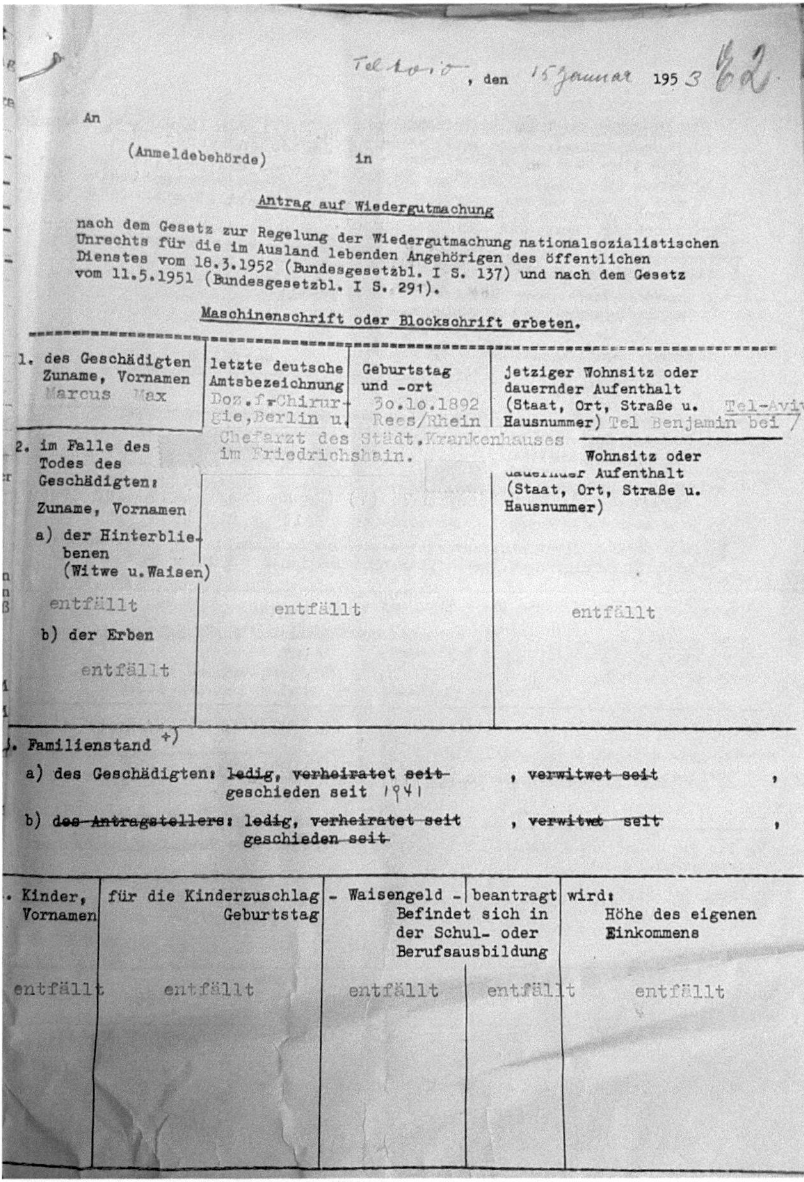

Teltow, den 15 Januar 1953

An

(Anmeldebehörde) in

Antrag auf Wiedergutmachung

nach dem Gesetz zur Regelung der Wiedergutmachung nationalsozialistischen Unrechts für die im Ausland lebenden Angehörigen des öffentlichen Dienstes vom 18.3.1952 (Bundesgesetzbl. I S. 137) und nach dem Gesetz vom 11.5.1951 (Bundesgesetzbl. I S. 291).

Maschinenschrift oder Blockschrift erbeten.

1. des Geschädigten Zuname, Vornamen	letzte deutsche Amtsbezeichnung	Geburtstag und -ort	jetziger Wohnsitz oder dauernder Aufenthalt (Staat, Ort, Straße u. Hausnummer)
Marcus Max	Doz. f. Chirurgie, Berlin u. Chefarzt des Städt. Krankenhauses im Friedrichshain.	30.10.1892 Rees/Rhein	Tel-Aviv Tel Benjamin bei /
2. im Falle des Todes des Geschädigten: Zuname, Vornamen a) der Hinterbliebenen (Witwe u. Waisen) entfällt b) der Erben entfällt	entfällt		Wohnsitz oder dauernder Aufenthalt (Staat, Ort, Straße u. Hausnummer) entfällt

3. Familienstand +)

a) des Geschädigten: ~~ledig, verheiratet seit~~ , ~~verwitwet seit~~ , geschieden seit 1941

b) ~~des Antragstellers~~: ledig, ~~verheiratet seit~~ , ~~verwitwet seit~~ , ~~geschieden seit~~

4. Kinder, Vornamen	für die Kinderzuschlag Geburtstag	- Waisengeld - Befindet sich in der Schul- oder Berufsausbildung	beantragt	wird: Höhe des eigenen Einkommens
entfällt	entfällt	entfällt	entfällt	entfällt

Abb. 36a: Erste Seite des Entschädigungsantrags von Marcus vom 15. Januar 1953

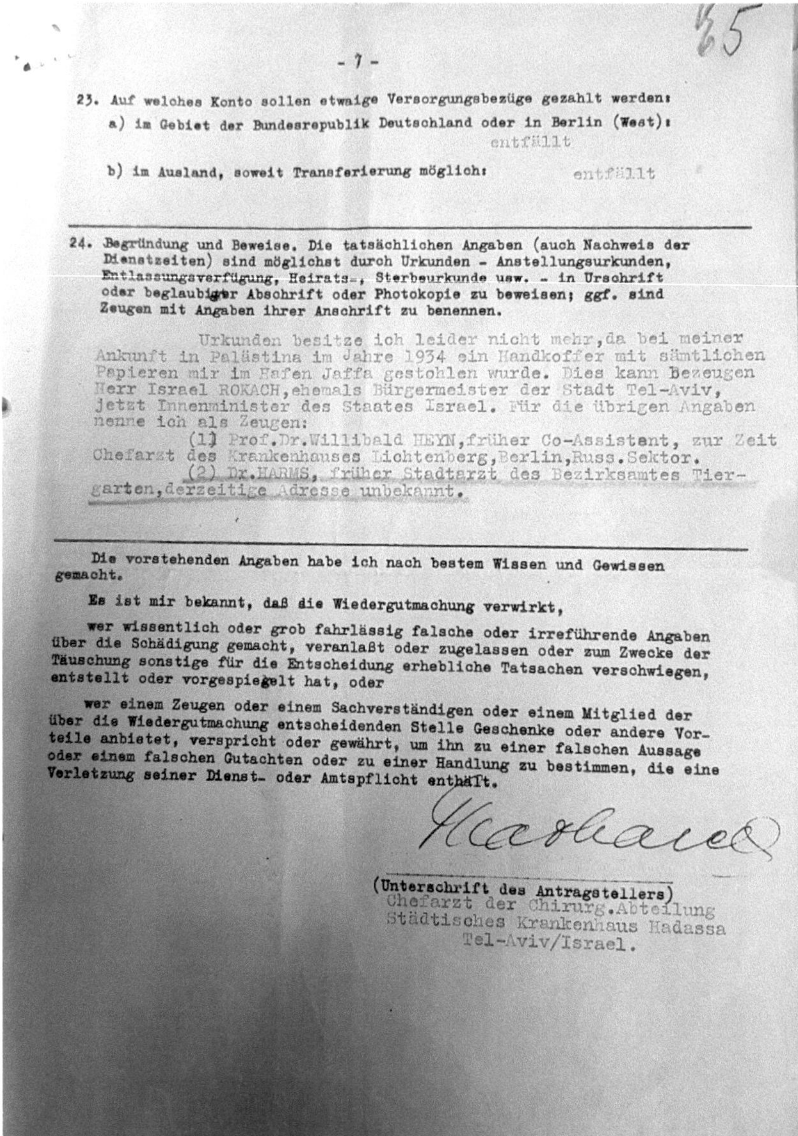

85

- 7 -

23. Auf welches Konto sollen etwaige Versorgungsbezüge gezahlt werden:
    a) im Gebiet der Bundesrepublik Deutschland oder in Berlin (West):
    entfällt
    b) im Ausland, soweit Transferierung möglich: entfällt

24. Begründung und Beweise. Die tatsächlichen Angaben (auch Nachweis der Dienstzeiten) sind möglichst durch Urkunden - Anstellungsurkunden, Entlassungsverfügung, Heirats-, Sterbeurkunde usw. - in Urschrift oder beglaubigter Abschrift oder Photokopie zu beweisen; ggf. sind Zeugen mit Angaben ihrer Anschrift zu benennen.

Urkunden besitze ich leider nicht mehr, da bei meiner Ankunft in Palästina im Jahre 1934 ein Handkoffer mit sämtlichen Papieren mir im Hafen Jaffa gestohlen wurde. Dies kann Bezeugen Herr Israel ROKACH, ehemals Bürgermeister der Stadt Tel-Aviv, jetzt Innenminister des Staates Israel. Für die übrigen Angaben nenne ich als Zeugen:
(1) Prof.Dr.Willibald HEYN, früher Co-Assistent, zur Zeit Chefarzt des Krankenhauses Lichtenberg, Berlin, Russ.Sektor.
(2) Dr.HARMS, früher Stadtarzt des Bezirksamtes Tiergarten, derzeitige Adresse unbekannt.

Die vorstehenden Angaben habe ich nach bestem Wissen und Gewissen gemacht.

Es ist mir bekannt, daß die Wiedergutmachung verwirkt,

wer wissentlich oder grob fahrlässig falsche oder irreführende Angaben über die Schädigung gemacht, veranlaßt oder zugelassen oder zum Zwecke der Täuschung sonstige für die Entscheidung erhebliche Tatsachen verschwiegen, entstellt oder vorgespiegelt hat, oder

wer einem Zeugen oder einem Sachverständigen oder einem Mitglied der über die Wiedergutmachung entscheidenden Stelle Geschenke oder andere Vorteile anbietet, verspricht oder gewährt, um ihn zu einer falschen Aussage oder einem falschen Gutachten oder zu einer Handlung zu bestimmen, die eine Verletzung seiner Dienst- oder Amtspflicht enthält.

(Unterschrift des Antragstellers)
Chefarzt der Chirurg.Abteilung
Städtisches Krankenhaus Hadassa
Tel-Aviv/Israel.

Abb. 36b: Letzte Seite des Entschädigungsantrags von Marcus vom 15. Januar 1953

der 1950er bis Ende der 1960er Jahre hinzogen und mit aufreibenden Korrespondenzen, enttäuschenden Antworten und persönlich kränkenden Details verbunden waren.[13] So musste etwa die Gemeindeverwaltung seiner Heimatstadt Rees nicht nur bestätigen, dass Marcus dort geboren worden war, sondern auch Auskunft darüber geben, »mit welcher Staatsangehörigkeit der Antragsteller und seine Eltern in den dortigen Meldeunterlagen vermerkt waren.«[14] Nur noch anhand eines Telefonverzeichnisses ließ sich Marcus' einstige Wohnadresse in Berlin belegen. Er hatte detaillierte Angaben zu seinem beruflichen Werdegang sowie zu seinen Einkünften als angestellter Arzt vor 1933 und dann in Palästina/Israel vorzulegen. 1956 wurde ihm eine »Kapitalentschädigung« in Höhe von 18.000 DM zugestanden.

In den Folgejahren versuchte Marcus mithilfe seines Anwalts nachzuweisen, dass ihm in den 1930er Jahren eine ordentliche Professur in Berlin in der Nachfolge seines akademischen Lehrers Moritz Borchardt[15] sicher gewesen und er damit entsprechend besoldet worden wäre. Vor allem die fachlichen Gewährsleute, auf die sich Marcus berief, und die Gutachter, die er anführen konnte, eröffnen einen Einblick in die deutsche und deutsch-jüdische Medizingeschichte des 20. Jahrhunderts. Marcus erwähnte mehrfach Ferdinand Sauerbruch, zudem den sozialmedizinisch und -fürsorgerisch engagierten Arzt Bruno Harms. Letzterer war in der

13 Einzelheiten in der mehr als 100 Seiten umfassenden Akte vgl. Entschädigungsamt Berlin, 63.812; vgl. auch zu ähnlich langen Verfahren an Einzelbeispielen Roseman, Mark: »It went on for years and years«. Der Wiedergutmachungsantrag der Marianne Ellenbogen. In: *Die Praxis der Wiedergutmachung: Geschichte, Erfahrung und Wirkung in Deutschland und Israel.* Hrsg. von José Brunner, Constantin Goschler u. Norbert Frei. Göttingen 2009, S. 51–78. Pointiert schreibt der deutsch-jüdische Maler und Publizist Arie Goral-Sternheim (1909–1996): »Die bürokratisch praktizierte ›Wiedergutmachung‹ wurde zum Synonym für kalte Abfertigung derer, die einen Rechtsanspruch auf Entschädigung haben.« Goral, Arie: Fazit eines wiedergutgemachten Juden. In: Asmussen, Nils: *Der kurze Traum von der Gerechtigkeit. »Wiedergutmachung« und NS-Verfolgte in Hamburg nach 1945.* Hamburg 1987, S. 9–15, hier zitiert aus Goral, Arie: *An der Grenzscheide,* S. 153; vgl. auch Klatt, Marlene: Die Wiedergutmachungsrealität aus Sicht der jüdischen Verfolgten. Ein Beitrag zum Klima der Wiedergutmachung in der frühen Bundesrepublik. In: *Wiedergutmachung als Auftrag. Begleitband zur gleichnamigen Dauerausstellung.* Hrsg. von Alfons Kenkmann, Christoph Spieker u. Bernd Walter. Essen 2006, S. 137–156.

14 Stadtarchiv Rees, AR 851 – Familie Marcus: der Polizeipräsident in Berlin am 18.4.1956 an die Gemeindeverwaltung Rees.

15 Siehe Kapitel 4: Karrieren: Deutsch-jüdische Ärzte in der Weimarer Republik.

Weimarer Republik Leiter des Gesundheitsamtes im Bezirk Berlin-Tiergarten gewesen. Während der NS-Herrschaft ausgegrenzt, wurde er 1949 – wohl nicht zuletzt wegen seiner fachlichen Kompetenz und humanen Haltung – Präsident des Robert Koch Instituts.[16] Marcus führte auch den Berliner Urologen und Chirurgen Willibald Heyn an, dem von unterschiedlicher Seite, beispielsweise von seinem Kollegen Paul Rosenstein, eine eindeutige Distanz gegenüber dem NS-Regime bescheinigt wurde.[17] Er berief sich außerdem ausdrücklich auf – in der vorliegenden Studie mehrfach bereits erwähnten – Hermann Zondek, der von 1925 bis 1934 in leitender Position in Berlin gewirkt hatte, nach seiner Flucht in Jerusalem tätig war und zu den angesehensten Ärzten in Israel gehörte.[18] Nicht zuletzt nannte Marcus den in der NS-Zeit verfolgten Chirurgen Rudolf Nissen, der überzeugend versichern konnte, was ihm selbst und vielen anderen hochqualifizierten deutsch-jüdischen Ärzten widerfahren war: dass Marcus' Berufsbiografie anders verlaufen wäre, hätte er Deutschland nicht verlassen müssen.[19]

Maßgebliche Grundlage der Ablehnung des Antrags von Marcus auf Anerkennung des 1933 erfolgten Zusammenbruchs seines beruflichen Zukunftsentwurfs war eine Stellungnahme vonseiten der Medizinischen Fakultät der Freien Universität Berlin, der zufolge Marcus' wissenschaftliche Leistungen vor 1933 keineswegs durch besondere Originalität aufgefallen seien. In einem Schreiben vom 23. Februar 1957 wird der namentlich nicht genannte Rektor der Freien Universität unter anderem mit folgenden Sätzen zitiert:

---

16 Stürzbecher: Aus der Geschichte des Krankenhauses Moabit, S. 91f; Reinicke, Peter: Harms, Bruno. In: *Who is who der Sozialen Arbeit*. Hrsg. von Hugo Maier. Freiburg i. Br. 1998, S. 227f.

17 Krischel, Matthis, Friedrich Moll: Der Berliner Chirurg und Urologe Paul Rosenstein. In: *Jüdische Ärztinnen und Ärzte im Nationalsozialismus. Entrechtung, Vertreibung, Ermordung*. Hrsg. von Thomas Beddies, Susanne Doez u. Christoph Kopke. Berlin, Boston 2014, S. 335–345; hier S. 342 sowie Rosenstein: *Narben bleiben zurück*, S. 265–285.

18 Siehe Kapitel 4: Karrieren: Deutsch-jüdische Ärzte in der Weimarer Republik; Kapitel 7: Flucht nach Palästina, ein neuer beruflicher Anfang: Assuta und Hadassah.

19 Schagen, Udo: Das Selbstbild Berliner medizinischer Hochschullehrer in der SBZ zu ihrer Verantwortung für die Universität im Nationalsozialismus. In: *Vergangenheitspolitik in der universitären Medizin nach 1945. Institutionelle und individuelle Strategien im Umgang mit dem Nationalsozialismus*. Hrsg. von Sigrid Oehler-Klein u. Volker Roelcke. Stuttgart 2007, S. 121–144, hier S. 143.

»Bei genauer Prüfung der zugänglichen Arbeiten ist festzustellen, dass keine von ihnen den Durchschnitt chirurgischer Veröffentlichungen ihrer Zeit übertraf. [...] Das Forum für die wissenschaftliche Anerkennung des deutschen Hochschulnachwuchses war auch zu jener Zeit der Kongress der Deutschen Gesellschaft für Chirurgie [...]. Dr. M. war von 1924–1933 Mitglied dieser Gesellschaft. Wie sich aus dem im Druck vorliegenden Bericht der gleichen Jahre jedoch ergibt, hat Dr. M. dort niemals einen Vortrag gehalten oder zur Diskussion gesprochen. [...] 2 Professoren, die heute noch Ämter in der Deutschen Gesellschaft für Chirurgie bekleiden, haben mir in persönlicher Information hierzu ebenfalls nur eine negative Antwort gegeben.«[20]

Eine – keineswegs vollständige – Liste seiner Publikationen bis 1932 war angefügt. Zwar hatte Marcus in der *Deutschen Zeitschrift für Chirurgie* tatsächlich nur vier Beiträge, und zwar in den Jahren 1930 bis 1932, veröffentlicht.[21] Er hatte aber nicht zuletzt an Publikationen mitgewirkt, die von Georg Klemperer und Moritz Borchardt herausgegeben wurden und die in der genannten Liste nicht angeführt waren.[22] Vielleicht galten auch noch in den 1950er Jahren ähnliche Vorstellungen wie in den 1920ern? Die Argumente, die für die ungenügende wissenschaftliche Qualität von Marcus' Arbeiten ins Feld geführt wurden, waren in der Weimarer Republik auch schon gegen seine akademischen Lehrer Georg Klemperer und Moritz Borchardt vorgebracht worden. Auch diese hätten keine größeren Monografien vorgelegt und vorwiegend praxisorientiert veröffentlicht. Mit ähnlichen Begründungen war auch ihnen ein Ordinariat versagt geblieben, gegen das sich ausdrücklich beispielsweise Gustav von Bergmann ausgesprochen hatte.[23] Das Urteil über »Dr. M.«, wie Marcus' Fall in der zitierten Begründung benannt wurde, muss ihn jedenfalls besonders getroffen haben. Mitte der 1960er Jahre wurde das Verfahren endgültig eingestellt.

Ob denjenigen in Verwaltung und Justiz, die in dem »Wiedergutmachungsverfahren« an Schriftwechseln und Entscheidungen mitwirkten,

20 Entschädigungsamt Berlin, 63.812: Schreiben an den Senator des Inneren.

21 *Deutsche Zeitschrift für Chirurgie. Gesamt-Verfasser- und Sachverzeichnis für die Bände 221–230.* Berlin 1931, S. 10.

22 Siehe Kapitel 4: Karrieren: Deutsch-jüdische Ärzte in der Weimarer Republik.

23 Wolf: *Leben und Wirken des Berliner Internisten Georg Klemperer (1865–1946)*, S. 36f., S. 65, S. 110.

die Dimensionen des jeweiligen Einzelfalls bewusst waren, ist zu bezweifeln. Von einem Beispiel für einen bürokratischen »Krieg gegen die Opfer« kann indes im Falle von Marcus und auch insgesamt gesehen nicht gesprochen werden, wie die neuere zeitgeschichtliche Forschung belegt.[24] Der Rahmen der Entschädigung war »durch Gesetze vorgegeben« und »nur innerhalb dieses Rahmens« lasse sich die Praxis der Wiedergutmachung bewerten«, so eine vorsichtige Formulierung.[25] Das mag so stimmen, und hier ist ein gewichtiges Argument gegen den pauschalen Vorwurf angeführt, schwerwiegendes menschliches Leid sei lediglich verwaltet worden. Allerdings lässt sich nicht verleugnen, dass behördlicherseits viele Akteure nicht in der Lage oder mit der Aufgabe überfordert waren, den auf Anerkennung der seelischen Wunden basierenden Hoffnungen der Betroffenen gerecht zu werden.

Unzulänglichkeiten und Ungerechtigkeiten in der Entschädigungspraxis wurden rückblickend wiederholt in wissenschaftlichen Beiträgen und persönlichen Erinnerungen reflektiert. 1996 kam das von Experten unterschiedlicher Wissenschaftsdisziplinen erarbeitete *Koblenzer Handbuch des Entschädigungsrechts* heraus,[26] in dem die unterschiedlichsten Experten zu Wort kamen. Diese wurden »von den Wiedergutmachungsbehörden als Gutachter bestellt«, so der israelische Politologe und Experte José Brunner, »um als unabhängige Dritte eine neutrale, objektive und auf medizinischer Sachkenntnis beruhende Stellungnahme abzugeben.« Sie hätten »ihre Formulierungen« stets auch »im Bewusstsein ihrer rechtlichen und

24 Vgl. Kenkmann, Alfons, Christoph Spieker, Bernd Walter (Hrsg.): *Wiedergutmachung als Auftrag. Begleitband zur gleichnamigen Dauerausstellung*. Essen 2006; vgl. auch Winstel, Tobias: *Verhandelte Gerechtigkeit. Rückerstattung und Entschädigung für jüdische NS-Opfer in Bayern und Westdeutschland*. München 2006. Mit deutlich anderen Akzenten Pross: *Wiedergutmachung*, dazu auch: Brunner, José: Gesetze, Gutachter, Geld – das Trauma als Paradigma des Holocaust. In: *Holocaust und Trauma. Kritische Perspektiven zur Entstehung und Wirkung eines Paradigmas*. Hrsg. von José Brunner u. Nathalie Zajde. Göttingen 2011, S. 40–71, hier S. 40 und 70 zu Pross' »vielbeachteter Polemik gegen die Wiedergutmachungsverfahren«.

25 Meyer, Kristina, Boris Spernol: Wiedergutmachung in Düsseldorf. Eine statistische Bilanz. In: *Die Praxis der Wiedergutmachung: Geschichte, Erfahrung und Wirkung in Deutschland und Israel*. Hrsg. von José Brunner, Constantin Goschler u. Norbert Frei. Göttingen 2009, S. 690–727, hier S. 723.

26 Kisker, Klaus Peter, Michael Kaltenbach (Hrsg.): *Koblenzer Handbuch des Entschädigungsrechts*. Baden-Baden 1996.

finanziellen Bedeutung abgegeben«. Sie waren folglich nicht unbefangen gewesen. Brunners Fazit: »Sobald sie zu Gutachtern werden, sind sie an der Juridifizierung ihrer Rolle beteiligt.«[27]

Über einen solchen Spagat berichteten Juristen wiederholt aus der Rückschau im Zusammenhang mit ihrer Rolle in Entschädigungsverfahren, beispielsweise der in Polen geborene, später in Israel und schließlich in München tätige, bereits erwähnte Anwalt Edward Kossoy.[28] Ein weiterer Gesichtspunkt mag hinzugekommen sein, der vertriebene Jüdinnen und Juden, nicht zuletzt manche Juristen jüdischer Herkunft beschäftigte und der ihr persönliches Interesse mit dem vieler Klienten verband, die sie vertraten: die Würdigung ihrer beruflichen Lebensleistung. Der in Berlin aufgewachsene, 1939 nach England ausgewanderte und 1947 nach Deutschland zurückgekehrte Anwalt Ernst Wolff beispielsweise sah sich persönlich durch seine Ernennung zum Präsidenten des Obersten Gerichtshofes der britischen Zone für die ihm in der NS-Zeit widerfahrene »Kränkung« rehabilitiert.[29] Als Wolff 1959 in Tübingen starb, konnte er auf manche ehrenvolle Ämter zurückblicken, darunter die Präsidentschaft und dann die Ehrenpräsidentschaft des Deutschen Juristentages.[30] Auch dem bereits genannten Henry Ormond dürften seine beruflichen Erfolge als Anwalt Verfolgter mehr bedeutet haben als die materielle Entschädigung, das heißt die Rente, die ihm ab dem 65. Lebensjahr zuerkannt worden war.[31]

Die überwiegende Zahl der Ärzte, auf die Marcus im Laufe seines langjährigen Entschädigungsverfahrens verwies und die in gewisser Weise die Gewährsleute dafür waren, dass er, Marcus, in Deutschland gute Chancen auf berufliche Anerkennung und eine seinen Leistungen entsprechende Position gehabt hätte, gehören wohl zu denjenigen, denen es nicht an Sensibilität für die »Verquertheit des Begriffes Wiedergutmachung« fehlte.[32] Hermann Zondek etwa hätte wichtige Informationen und Erläuterungen für die beruflichen Hoffnungen und keineswegs unberechtigten Erwartun-

27 Brunner: Gesetze, Gutachter, Geld, S. 69f.

28 Kossoy: *Holocaust und Wiedergutmachung*, S. 275.

29 Maier-Reimer, Georg: Ernst Wolff (1877–1959). Führender Anwalt und Oberster Richter. In: *Deutsche Juristen jüdischer Herkunft*. Hrsg. von Helmut Heinrichs, Harald Franzki, Klaus Schmalz u. Michael Stolleis. München 1993, S. 643–654, hier S. 652.

30 Ebd.

31 Hausmitteilung. In: *Der Spiegel 20* (1973); Augstein, Rudolf: »So wurden wir angefangen«. In: *Sonderheft »Der Spiegel 1947–1997«*, S. 116.

32 Niethammer: »Wieder-gut-machung«, S. 284.

gen aufstrebender deutsch-jüdischer Mediziner*innen in Berlin um 1930 beisteuern können. Seine Lebenserinnerungen, denen diese zu entnehmen waren, erschienen jedoch erst 1973, also Jahre nach Abschluss von Marcus' Prozessmarathon. Ob medizinische Gutachter sie in den 1960er Jahren gelesen hätten und ob die Lektüre ihr Urteil beeinflusst hätte, sei dahingestellt. Sie mussten ja zu einem eindeutigen Ergebnis gelangen. Mit ihrem Urteil, Marcus wäre kein herausragender Wissenschaftler geworden, befanden sie sich in einem Dilemma. Georg Klemperer hatte das 1930 anders gesehen.[33]

Warum Marcus sich in seinem Entschädigungsverfahren ausdrücklich auf Ferdinand Sauerbruchs lobende, aber schwer zu belegende Worte bezüglich seines chirurgischen Talents berief, mag der Tatsache geschuldet sein, dass zu dessen Lebzeiten und noch Jahre darüber hinaus kaum ein Schatten auf den Mythos Sauerbruch fiel.[34] Wer, wenn nicht er, konnte als Bürge überragender fachlicher Fähigkeiten in einem Wiedergutmachungsprozess gelten, der »Schaden im beruflichen Fortkommen« zum Gegenstand hatte? Dafür spricht auch Folgendes: Das Gutachten, das Bruno Harms für Marcus' erstes Verfahren in den 1950er Jahren beisteuerte, war wohl in hohem Maße für die Bewilligung einer einmaligen finanziellen Entschädigung ausschlaggebend. In der Bewilligung des Innenministeriums wurde ausdrücklich angeführt, Harms habe bestätigt, dass Marcus ein »überdurchschnittlich befähigter Chirurg« gewesen sei, der »insbesondere unter Professor Sauerbruch gearbeitet und gelernt« habe.[35]

Über den Ausgang des Prozesses hat sich Marcus – soweit die vorliegenden Quellen diese Aussage zulassen – nicht schriftlich geäußert. Seine Überzeugung, dass die Bundesrepublik ein guter Ort für das Medizinstudium sei, hat er in den 1960er Jahren gegenüber seinem zypriotischen Freund Basil mit Nachdruck vertreten, woraufhin sich dessen Sohn für ein solches Studium in Deutschland entschied. Marcus' Überzeugung bezog sich sicher nicht nur auf prominente Persönlichkeiten des Faches, sondern auf Universitäten und Institute, die Fundamente für eine gründliche Ausbildung und berufliche Karrieren ermöglichten.

---

33 Siehe Kapitel 4: Karrieren: Deutsch-jüdische Ärzte in der Weimarer Republik.

34 Vgl. Hahn, Schnalke (Hrsg.): *Auf Messers Schneide*; Lethen, Helmut: *Die Staatsräte. Eliten im Dritten Reich: Gründgens, Furtwängler, Sauerbruch, Schmitt*. Berlin 2018.

35 Rep. 36 A, Oberfinanzpräsident Berlin-Brandenburg A 2848: Schreiben vom 3.3.1954.

10 Zypern: »A second homeland«?

In Marcus' Briefen an seinen zypriotischen Freund Basil wird ein ganzes Spektrum intellektueller Verarbeitungsweisen von Heimat- und Identitätsverlust sowie existenziellen Identitäts- und Neufindungsprozessen sichtbar. Menschen, die in dieser Weise beschrieben werden könnten, so argumentierte der Exilforscher Claus-Dieter Krohn sinngemäß, hätten Anteil an verschiedenen Kulturen und Identitäten und lebten bewusst, oft vielfältig engagiert, aber auch kritisch beobachtend in ihren jeweiligen Umgebungen, in von dynamischen kulturellen Transferprozessen wie auch von Konflikten zwischen Gruppen unterschiedlicher Herkunft und Lebensweisen geprägten Gesellschaften.[1] Ob diese Haltungen und Einstellungen als »hybride« – im Sinne von »weder das eine noch das andere« überzeugend beschrieben werden können, erscheint fraglich.[2] Was die Selbst- und Weltsicht von Marcus ausgemacht haben könnte, und zwar als weltbürgerlich-intellektuelle,[3] allerdings wohl auch einsam empfundene »Freiheit«, umriss Krohn so: Emigration, oft aus existenziellen Gründen, zwinge »zur

---

1 Krohn, Claus-Dieter: Exilforschung. *Docupedia-Zeitgeschichte.* https://docupedia.de/zg/Exilforschung (05.03.2020).

2 Vgl. Schütz, Sabrina: *Die Konstruktion einer hybriden »jüdischen Nation«. Deutscher Zionismus im Spiegel der Jüdischen Rundschau 1902–1914.* Göttingen 2019; vgl. auch zum »Hybriditätsbegriff« die Rezension von Dieter Langewiesche: Sabrina Schütz: Die Konstruktion einer hybriden »jüdischen Nation«. In: *sehepunkte 19*, 4 (2019). http://www.sehepunkte.de/2019/04/32728.html (05.03.2020).

3 Vgl. Grebing, Helga: Jüdische Intellektuelle und ihre politische Identität in der Weimarer Republik. In: *Mitteilungsblatt des Instituts für soziale Bewegungen 34* (2005), S. 11–23. Grebing verwendet den Begriff des Intellektuellen so: »Intellektuelle sind Menschen (Frauen und Männer), die ihre Positionen schreibend und redend reflektieren und kommunikatorisch dazu beitragen, damit dies geschehen kann – sie können, müssen aber nicht akademisch gebildet sein« (S. 11).

nachhaltigen Auseinandersetzung mit den bisher entwickelten eigenen sozialen und kommunikativen Fähigkeiten und ihren Defiziten«. Am Ende stehe der »Weltbürger«, der seine Identität und Stabilität aus den ihn tragenden Bindungen beziehe.[4]

Besonders die Briefe in den 1960er und 1970er Jahren kreisen um diese Fragen von Heimat und Identität. Um die Mitte der 1960er Jahre schrieb Marcus, Deutschland sei in gewisser Weise wohl immer noch sein »home country«.[5] 1974 teilte er mit: »You know, Cyprus is like my second homeland.«[6] Etwa acht Jahre lagen zwischen diesen beiden Äußerungen. Eine dritte Formulierung Marcus' bildet den Ausgangspunkt dieser Reflexionen, auf die noch einmal zusammenfassend Bezug genommen werden soll: Auf der Flucht aus seiner Geburtsheimat Deutschland nach Palästina hatte er 1934 mitgeteilt, er habe »eine Heimat verloren in Landschaft, Menschen, Klima, Sprache – kurz allem, was das Leben eines überhaupt empfindenden Menschen« ausmache.[7] Obwohl er dann in Palästina/Israel dauerhaft lebte und arbeitete, empfand er sich dort nicht in der Weise zu Hause wie auf Zypern. 1944 war er dort erstmals gewesen. Auf Ausflügen kam er in Kontakt mit einer Kultur, die gleichsam eine Brücke zwischen Okzident und Orient bildete. Aufgrund seiner humanistischen Schulbildung sah er zunächst Bezüge zu der ihm nicht unbekannten griechischen Antike. Er begann, in Israel in seinem Privathaus eine Sammlung antiker Objekte anzulegen. Sie umfasste viele Keramiken, über deren Besonderheiten er allmählich mehr erfuhr. Er stellte im Laufe der Jahre fest, dass sie eine eigen-

4 Krohn, Claus-Dieter: Leerräume der Existenz. Deutsch-jüdische Integrationserwartungen und -illusionen nach 1933. In: *Flucht und Rückkehr. Deutsch-jüdische Lebenswege nach 1933.* Hrsg. von Barbara Stambolis. Gießen 2020, S. 65–86, hier S. 78; vgl. ders.: Differenz oder Distanz? Hybriditätsdiskurse deutscher refugee scholars im New York der 1930er Jahre. In: *Exilforschung. Ein internationales Jahrbuch, Bd. 27: Exil, Entwurzelung, Hybridität.* München 2009, S. 20–39.

5 Brief vom 22.6.1966.

6 Brief vom 26.10.1974.

7 Siehe Kapitel 7: Flucht nach Palästina, ein neuer beruflicher Anfang: Assuta und Hadassah. Möglicherweise hat Marcus seine Sammlung vor seinem Tode dem Ha'aretz-Museum in Tel Aviv vermacht. Sabine Rogge, die langjährige Geschäftsführerin des Interdisziplinären Zypern-Instituts in Münster, arbeitet aktuell mit einem Team an einem *Handbook of Ancient Cypriot Ceramics*. Wie sie mitteilte, geht es in diesem Projekt auch um eine Übersicht über die weit verstreuten Objekte. Vielleicht werden bei den Recherchen auch Provenienzfragen gestellt.

ständige Geschichte hatten, über die er zunächst wenig gewusst hatte. Marcus räumte ein: »Due to my education in a german Gymnasium, I was too much classically minded, that means in classical Greek art, and I did not know to appreciate this type of art.«[8]

Geschichtliches und kulturelles Interesse an Zypern entwickelte Marcus, nachdem er Basil 1944 kennengelernt hatte, als Letzterer medizinische Hilfe suchte und mehr oder weniger zufällig den Chirurgen Marcus traf, der sich seiner gesundheitlichen Probleme annahm. Bei ihren weiteren Begegnungen, die vor allem auf Zypern stattfanden, kam vieles zusammen, nicht zuletzt beider Fähigkeit, Berufliches und Privates zu verbinden; mediterran-selbstverständliche Gastfreundschaft beflügelte Einladungen, an denen weitere Freund*innen, Kolleg*innen und von Basils Seite auch Familienmitglieder Anteil hatten.

Marcus war sich mit Basil darüber einig, dass Krisen und instabile politische Verhältnisse das Leben auf der Mittelmeerinsel ebenso – wenngleich ursächlich unterschiedlich – beeinflussten wie in Israel und im gesamten Nahen Osten. Marcus' Blick richtete sich auf allenthalben zu beobachtende gewalttätige Auseinandersetzungen, nicht zuletzt auf die unzähligen Toten in Israel seit 1948,[9] aber auch auf den Befreiungskampf in den 1950er Jahren auf Zypern, der 1960 in die Unabhängigkeit von Großbritannien mündete. Das fragile griechisch-türkische Miteinander beobachtete er in den folgenden Jahren skeptisch.[10] Politische Zeitläufte waren wiederholt Gegenstand der Korrespondenz der beiden vielbeschäftigten Männer, die häufig unterwegs waren – Basil nach Beendigung seiner Tätigkeit als Hotelier im Dienste der 1953 gegründeten britischen Kinowerbungsfirma Pearl & Dean im Nahen und Mittleren Osten, Marcus auf oft längeren Reisen aus beruflichen Gründen in Houston und in Moskau oder auf privaten in Deutschland, den Niederlanden, der Schweiz, Griechenland, Italien oder Frankreich. Meistens versuchte er, seine Europareisen mit Aufenthalten in Zypern zu kombinieren.[11]

In seinen Briefen an Marcus wurde Basil zumeist in knappen Sätzen persönlich: Am 6. März 1945 teilte er in einem Nachsatz mit: »I became

8 Brief vom 8.4.1972.

9 Brief vom 29.10.1973.

10 Brief vom 12.1.1964.

11 Mindestens einmal hielt Marcus sich aus privaten Gründen auch in Peru auf, wo sein Bruder Siegfried lebte.

yesterday the father of a boy.«[12] Am 15. Mai, ebenfalls nebenbei, merkte er an: »My wife and the baby are in the best of health.«[13] Die Gesundheit seiner Familie war von Basils Seite das über lange Zeit am häufigsten angesprochene private Thema. Manchen seiner Briefe müssen Fotos beigelegen haben, deren Duplikate sich nur teilweise erhalten haben. Sie zeigen Marcus – wie an anderer Stelle dokumentiert – mit Irini Stambolis, ab und zu mit ihren Kindern bei Ausflügen und geselligen Zusammenkünften. So unternahm die zypriotische Familie etwa einen Ausflug mit Marcus und seiner Nichte Nanni, der ältesten Tochter seines Bruders Louis.[14] Auf manchen Fotos aus Zypern ist Marcus in Begleitung von Else Wallbach zu sehen, seiner langjährig vertrauten Mitarbeiterin, die der maschinenschriftlichen Korrespondenz von Marcus handschriftliche Zeilen hinzufügte oder – ebenso wie seine Sekretärin Elisheva Lernau – auch ausführlichere eigene Briefe nach Zypern schickte.[15] Ab 1960 schrieben Basils und Irinis Kinder von Zeit zu Zeit an Marcus. Letzterer wurde in seinen Formulierungen allmählich ebenfalls persönlicher, unterschrieb beispielsweise mit »herzlich dein Marcus«. 1965 traf ein Brief bei Basil ein, der überschrieben ist mit »mein lieber Freund«.[16]

Seit den 1960er Jahren kam eine weitere »Stimme« in den persönlichen israelisch-zypriotischen Kontakten hinzu, die von Tamara Rossi, einer Jüdin mit italienischen Wurzeln,[17] die Marcus nahestand. Seit Beginn der 1960er Jahre beteiligte sich Tamara am brieflichen Austausch mit Basil und seiner Familie. 1962 war sie erstmals und in der Folgezeit dann mehrmals auf Zypern. Sie schickte Dankesschreiben, kündigte Geschenke an und berichtete aus ihrem Leben.[18] Sie nahm als Krankenschwester in Israel an militärischen Übungen teil und beschrieb diese als sehr anstrengend: »It was really a hard exercise. By night travelling through sand storms in the desert and by day to set up the tents for the

12 Brief vom 6.3.1945.

13 Brief vom 15.5.1945.

14 In einem Brief an Basil vom 22.8.1966 wird die Adresse der Familie Israel in Amsterdam angegeben mit »Konniginne Weg 27«. Dort wollten Max Marcus und Tamara Rossi Station auf ihrer Europa-Reise machen.

15 Siehe Kapitel 8: Zypern: Berufliche und persönliche Kontakte.

16 Briefe vom 17.10.1961, 16.11.1965 und 2.4.1975.

17 Siehe Kapitel 7: Flucht nach Palästina: ein neuer beruflicher Anfang: Assuta und Hadassah.

18 Briefe von Tamara an Basil vom 4.10.1961 und 14.10.1961.

field hospital.«[19] Im Sommer 1966 schrieb Marcus, er wolle mit Tamara eine Rheinreise von Basel nach Amsterdam beziehungsweise Rotterdam unternehmen, um ihr sein »home country« zu zeigen.[20] Während dieser Reise, die im August 1966 stattfand, traf Marcus, wie bereits erwähnt, mit Konrad Adenauer zusammen, ohne in seinen Briefen an Basil darauf konkret Bezug zu nehmen.[21]

Ende der 1960er Jahre finden sich in Marcus' Briefen mehrfach Abschnitte, die seiner Besorgnis um Tamaras psychische Verfassung gelten. Sie stamme aus einer alten italienisch-jüdischen Gelehrtenfamilie, nach der in Tel Aviv die »De Rossi Straße« benannt war.[22] Sie befinde sich in psychiatrischer Behandlung und er befürchte, dass sie unheilbar erkrankt sei.[23] Anfang Dezember 1970 setzte sie ihrem Leben ein Ende. Marcus fand sie tot in ihrer Wohnung auf. Else Wallbach übermittelte Basil die Nachricht von Tamaras Suizid. Sie vermutete zu Recht, dass sich Marcus von diesem Schicksalsschlag nicht mehr erholen würde.[24] Er sehne sich jedoch nach freundschaftlich-tröstlicher Nähe (»He is suffering deeply, but longs for friendship and human warmth«[25]). Beides bestätigte sich in den dann folgenden Briefen von Marcus: Er konnte sich seinem Freund anvertrauen und offen aussprechen, dass diese Tragödie sein Leben grundlegend verändert habe:

> »I am always in a very bad mood after the death of my beloved Tamar. You wrote me once one has to forget, but I can't. Imagine we were together daily for 16 years, and she was for me more than a daughter. There was between us a deep spiritual connection. In the evenings, we sat together, both with our books, and if one of us found a topic the other could be interested in, we would discuss this subject. And now I am sitting alone at home with my thoughts. Since the death of Tamar I have not travelled, because I was so used to travelling with her together, that I can't imagine to be alone abroad.«[26]

19 Brief von Tamara an Basil, undatiert, um die Jahreswende 1962/1963.

20 Briefe vom 16.6.1966 und 23.7.1966.

21 Siehe Kapitel 11: Deutschland: Ein Lebensthema.

22 Brief vom 12.6.1968; vgl. zu dem Renaissance-Gelehrten Azaria de' Rossi: Azarja de' Rossi. Metzler Lexikon jüdischer Philosophen. Spektrum.de. https://www.spektrum.de/lexikon/juedische-philosophen/azarja-de-rossi/17 (13.04.2021).

23 Ebd.

24 Briefe von Else Wallbach vom 27.12.1970 und 16.2.1971.

25 Brief von Else Wallbach vom 1.4.1971.

26 Brief vom 8.4.1971.

Seelischen Halt hatte Marcus nach eigenen Aussagen über Jahrzehnte in seinem Beruf gefunden und war, um Abstand zu gewinnen, auf Reisen gegangen, am liebsten mit dem Schiff. Auf Zypern war er 1973, ein Jahr vor seiner Pensionierung, ein letztes Mal.

Die Trauer über Tamara Rossis Tod, die Marcus mit seinen zypriotischen Freunden teilte, und die Verbundenheit, die er gegenüber Irinis und Basils Kindern entwickelte, mögen mit dazu beigetragen haben, dass er seine Freunde auf Zypern als Wahlfamilie empfand und mit ihnen bis zum Jahre 1979 weiter regelmäßig korrespondierte. Seine Neffen und Nichten hingegen bleiben abgesehen von Nanni Israel in der Korrespondenz unsichtbar. Zwar lebten Kinder seines Bruders Louis in Israel in seiner Nähe und er kümmerte sich auch um diese,[27] aber sie waren nicht mit Marcus zusammen auf Zypern und finden in den Briefen namentlich keine Erwähnung. In wenigen Sätzen resümierte er, er sei tief enttäuscht. Wörtlich teilte er Basil mit:

> »In my opinion, I behaved very well towards my family. I helped them, when they were in great difficulties. I did not expect any thanks, but neither did I expect that they would leave me completely alone, and ignore their uncle's existence.«[28]

Auch der Wunsch, seinen Bruder Siegfried in Israel zu treffen, erfüllte sich nicht.[29] Die Einsamkeit, von der Marcus seinem zypriotischen Freund gegenüber in seinen letzten Lebensjahren sprach, hatte viele Gründe: Er fühlte sich erschöpft, oft von einer grundlegenden Traurigkeit überwältigt, und sprach ausdrücklich von depressiven Stimmungslagen.

Zunehmend resignativ klangen in den 1970er Jahren auch Marcus' briefliche politische Kommentare. Die Entwicklung auf Zypern beobachtete er ebenso wie die in Israel mit Beunruhigung. Als 1974 türkische Truppen in Zypern einmarschierten, fragte er sich, warum die Amerikaner und die Briten die Türken unterstützten.[30] Am 28. Oktober 1974 schrieb er an die »liebe Familie S.« unter Hinweis auf Johann Wolfgang von Goethes

27 Einige Fotos, die Boris Marcus an Bernhard Schäfer in Rees übermittelt hat, belegen dies.

28 Brief vom 14.10.1977. In ähnlichem Tenor ist auch ein Satz in Marcus' Brief vom 30.11.1977 gehalten.

29 Briefe vom 11.5.1973 und 24.5.1974.

30 Brief vom 26.9.1974.

geflügeltes Wort, »ein politisch Lied« sei »ein garstig Lied«: Garstig sei ja »ein altes deutsches Wort«. Im Februar 1977 erinnerte Marcus Basil an ihre mehr als 30 Jahre zurückliegenden Begegnungen auf Zypern und die Anfänge ihrer Freundschaft. Basils kleinasiatische Herkunft, die Tatsache, dass er mit seiner Familie als Kind aus der Türkei geflohen war, ist unausgesprochen in der Korrespondenz ebenso gegenwärtig wie grundlegende Fragen von Heimatverlust und Neubeheimatung. Während der britischen Mandatszeit in Palästina habe er sich, so Marcus, mit dem Gedanken getragen, in der malerischen Hafenstadt Kyrenia im Norden Zyperns ein Haus zu erwerben:

> »I don't know if you remember, that during my first visits to Cyprus, there was a small villa for sale in Kyrenia, a very nice one near the seashore. I had the intention of buying this villa, at this time, at the time of British Mandate […]. But […] I read, that also the English are now being forced by the Turks to leave Kyrenia. So it is good that I did not buy at the time, isn't it?«[31]

Er könne sich nicht vorstellen, dass das Land eines Tages unter türkischer Herrschaft sein werde, geschweige denn im besetzten Norden teilweise sogar zu leben, aber er wolle unbedingt weiter Basil und seine Familie auf Zypern sehen und an ihrem Leben Anteil nehmen.

Auch von der Entwicklung in Israel sei er enttäuscht, schrieb Marcus wiederholt. Ende Oktober 1978 sah er offenbar noch einmal Grund zur Hoffnung, als der Friedensnobelpreis Israels Ministerpräsident Menachem Begin und Ägyptens Staatschef Anwar el-Sadat zugesprochen wurde. Er bat Basil, einen Brief, den er an Sadat verfasst hatte, an diesen weiterzuleiten.[32] Vielleicht baute er darauf, dass dieses Beispiel symbolischen Friedenshandelns Früchte tragen könnte. Nachdenklich meinte er, er sei eigentlich immer Pazifist gewesen. Seine Aufgabe sei doch insgesamt gesehen vorrangig gewesen, Menschenleben zu retten.

Die Briefe, die Basil von Marcus in den 1970er Jahren erhielt, thematisieren zum einen die Gesundheit seines Freundes, des Weiteren seine eigene psychische Verfassung und Trauer um das abrupte Ende seines Lebensentwurfs in Deutschland 1933 sowie die Zukunft von Basils Sohn Chris in

31 Brief vom 25.2.1977.

32 Brief vom 31.10.1978.

dem Land, das einst Marcus' Geburtsheimat gewesen war. Basil hatte sich in seiner Jugend ein Studium vorstellen können, war jedoch gezwungen gewesen, die Schule abzubrechen. Seinen frühen Lebensentwurf hatte er aufgeben müssen, wollte aber seinem Sohn die akademische Ausbildung und den gesellschaftlichen Aufstieg ermöglichen, der ihm in seiner Jugend verwehrt geblieben war. Dass sich aus dem Auslandsstudium dann auch eine berufliche Zukunft in Deutschland ergeben könnte, hatte er nicht im Blick. Marcus versuchte, die Bedenken Basils zu zerstreuen, dass dessen Sohn eine Deutsche heiraten wolle. Er freute sich darüber, dass Chris und seine Freundin mit ihm in brieflichem Kontakt standen und wollte beide gerne treffen. 1979 schrieb er:

> »I feel terribly depressive, because now at the end of my life it hurts more and more, that I could not fulfill that to which I felt myself called upon to do, namely scientific work, which I began with great success in Germany, and I had to give up when I came to this country. Here I was overworked with daily practical work, and at this time, namely 40 years ago, there did not yet exist facilities for scientific work (scientific laboratories and libraries).«[33]

»Yours forever« unterschrieb Marcus seinen letzten Brief an Basil, genauso, wie er 1974 schon einmal ein Schreiben an seinen Freund unterzeichnet hatte, in dem er Zypern als seine zweite, das heißt als Wahlheimat bezeichnet hatte. Diese Selbstäußerungen lassen sich mit einer vielzitierten Formulierung von Jean Améry assoziieren, der das Exil als eine Krankheit, wenngleich »keine unheilbare« bezeichnete; man könne »doch die Fremde durch ein langes Leben in ihr und mit ihr zur Heimat machen [...]; man nennt das: eine neue Heimat finden«.[34] Hinzufügen ließe sich modifizierend: Marcus gelang vom Exil in Israel aus gesehen ein Spagat zwischen seiner deutschen Geburtsheimat und seiner Wahlheimat Zypern. Sie gründete auf einer Freundschaft, die sich auf eine Wahlfamilie ausweitete. Diese Bindungen erwiesen sich als dauerhaft stabil und verlässlich. Das existenzielle Grundgefühl jedoch, unbehaust, nirgendwo zu Hause zu sein, blieb davon unberührt.

33 Brief vom 24.6.1979.

34 Améry, Jean: Wieviel Heimat braucht der Mensch? In: ders: *Jenseits von Schuld und Sühne. Bewältigungsversuche eines Überwältigten*. Stuttgart 1977, S. 83.

11 Deutschland: Ein Lebensthema

Wann Max Marcus nach Ende der NS-Schreckensherrschaft und des Zweiten Weltkrieges erstmals wieder deutschen Boden betrat, ist nicht eindeutig zu belegen. Das wohl brieflich erfolgte Angebot des bekannten und nicht unumstrittenen Chirurgen Ferdinand Sauerbruch,[1] einen Lehrstuhl in Deutschland anzunehmen, hatte er 1947 abgelehnt.[2] Zunächst reiste er nach Berlin, wo er von 1920 bis 1934 gelebt und gearbeitet hatte. Das Haus, in dem er am Kurfürstendamm gewohnt hatte, war im Zweiten Weltkrieg den Bomben zum Opfer gefallen. Auch das Krankenhaus Moabit war von Kriegszerstörungen stark betroffen.[3] Nachzuweisen sind Besuche von Marcus in den 1950er Jahren, bei denen er 1956 im Hotel Kempinski, also in einst vertrauter Umgebung, logierte. Ein Anlass mögen die von einem Berliner Anwalt beratenen und vertretenen Entschädigungsverhandlungen gewesen sein, ein weiterer wohl auch, der Vergangenheit in Deutschland nachzuspüren, die mindestens ebenso stark mit Berlin wie mit dem Rheinland verbunden war. 1953 suchte Marcus Gottfried Benn auf.[4] Er wollte diesem einen weiteren Besuch abstatten, der jedoch nicht zustande kam.

Benns die NS-Zeit betreffend ausgesprochen unkritische autobiografische Schrift *Doppelleben* aus dem Jahre 1950 hielt Marcus offenbar nicht davon ab, an seiner Bewunderung für den Dichter festzuhalten, der in seinen letzten Lebensjahren große mediale Aufmerksamkeit genoss und

1 Vgl. Kudlien, Fridolf, Christian Andree: Sauerbruch und der Nationalsozialismus. In: *Medizinhistorisches Journal 15* (1980), S. 201–221; Dewey, Marc, Udo Schagen, Wolfgang U. Eckart, Eva Schönenberger: Ernst Ferdinand Sauerbruch and his Ambiguous Role in the Period of National Socialism. In: *Annals of Surgery 244* (2006), S. 315–321.

2 Pross, Winau (Hrsg.): *Nicht mißhandeln*, S. 161.

3 Vgl. zu Berlin-Besuchen in den 1950er Jahren auch Rosenstein: *Narben bleiben zurück*, S. 306–309.

4 Handschriftl. Brief im Deutschen Literaturarchiv Marbach, Nachlass Benn, Nr. 91.114.444.

besonders mit Radiobeiträgen öffentlich präsent war. In seiner Autobiografie beschrieb Benn das Berlin der Jahre 1918 bis 1933 als kulturell, wissenschaftlich und wirtschaftlich pulsierende internationale Stadt. Zu der innovativen, anregenden Atmosphäre der »Weimar Culture« jener Jahre hätten Juden erheblich beigetragen.[5] Dass Benn in *Doppelleben* betonte, einige seiner besten Freunde seien Juden gewesen,[6] hat Hannah Arendt beispielsweise mit Blick auf die »innere Emigration«, in die sich Benn und manch andere Schriftsteller und Intellektuelle in den NS-Jahren begeben hatten, ausgesprochen kritisch beurteilt.[7] Auf seine 1933 und 1934 die NS-Diktatur befürwortenden Äußerungen angesprochen, nahm Benn zwar bedauernd Stellung, er habe in manchen Sätzen nicht den richtigen Ton getroffen, beklagte jedoch, daraus hätten die Alliierten kein Recht ableiten können, ihm nach Kriegsende bis 1948 Schreibverbot zu erteilen.[8]

Marcus jedenfalls gratulierte Benn 1956 zu dessen 70. Geburtstag in einem ausführlichen Schreiben, in dem er mitteilte, er habe seit 1919 Benns Veröffentlichungen gelesen. Marcus führte dann einige Gedichte aus dem Spätwerk an, die er besonders schätzte, darunter *Reisen* und *Blaue Stunde* (beide 1950).[9] Am 18. Mai 1956 schrieb Marcus aus Ramatgan:

> »Sehr verehrter und lieber Herr Dr. Benn, […] [i]ch glaube nicht, dass Sie zu den Menschen gehören, die ihre eigenen Geburtstage feiern. Es gibt aber sehr viele Menschen – und ich gehöre zu ihnen – die sich freuen, dass ein Gottfried Benn erschienen ist; entschuldigen Sie bitte dieses mir nicht übertriebene Wort […]. Also habe ich Ihren Geburtstag gefeiert. Am vergangenen Freitag Abend, den 11. Mai – der Freitag Abend ist hier dasselbe, was in christlichen Ländern der Sonnabend Abend ist – ein Abend, an dem ich also frei bin und Zeit habe, habe ich meiner hier zu Besuch weilenden Nichte aus Amsterdam, einer jungen und intelligenten Frau [Nanni Israel, geb. Marcus,

5 Gay, Peter: *Weimar Culture. The Outsider as Insider*. New York, Evanston 1968, S. 131f.

6 Ebd.; vgl. Benn, Gottfried: *Doppelleben. Zwei Selbstdarstellungen*. Wiesbaden 1950, bes. S. 9–23, 80–82.

7 Vgl. Arendt, Hannah: Gedanken zu Lessing. Von der Menschlichkeit in finsteren Zeiten. In: *Hannah Arendt. Menschen in finsteren Zeiten*. Hrsg. von Ursula Ludz. München 1989, hier aus der ungekürzten Taschenbuchausgabe 4. Aufl. 2017, S. 11–45, bes. S. 30f., S. 35f.

8 Schildt: *Medien-Intellektuelle in der Bundesrepublik*, S. 582.

9 Deutsches Literaturarchiv Marbach, Nachlass Benn, Nr. 91.114.1390: Marcus an Benn am 18. Mai 1956; vgl. Benn: *Gedichte* S. 259 *(Blaue Stunde)*, 327 *(Reisen)*.

B. S.][10], eine Reihe Ihrer Gedichte vorgelesen [...]. Und dann haben wir eine Flasche Champagner auf Ihr Wohl getrunken [...]. Für mich persönlich bedeuten Sie einen Bestandteil meines geistigen Lebens, der nicht wegzudenken ist, ohne dass an dessen Stelle eine große Leere wäre. Seitdem ich im Jahre 1919 die ersten Gedichte von Ihnen kennen lernte, war jede Neuerscheinung von ihnen ein neues Erlebnis für mich. Jeder Mensch wächst, glaube ich, im Laufe der Jahre aus seinem ehemaligen geistigen Bestand heraus und man legt einst geschätzte Bücher ab wie man getragene Kleider ablegt. Ihnen bin ich treu geblieben – oder Sie mir. Zu Ihrem 70. Geburtstag möchte ich Ihnen einen Wunsch senden, der besonders bei religiösen Juden als Geburtstagswunsch gebräuchlich ist: ›עד מאה ועשרים‹ (bis zu 120 Jahren!), Ihr Ihnen in Dankbarkeit ergebener Marcus.«[11]

Er wünschte Benn also ein nach jüdischem Verständnis buchstäblich mosaisches Alter und verband in diesen Zeilen auch eine Lebenslinie: die durch die Umstände erzwungene Existenz zwischen zwei Welten, die er lebenslang zu verbinden versuchte.[12]

Anlässlich des Todes von Gottfried Benn schrieb Marcus am 17. Juli 1956 an dessen zweite Ehefrau Ilse, er habe von Felix Elieser Shinnar die Todesnachricht erfahren. Er halte Gottfried Benn für nobelpreiswürdig, er habe seine schriftstellerischen Leistungen seit seinen Anfängen bewundernd zur Kenntnis genommen. Wörtlich heißt es in dem Schreiben, mit Benn habe »Europa seinen größten und prägnantesten Dichter verloren«. Er bitte darum, mitzuteilen,

> »was zu dem plötzlichen Ende geführt hat; kurz vor seinem Tod schrieb er mir noch, dass er krank sei, aber aus dem, was er mir schrieb, konnte ich in gar keiner Weise entnehmen, dass etwas Ernstes vorlag. Meine Absicht war, wie immer in den letzten Jahren, ihn im nächsten Monat zu besuchen.«[13]

An seiner Verehrung für Benn hielt Marcus auch in der Folgezeit fest. 1966 nannte er ihn einen »Mann von umfassendem medizinischem Wissen und

10 Zu Nanni Israel siehe Kapitel 8: Zypern: Berufliche und persönliche Kontakte.

11 Deutsches Literaturarchiv Marbach, Nachlass Benn, Nr. 91.114.1390: Marcus an Benn am 18. Mai 1956.

12 Diner: Jeckes – Ursprung und Wandel einer Zuschreibung, S. 100–103.

13 Deutsches Literaturarchiv Marbach, Nachlass Benn, Nr. 91.114.1420.

tiefen biologischen Erkenntnissen«.[14] Darauf, dass sich eine Totenmaske Benns in Marcus' Arbeitszimmer in Ramatgan befand, wurde bereits an anderer Stelle hingewiesen.[15]

Anlässlich einer geplanten Schiffsreise auf dem Rhein von Basel nach Amsterdam schrieb Marcus im Mai 1966 an seinen zypriotischen Freund Basil, Deutschland sei in gewisser Weise wohl immer noch sein »home country«.[16] Diese Formulierung mag angesichts des enttäuschenden Ergebnisses seines Mitte der 1960er Jahre endgültig ad acta gelegten Entschädigungsverfahrens erstaunen.[17] Um die Mitte der 1960er Jahre hatte er sein Berufsleben beendet, er übertrat im Alter seine deutsche Vergangenheit betreffend eine Schwelle. Mit anderen Worten: Er zog Bilanz und setzte sich mit Deutschland als Lebensthema noch einmal intensiv auseinander. Im Vordergrund dieser Auseinandersetzung standen weniger die schmerzlichen Verlusterfahrungen als vielmehr in positivem Sinne Bleibendes. Marcus hatte durchaus einen offenen Blick für Veränderungen. In seiner Wahrnehmung finden sich wiederholt jene Hoffnungen auf das »andere Deutschland«, von dem auch David Ben-Gurion gesprochen hatte.[18] Sie zu betonen, war wohl eine Voraussetzung dafür, die deutsch-israelischen Verhandlungen auf politischer Ebene voranzubringen.

Adenauer hatte sich 1960 mit David Ben-Gurion in New York getroffen. 1961 hatte er anlässlich des Eichmann-Prozesses dem Wunsch Ausdruck verliehen, alles deutsche NS-Unrecht möge aufgedeckt werden. Er fürchtete jedoch auch, die Entschädigungsforderungen könnten infolge des Prozesses neue Dimensionen annehmen.[19] Im Mai 1965 nahmen Israel

---

14 Zit. bei Marcus: Leistung und Position der modernen Chirurgie. In: *Universitas 21*, 2 (1966), S. 815–823, hier S. 823; vgl. Benn: Irrationalismus und moderne Medizin, S. 142 und 144.

15 Siehe Kapitel 7: Flucht nach Palästina, ein neuer beruflicher Anfang: Assuta und Hadassah.

16 Brief an Basil vom 22.6.1966.

17 Siehe Kapitel 9: »Entschädigung«: nicht nur ein juristisches Kapitel der Nachkriegsgeschichte.

18 Weitz, Yechiam: Ben-Gurions Weg zum »Anderen Deutschland« 1952–1963. In: *Vierteljahreshefte für Zeitgeschichte 48*, 2 (2000), S. 255–279.

19 Weinke, Annette: »Waning Confidence in Germany's Rehabilitation«. Das gespaltene Krisenmanagement der bundesdeutschen Außenpolitik. In: *Interessen um Eichmann. Israelische Justiz, deutsche Strafverfolgung und alte Kameradschaften*. Hrsg. von Werner Renz. Frankfurt a. M. 2012, S. 201–216.

und die Bundesrepublik Deutschland offiziell diplomatische Beziehungen auf.[20] Am 5. Januar 1966 wurde Adenauer 90 Jahre alt. Aus diesem Anlass gratulierte ihm auch der Weltverband ehemaliger Kölner Juden.[21] Kurz vor Adenauers Reise nach Israel im Mai 1966 schrieb ihm der Vorsitzende des Zweckverbandes Rheinisch-Westfälischer Juden in Israel, Kurt Joseph Lewertoff:

> »Wir hier aus dem Rheinland freuen uns alle schon auf Ihr Kommen im Mai. Wir vom Zweckverband Rheinisch-Westfälischer Juden würden uns freuen, wenn Sie es ermöglichen könnten, uns einen Abend [...] zu widmen, um alte Erinnerungen aufzufrischen [...] ohne Politik und Reden – ein Wiedersehen unter alten Kölschen.«[22]

Adenauer wurde nicht zuletzt deshalb Vertrauen entgegengebracht, weil er in seiner Zeit als Kölner Oberbürgermeister ein respektvolles Verhältnis zu jüdischen Kölner Bürger*innen gehabt hatte, an das ehemalige Kölner Jüdinnen und Juden in Israel gerne zurückdachten.[23] Überzeugend wirkte außerdem, dass er 1933 nicht zu den überzeugten Nationalsozialisten gehört hatte. Und schließlich bestand kein Zweifel daran, dass ihm die deutsch-israelische Annäherung persönlich viel bedeutete, wie er wenige Wochen vor seiner Israelreise 1966 auch israelischen Journalisten gegenüber zum Ausdruck brachte.[24] Eine Pressemitteilung vom 18. August des Jahres belegt diese Zusammenkunft folgendermaßen:

---

20 Vgl. Hansen, Niels: *Aus dem Schatten der Katastrophe. Die deutsch-israelischen Beziehungen in der Ära Konrad Adenauer und David Ben Gurion*. Düsseldorf 2002.

21 Morsey, Rudolf, Hans-Peter Schwarz (Hrsg.): *Adenauer. Die letzten Lebensjahre 1963–1967. Briefe und Aufzeichnungen, Gespräche, Interviews und Reden (Rhöndorfer Ausgabe), Bd. 2: September 1965–April 1967*. Paderborn 2009, S. 492; Adenauers Antwort ebd., S. 146.

22 Mensing, Hans Peter: »... ich werde Eure Synagogen wieder aufbauen ...« Konrad Adenauer – das Judentum und Israel. Christlich-jüdische Verständigung und deutsch-israelischer Dialog beim Kölner Oberbürgermeister und ersten Bundeskanzler. In: *Beiträge zur rheinisch-jüdischen Geschichte 9*, 10 (2019), S. 1–59, hier S. 42.

23 Mensing: »... ich werde Eure Synagogen wieder aufbauen ...«, S. 12. Mit Lewertoff hatte Adenauer bereits 1964 Briefkontakt: Morsey, Schwarz (Hrsg.): *Adenauer. Die letzten Lebensjahre 1963–1967, Bd. 2*, S. 189f.

24 Mensing: »... ich werde Eure Synagogen wieder aufbauen ...«, S. 11f.; vgl. Morsey, Schwarz (Hrsg.): *Adenauer. Die letzten Lebensjahre 1963–1967, Bd. 2*, S. 502f.

> »Der Vorsitzende des Zweckverbandes Rheinisch-Westfälischer Juden in Israel, Herr Lewertoff, und Prof. Max Marcus von der Universität Jerusalem haben in Israel eine Sammlung eingeleitet zur Anpflanzung eines Waldes, der den Namen von Dr. Adenauer tragen soll. Die Herren haben eine Urkunde über die bisher schon erfolgte Anpflanzung von 1.000 Bäumen Dr. Adenauer überbracht.«[25]

Marcus erinnerte sich 1972, der Verein ehemaliger rheinischer Juden habe sich 1966 kurzfristig und unerwartet mit einer Bitte an ihn gewandt. Man wolle Adenauer »ein Dokument überreichen, dass [in Israel, B. S.] die ersten 2000 Bäume auf seinen Namen gepflanzt worden seien«.[26] Nachweislich setzte sich Lewertoff für diese Aktion ein.[27] Marcus' Begegnung mit Konrad Adenauer fand im August 1966 in Bonn statt.[28]

Aus dem geplanten Gespräch mit Adenauer von wenigen Minuten sei eine Begegnung von mehr als einer Stunde geworden. Er, Marcus, habe den Eindruck gewonnen, dass Adenauers Bemerkung, das ihm überreichte Dokument bedeute ihm sehr viel, ernst gemeint gewesen sei.[29] Die deutsch-jüdischen Anteile am geistigen Leben in Deutschland seien Hauptgegenstand des Gesprächs gewesen. Es seien die Namen von prominenten Wissenschaftlern wie z. B. Albert Einstein und Richard Willstätter sowie von Künstler*innen wie Franz Werfel oder Else Lasker-Schüler gefallen. Erwähnt habe er unter anderem auch, dass Georg Simmel und Friedrich Gundolf Goethe-Biografien verfasst hatten.[30] Adenauer sei mit 91 Jahren ein konzentrierter Zuhörer gewesen, so das Fazit des Rückblicks. Er sei angesichts der politischen Lage – ein Jahr später brach der Sechstagekrieg aus – sehr besorgt gewesen.

Adenauers Besuch Israels war von Anerkennung gekennzeichnet, wurde aber auch von Protesten und Ablehnung begleitet. Mehrfach sprach Ade-

---

25 Morsey, Schwarz (Hrsg.): *Adenauer. Die letzten Lebensjahre 1963–1967, Bd. 2*, S. 584.

26 Marcus: Gespräche mit Chaim Weizmann und Konrad Adenauer, S. 311.

27 Mensing: »… ich werde Eure Synagogen wieder aufbauen …«, S. 42, Fußnote 124, auch unter Hinweis auf Morsey, Schwarz (Hrsg.): *Adenauer. Die letzten Lebensjahre 1963–1967, Bd. 2*, S. 584.

28 Vgl. Hestermann, Jenny: *Inszenierte Versöhnung. Reisediplomatie und die deutsch-israelischen Beziehungen von 1957 bis 1984.* Frankfurt a. M. 2016.

29 Ebd., S. 312.

30 Volkov: Soziale Ursachen des jüdischen Erfolgs in der Wissenschaft, S. 149, zu jüdischen Wissenschaftlern mit Weltruf, zu denen Willstätter, Einstein und andere gehören.

nauer die Bedeutung von Begegnungen zwischen Menschen der Altersgruppe an, die die NS-Zeit erlebt hatten. In einem Interview sagte er etwa:

> »Und dann habe ich noch eine Reihe von Leuten deutscher Herkunft getroffen, die doch noch sehr an Deutschland hängen und Deutschland – ich meine jetzt nicht das, was die Nazis gemacht haben – nicht vergessen haben. Es ist ganz gut, wenn man derartige Gefühle, die also keine Hassgefühle sind, pflegt. Die kann man pflegen.«[31]

Das im Rahmen seiner Reise zustande gekommene Treffen mit ehemaligen rheinischen Jüdinnen und Juden sei herzlich und geradezu fröhlich gewesen, sie hätten ihm zum Abschied ein altes Karnevalslied gesungen.[32] Adenauer betonte, vor allem setze er seine Hoffnungen auf persönliche Begegnungen zwischen jungen Israelis und jungen Deutschen.[33]

Dass sich Deutschland in den 1960er und 1970er Jahren im Wandel befand, beobachtete Marcus mehrfach. Im September 1965 traf er sich mit Basils Sohn Chris, der sich für mehrere Wochen bei einer Familie in der Eifel aufhielt.[34] Als Chris 1966 zu Beginn seines Medizinstudiums in Mainz einer schlagenden Studentenverbindung beitrat, war Marcus zunächst irritiert. Nach einem Besuch dort habe er jedoch festgestellt, dass sich der Charakter der Studentenverbindungen doch stark von jenem in der Zeit unterscheide, in der er mit diesen als Student in Berührung gekommen sei.[35]

Wenn Marcus Mainz, Bonn oder Amsterdam besuchte, war er in einer »emotionalen Landschaft« unterwegs, die ihn an seine Kindheit am Niederrhein und seine Studienzeit in Düsseldorf erinnerte.[36] Es waren Reisen in eine Vergangenheit, aus der sich Brücken in die Gegenwart schlagen ließen, wie die Begegnung mit Adenauer zeigt. In seiner Geburtsstadt Rees ist Marcus nicht wieder gewesen. Er wusste, dass sein Geburtshaus durch Kriegseinwirkungen weitgehend zerstört war. Über die Gräber seiner Eltern und weiterer Familienangehöriger war er informiert. Alte Fotos des jüdi-

31 Morsey, Schwarz (Hrsg.): *Adenauer. Die letzten Lebensjahre 1963–1967, Bd. 2*, S. 231.
32 Ebd., S. 233.
33 Ebd., S. 231.
34 Brief an Basil vom 2.8.1965.
35 Brief an Basil vom 9.5.1967.
36 Mazower: *Was du nicht erzählt hast*, S. 313.

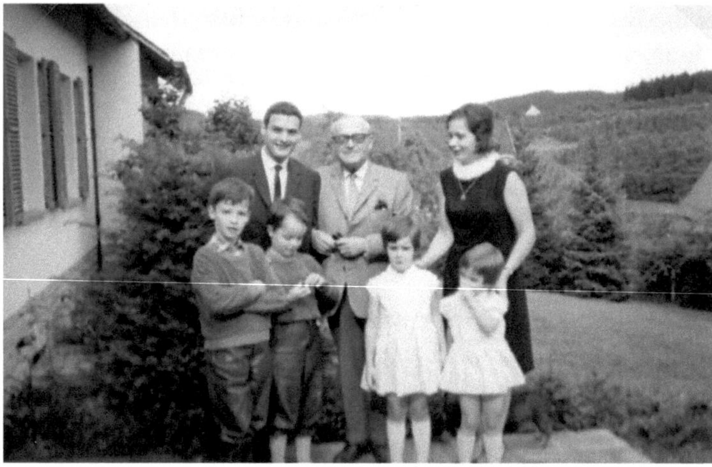

Abb. 37: Max Marcus (hintere Reihe, zweiter von links) mit Chris Stambolis (hinten links) am 7. September 1965 in Daun/Eifel

schen Friedhofs habe er in seinem Haus in Ramatgan aufbewahrt und, so Eli Rothschild, mit der Bemerkung kommentiert, »die Juden des Orts seien ihren christlichen Mitbürgern wenigstens dadurch ›über‹ gewesen, dass dieser Judenfriedhof auf dem Stadtwall lag, daher unberührt von den Rheinüberflutungen, die ständig die Gräberstätten der Christen bedrohten«.[37]

Als Hermann und Gerda Zondek Ende der 1950er Jahre erstmals wieder nach Deutschland reisten, unternahmen sie eine durchaus auch emotional gestimmte Rheinreise. Diese war für sie lebensgeschichtlich wohl nicht in der Weise wie für Marcus bedeutsam, sondern stand vielmehr sinnbildlich für etwas allgemeiner als »Deutsch« Empfundenes. Aus Anlass dieser Reise im Jahre 1958, so Zondek, habe er ein Gedicht verfasst, in dem es heißt:

> »Ist dies noch die Erde der Goethe und Kant? / Ist dies irgendwie noch mein Vaterland? / Bist du der Rheinstrom, den wir befahren, / Der gleiche noch wie vor dreißig Jahren? / Hab ich wirklich – die Laute sind längst verklungen – / Einmal: ›Auf den Bergen die Burgen‹ gesungen? / Und die Lorelei von drüben grüßt. / Ob das Ganze nicht ein Märchen ist?«[38]

37 Rothschild: Professor Max Marcus zum 85. Geburtstage; Diaspora Research Institute, Tel Aviv: Marcus Family Collection (P-31).

38 Zondek: *Auf festem Fuße*, S. 237.

Die hier angesprochene Rheinromantik war Zondek nicht fremd, er hatte sie als Student in Berlin vor dem Ersten Weltkrieg kennengelernt, wo er Kontakt zur dortigen zionistischen deutsch-jüdischen Korporation Hasmonäa hatte, ohne dieser jedoch beizutreten. Er erinnerte sich, Mitglieder dieser schlagenden Verbindung, in der das Prinzip der unbedingten Satisfaktion galt, hätten »zionistische Lieder nach der gefühlvollen Melodie eines gefühlvollen Rheinliedes: ›Gott schütze die Schwärmer in Israel‹ oder ›Dort wo die Zeder schlank die Wolke küsst‹« gesungen. Diese »Art der Synthese von Judentum und schneidigem Komment der deutschen Studenten« habe ihm nicht zugesagt.[39] Zondek und Marcus konnten das stark national aufgeladene »Symbol ›Rhein‹ in ihrer Erinnerung an Deutschland wohl auf je eigene Weise bewahren«,[40] ohne »deutsche Landschaftsbilder und -vorstellungen« nach Palästina zu übertragen, wie dies in manchen zionistischen Organisationen der Fall war, in denen Eichen und Tannen, die in Deutschland als landschaftsprägende Bäume durch Zedern und Orangenplantagen ersetzt worden waren.[41]

Der in dieser Studie ebenfalls im Mittelpunkt stehende Julius Kleeberg wollte trotz teilweise durchaus positiver Erinnerungen an seine Jugend in Westfalen und im Rheinland sowie verbindungsstudentischer Zeiten in Heidelberg Deutschland nach 1945 nicht besuchen. Als ihm die Universität Düsseldorf 1978 die Ehrendoktorwürde verlieh, musste die Auszeichnung in der Schweiz überreicht werden. Auch Siegfried Rosenbaum sah keinen Grund, eine Reise auf den Spuren seiner deutschen Vergangenheit anzutreten. Er engagierte sich in der Israelischen Medizinischen Gesellschaft, arbeitete in Gremien der staatlichen Ernährungspolitik, publizierte Beiträge in medizinischen Zeitschriften und reiste zu Vorträgen an Universitäten in die USA, nach Asien und Europa.[42] Die ihm 1961 von der Bundesärztekammer verliehene »Paracelsus Medaille« hat er aller Wahr-

39 Ebd., S. 33.

40 Zimmermann, Moshe: Erinnerungsbrüche – jüdische Jugendbewegung: von der Wacht am Rhein zur Wacht am Jordan. In: *Erlebnisgenerationen – Erinnerungsgemeinschaften. Die Jugendbewegung und ihre Gedächtnisorte.* Hrsg. von Barbara Stambolis u. Rolf Koerber. Schwalbach, Ts. 2009, S. 49–58, hier S. 55.

41 Ebd., S. 56.

42 Julius Kleeberg. *Jüdische Ärzte aus Deutschland und ihr Anteil am Aufbau des israelischen Gesundheitswesens.* http://aerzte.erez-israel.de/kleeberg (5.3.2021); Siegfried (Schimon) Rosenbaum. *Jüdische Ärzte aus Deutschland und ihr Anteil am Aufbau des israelischen Gesundheitswesens.* http://aerzte.erez-israel.de/rosenbaum (5.3.2021).

scheinlichkeit nach – trotz seiner Bedenken – auf dem Deutschen Ärztetag in Wiesbaden entgegengenommen.

Die Schicksale deutsch-jüdischer Ärzte wurden 1967 im *Lexikon des Judentums*[43] in einem ausführlichen tabellarischen, nach Fachgebieten gegliederten Überblick dokumentiert. Bernt Engelmann übernahm diese Liste 1970 in sein öffentlich breit rezipiertes Buch mit dem Titel *Deutschland ohne Juden.*[44] Auf beide Publikationen hat Marcus in einem Brief Bezug genommen.[45] In seiner Geburtsheimat Rees, in die zurückzukehren er sich nicht vorstellen konnte, intensivierten sich etliche Jahre nach seinem Tode die Bemühungen um angemessene Formen des Gedenkens.[46] Seit 2009 erinnern zwei Stolpersteine in Rees an den Tod von Marcus' Bruder Louis und dessen Frau Esther.

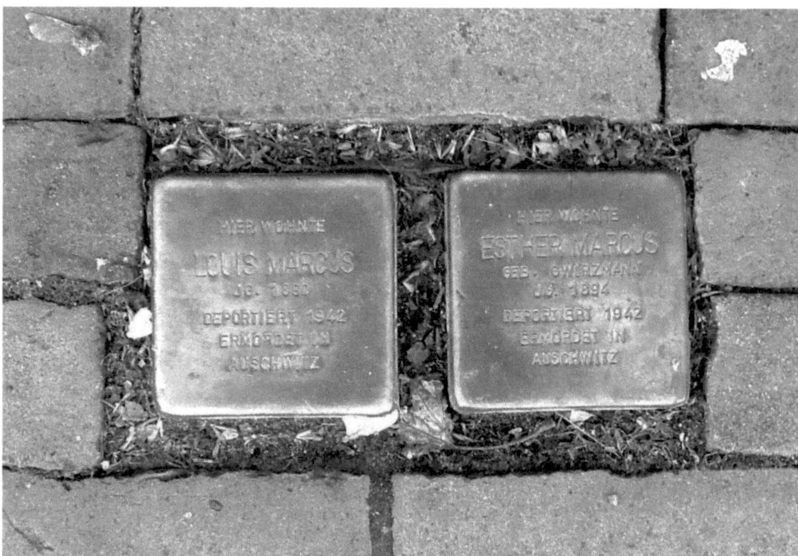
HIER WOHNTE
LOUIS MARCUS
DEPORTIERT 1942
ERMORDET IN
AUSCHWITZ
HIER WOHNTE
ESTHER MARCUS
DEPORTIERT 1942
ERMORDET IN
AUSCHWITZ

Abb. 38: Stolpersteine für Louis und Esther Marcus in Rees, Markt 12

43 Oppenheimer: *Lexikon des Judentums*, S. 479.

44 Engelmann, Bernt: *Deutschland ohne Juden. Eine Bilanz.* München 1970, S. 485.

45 Brief an Basil vom 4.11.76.

46 Vgl. Schäfer, Bernd, Michael Scholten: Jüdische Bürger aus Rees flohen in die Niederlande. In: *Reeser Geschichtsfreund 12* (2019), S. 24–32, bes. S. 25–27; Roos, Dieter: *Jüdische Friedhöfe in Rees.* Emmerich 1996, S. 4, 209.

12 Marcus' Reflexionen über den Wandel der Chirurgie

1966 veröffentlichte der damals 74-jährige Max Marcus in *Universitas – Zeitschrift für Wissenschaft, Kunst und Literatur* einen Beitrag, der sich als altersweise rückblickende Summe seiner ärztlichen Selbstsicht lesen lässt. Er war mit Ende des Jahres 1964 »in Pension gegangen«.[1] In dieser Zeitschrift, die seit 1946 in einer Auflage von etwa 7.500 Exemplaren in Deutsch, Englisch und Spanisch erschien, veröffentlichten Wissenschaftler*innen und Schriftsteller*innen von Rang. Neben anderen publizierten dort Karl Jaspers, Albert Schweitzer und Arnold J. Toynbee. Typisch für den Inhalt waren geistes- und naturwissenschaftliche Reflexionen sowie gesellschaftliche aktuelle und allgemeinere philosophische Fragen, die miteinander verbunden werden sollten.[2] Marcus' Aufsatz aus dem Jahre 1966 ist mit: »Leistung und Position der modernen Chirurgie« überschrieben.[3] In den Autorenangaben des Bandes mit sachlichen Hinweisen zu seinem beruflichen Lebensweg heißt es, »in wichtigen wissenschaftlichen Arbeiten« habe Marcus »auch literarisch zur medizinischen Literatur der Gegenwart bedeutsam beigetragen.«[4] Er wird als »Gelehrter« vorgestellt, eine Würdigung, die sich auch in manchen Wahrnehmungen seiner Person von Menschen, die ihn gekannt haben, wiederfindet und der Marcus' Ausführungen durchaus entsprechen.

Die Frage, mit wem er sich gesprächsweise, also nicht nur in essayistischer Weise, schriftlich ausgetauscht haben könnte, lässt sich nicht beantworten; was Marcus intellektuell beschäftigte, ist jedoch aus Details

---

1 Max Marcus. *Jüdische Ärzte aus Deutschland und ihr Anteil am Aufbau des israelischen Gesundheitswesens.* http://aerzte.erez-israel.de/marcus (6.2.2021).

2 King, Janet K.: *Literarische Zeitschriften 1945–1970.* Stuttgart 1974, S. 32f.

3 Marcus: Leistung und Position der modernen Chirurgie.

4 Ebd., S. 894.

seines Aufsatzes zu entnehmen. Er trägt Züge einer distanziert formulierten bilanzierenden Lebenserzählung eines Chirurgen, die nicht aus der Ich-Perspektive erzählt wird. Es geht Marcus in diesem Aufsatz um Grenzen und Möglichkeiten der Medizin, deren Entwicklung er in einem weiten historischen Bogen vom »alten Ägypten« und »den Griechen« bis in die Gegenwart Revue passieren lässt, eingebunden in eine Fülle von nicht näher bezeichneten, aber wenigstens teilweise gut rekonstruierbaren Zitaten, beispielsweise aus Werken Johann Wolfgang von Goethes, Gottfried Benns, Max Schelers oder Werner Heisenbergs. Literarisch-philosophische Überlegungen verknüpfte er mit knappen sachlichen Abschnitten über Marksteine in der Entwicklung der Chirurgie sowie kritischen Reflexionen von Persönlichkeiten, die Medizingeschichte schrieben. Er führte den Doyen der Pathologie Rudolf Virchow ebenso ins Feld wie Arthur Jores, Pionier auf dem Gebiet der Psychosomatik. Mit seinen eigenen Worten:

> »Chirurgie im modernen Sinne konnte sich erst entwickeln, nachdem drei Grundbedingungen erfüllt waren: genaue Kenntnis des menschlichen Körperbaus, die Möglichkeit, einen Menschen ohne Gefahr für die Dauer einer Operation in einen schmerzausschaltenden künstlichen Schlaf zu versetzen und die Verhinderung der Wundinfektion durch Asepsis.«[5]

Damit war sein tägliches Handwerk angesprochen, das nicht denkbar war ohne entscheidende Fortschritte der von Virchow begründeten Zellularpathologie und weiterer Experten auf unterschiedlichen wissenschaftlichen Spezialgebieten: »Dem abstrakten Begriff ›Krankheit‹« sei »nunmehr eine materielle Basis gegeben« worden. »Krankheit hieß nun, was der Pathologe makroskopisch greifbar machen und mikroskopisch demonstrieren, der Bakteriologe oder Chemiker im Reagenzglas nachweisen, der Röntgenologe auf dem Fluoreszenz-Schirm oder im Film zeigen konnte.«[6] Der Erfolg des Chirurgen bestehe darin, dass er »z.B. einem an Krebs erkrankten Menschen den Darmteil oder die erkrankte Brust« entferne und »damit bei rechtzeitiger Operation in einem hohen Prozentsatz Gesundung herbeiführen« könne.

5 Ebd., S. 816.

6 Ebd.

> »Oder er nimmt bei einem an Gallensteinen Leidenden einen Stein heraus, der die Gallenwege verstopfte, oder operiert ein in die freie Bauchhöhle durchgebrochenes Magengeschwür, welches ohne Eingriff in 3–5 Tagen den sicheren Tod des Kranken herbeiführen würde und heilt diese Kranken mit einer Gefahrenquote, die unter 5 % liegt. Er hat damit nicht geschehen lassen, ›wie's Gott gefällt‹; er hat etwas getan, was deus sive natura nicht hätte tun können; er hat den biologischen Ablauf nicht unterstützt, sondern ihn künstlich unterbrochen und dadurch Leben gerettet.«[7]

Die Formulierung, »Menschenleben zu retten« sei seine Hauptaufgabe gewesen, gebrauchte Marcus Ende der 1970er Jahre auch in seiner Korrespondenz mit seinem zypriotischen Freund Basil, er sprach also in seinem Aufsatz ausdrücklich – obwohl allgemein gehalten – auch von sich und führte als Beispiele aus der chirurgischen Praxis deshalb wohl nicht zuletzt viszeralchirurgische Eingriffe an, die sein Spezialgebiet waren. Alltägliche Herausforderungen wie die Anspannung und Konzentration, das Risiko, nicht erfolgreich zu sein, das Misslingen eines Eingriffs oder die enttäuschten Reaktionen Angehöriger spiegeln sich hier nicht wieder, sie lassen sich deutlicher am Briefwechsel mit Basil nachvollziehen.[8]

Auf den Kongressen der Deutschen Gesellschaft für Chirurgie habe um die Wende vom 19. zum 20. Jahrhundert der programmatische Satz gegolten: »Die Medizin wird immer chirurgischer sein, oder sie wird nicht sein.« Namen wollte Marcus nicht nennen, meinte jedoch, dieser Satz sei »verständlich aus dem Munde eines Chirurgen, stolz und befriedigt durch die lebensrettenden Erfolge seiner Tätigkeit.«[9] Dass er selbst sich in der Deutschen Gesellschaft für Chirurgie nicht hinreichend profiliert habe, war ihm ja 1957 in seinem Entschädigungsprozess zur Last gelegt worden, um Zweifel an seinen akademischen Qualitäten und damit die Aussichtslosigkeit einer universitären Karriere zu begründen. Es lässt sich also in seiner Anspielung von 1966 durchaus eine – allerdings sehr indirekt ausgedrückte – Kritik an dieser Standesorganisation sehen. Man denke dagegen beispielsweise an die Arbeiten von Krauß und Jores, so Marcus weiter; Letzterer zeige eindrücklich, »auf welchen Gebieten die rein naturwissenschaftliche Medizin versagt« habe, »versagen musste, weil sie sich auf das

7 Ebd., S. 815f.

8 Siehe Kapitel 8: Zypern: Berufliche und persönliche Kontakte.

9 Marcus: Leistung und Position der modernen Chirurgie, S. 820.

rein Substanzielle beschränkte und die Seite des Menschen, die wir als das Seelische bezeichnen, vernachlässigte«.[10]

Damit leitete Marcus ausführlicher zu Krisenphänomenen in der Medizin und speziell der Chirurgie über. Es seien massive Zweifel an dem Fortschrittsglauben angebracht, der lange den Optimismus und das Selbstbewusstsein vieler Ärzt*innen gerechtfertigt habe. »Am ganzen Horizont der Medizin« sei »kein Land mehr zu sehen, auf dem die rein chirurgische Technik therapeutisch neues Gebiet erobern könnte«.[11] Er forderte sogar einen »Abbau der Chirurgie«, denn moderne Operationen seien vielfach so personalaufwendig und technisch spezialisiert, dass Chirurgen den an sie gestellten Anforderungen nur noch in besonderen medizinischen Zentren gerecht werden könnten. Welche Auswege ließen sich aufzeigen? »Man gestatte«, so Marcus, »dass ein Chirurg, der gewohnt ist, auf festerem Boden zu stehen, hier mit großer Behutsamkeit vor- und weitergeht«.[12] Gegenüber schulmedizinischen Auffassungen mag es als Provokation zu verstehen sein, dass Marcus riet, unwissenschaftliche volksmedizinische Heilmethoden nicht zu unterschätzen und vor allem seelische und soziale Faktoren bei Krankheiten und Heilungsprozessen zu berücksichtigen, hatte er doch in seiner langen Lehrzeit in Moabit eine ganze Reihe von Anregungen in dieser Richtung erfahren.

Gleichsam aus der Vogelperspektive kam Marcus auf generationelle Erfahrungen zweier Altersgruppen von Ärzt*innen zu sprechen, die sowohl die naturwissenschaftlichen Erkenntnisse hatten nutzen als auch psychische und gesellschaftliche Einflussfaktoren in der Medizin hatten berücksichtigen wollen. Sowohl in seiner eigenen Alterskohorte, deren Angehörige als Heranwachsende noch das Kaiserreich erlebt hatten, dann von Erfahrungen im Ersten Weltkrieg und der Konfrontation mit gesellschaftlichen wie sozialen Herausforderungen nach 1918 maßgeblich mit geprägt wurden, als auch in jener der akademischen Lehrer der zwischen 1890 und 1900 Geborenen habe es Fortschrittsgläubige und -skeptiker gegeben – in den Reflexionen mancher seien ja beide Perspektiven zu erkennen. So bezog Marcus sich unter anderem auf den – älteren – Internisten Friedrich Kraus, der 1902 bis 1928 in Berlin an der Charité gewirkt und auch Nachdenklich-Philosophisches veröffentlicht

10 Ebd., S. 824; vgl. Jores, Arthur: *Die Medizin in der Krise unserer Zeit*. Stuttgart 1961.

11 Marcus: Leistung und Position der modernen Chirurgie, S. 818.

12 Ebd.

hatte.[13] Mehrfach erwähnte er zudem den – jüngeren – Physiker und Nobelpreisträger Werner Heisenberg, der sich über seine Weltsicht jenseits naturwissenschaftlicher Gewissheiten mehrfach an ein breiteres Publikum gewandt äußerte, etwa in seinem 1955 erschienenen Buch *Das Naturbild der heutigen Physik*. Daraus zitierte Marcus wörtlich folgende Zeilen: »Wenn von einem Naturbild der exakten Naturwissenschaften gesprochen werden kann, so handelt es sich eigentlich nicht um ein Bild der Natur, sondern um ein Bild unserer Beziehungen zur Natur.«[14]

Nicht zuletzt zitierte er aus Gottfried Benns Aufsatz »Irrationalismus und moderne Medizin«:

> »›Ganz offenbar ist der Mensch etwas völlig Anderes, etwas ganz unfassbar Anderes als meine Wissenschaft es mich gelehrt hat. Nichts so Herabgesetztes, nichts so Dickflüssiges, nichts, dessen Kadaver man mit Gasschläuchen und Gummidrains bearbeiten müsste, um es zu heilen und sein Wesen zu erspähen.‹ Und an anderer Stelle: ›Der Körper ist offenbar etwas Flüchtiges, […] er ist nichts als ein inneres Prinzip, und wenn man daran rührt, bewegt sich alles. Wenn der geeignete Mann daran rührt, mit dem geeigneten Wort – das allerdings scheint die Bedingung zu sein.‹«[15]

Der Chirurg solle sich, so Marcus' Fazit, vor Selbstüberschätzung hüten, er sei in erster Linie ein »Handarbeiter«, ein »ärztlicher Handwerker«.[16] Diese Zuspitzung konnte er sich nach einem langen Berufsleben zweifellos leisten, vielleicht gerade deshalb, weil er Chirurg war, aber kein auf sein Handwerk beschränkter, sondern humanistisch gebildet, intellektuell breit interessiert und ein guter Essayist. Vergleicht man diesen Aufsatz mit bilanzierenden Äußerungen anderer deutsch-jüdischer Chirurgen, beispielsweise mit dem »Wandlungen der Chirurgie« überschriebenen Kapitel in Rudolf Nissens 1969 erschienener Autobiografie, so werden die Unter-

13 Friedrich Kraus. Denkmäler berühmter Wissenschaftler und Politiker in den Gartenanlagen der Charité. https://denkmaeler.charite.de/kraus/person.html (3.2.2021); Stürzbecher, Manfred: Kraus, Friedrich. In: *Neue Deutsche Biographie 12* (1979), S. 685: https://www.deutsche-biographie.de/gnd116387815.html#ndbcontent (3.2.2020).

14 Heisenberg, Werner: *Das Naturbild der heutigen Physik*. Hamburg 1955, S. 21. Zit. bei Marcus: Leistung und Position der modernen Chirurgie, S. 821.

15 Zit. bei Marcus: Leistung und Position der modernen Chirurgie, S. 823; vgl. Benn, Gottfried: Irrationalismus und moderne Medizin, S. 142 und 144.

16 Marcus: Leistung und Position der modernen Chirurgie, S. 826.

schiede sichtbar.[17] Nissen »bekannte« sich zum Beruf des Chirurgen, dessen Handwerk sich durch neue Operationstechniken, Spezialisierungen und andere Behandlungsmöglichkeiten wie der Chemotherapie beispielsweise erheblich gewandelt habe. Die hohen Erwartungen der Kranken und die Angst des Chirurgen, zu versagen, Fehler mit schwerwiegenden Folgen zu machen, führe unweigerlich zu Dauerbelastungen. Nissen wörtlich: Der Chirurg dürfe »nicht der Mann sein, der gegen Misserfolg abgebrüht ist und die quälenden Fragen nach dem Warum« ausschalte, er müsse jedoch hinreichend »psychische Resistenz«, mithin in hohem Maße »seelische Gesundheit« besitzen, um seinem Beruf gewachsen zu sein.[18] Marcus hätte dieser Auffassung vielleicht im Allgemeinen zugestimmt, sie aber wohl anders formuliert.

Es mag kein Zufall gewesen sein, dass Marcus' Beitrag in der *Universitas* nach dem Ende seiner beruflichen Laufbahn erschien, als er bereits größere Freiheiten genoss als in den Jahrzehnten zuvor und eine ausgedehnte Rheinreise unternahm, die zugleich eine Reise in seine deutsche Vergangenheit war.[19] Auch über die für ihn denkwürdige Begegnung mit Konrad Adenauer – »am Rhein«, wie sich sagen lässt – hat Marcus essayistisch geschrieben, mit diversen kenntnisreichen Anspielungen auf literarische Werke.[20] Zitate beziehungsweise geflügelte Worte aus der deutschen Literatur sind sogar in den Briefen an seinen zypriotischen Freund zu finden, der zwar interessiert und in mehreren Sprachen zu Hause, aber – wie Marcus wusste – nicht literarisch gebildet war. Sie dienten hier nicht einem »Namedropping«, mit dem seine Umgebung zu beeindrucken war, sondern erschienen ihm wohl besonders dann angebracht, wenn es um den Ausdruck melancholischer Gedanken ging.

17 Nissen: *Helle und dunkle Blätter*, S. 379–389.

18 Ebd., S. 386.

19 Siehe auch Kapitel 11: Deutschland: Ein Lebensthema.

20 Marcus, Max: Gespräche mit Chaim Weizmann und Konrad Adenauer, S. 311.

13 Ein exemplarischer deutsch-jüdischer Lebensweg?

Im Zentrum dieses Buches steht eine individuelle Lebensgeschichte, die des deutsch-jüdischen Chirurgen Max Marcus, der sich vor allem in Briefen an seinen Freund Basil zu Persönlichem äußerte. Marcus und Basil hatten unterschiedliche soziale und kulturelle Hintergründe; sie hatten je eigene Herkunfts- und Fluchterfahrungen, thematisierten diese jedoch nicht ausführlich in ihrer Korrespondenz. Sie fragten auch wenig nach geografischen und ethnischen Herkünften der Menschen, mit denen sie zu tun hatten und die in ihrem brieflichen und persönlichen Austausch eine Rolle spielten. Bezeichnend – wie wohl für viele stabile Freundschaften – waren Vertrauen und das Wissen darum, dass sich zwei Freunde nicht ihr Leben möglichst lückenlos erzählen oder sich in kurzen Abständen sehen müssen, um lebenslang befreundet zu sein. Marcus kam nur hin und wieder auf seine fundierte humanistische und literarische Bildung zu sprechen. Er wusste, dass Basil ein Flüchtlingskind gewesen war und seine Familie ihm keinen höheren Schulabschluss hatte finanzieren können. Auch die deutsch-jüdische Geschichte allgemein und das »Wiedergutmachungsthema« brachte er seinem Freund gegenüber nicht zur Sprache.

Was verband die beiden Männer mehr oder weniger unausgesprochen? Beide hatten ihre ursprünglichen Lebensentwürfe umschreiben müssen. Beide beherrschten mehrere Sprachen, waren mit unterschiedlichen Kulturen in Berührung gekommen, hatten viele Länder bereist. Sie hatten beide Verwandte und Bekannte, die teilweise weit außerhalb ihres engeren Umfeldes lebten. Da die Korrespondenz zwischen Marcus und Basil weitgehend einseitig überliefert ist, also vorwiegend Marcus' Briefe erhalten sind, konnten auch intime Passagen mit emotional bewegten beziehungsweise bewegenden Äußerungen zumeist nur von Letzterem zitiert werden. Weil die Korrespondenzsprache überwiegend Englisch war, erscheinen manche wörtlich wiedergegebenen Äußerungen für deutsche Leser*innen vielleicht etwas distanzierter formuliert, als sie auf Deutsch geklungen hätten. Englisch war weder Marcus' noch Basils Muttersprache. Sprachliche Perfektion mussten sie nicht anstreben.

Ohne den Briefwechsel hätte ein für dieses Buchprojekt wichtiges Ego-Dokument gefehlt. Einbezogen wurden zudem Erinnerungen weiterer deutsch-jüdischer Ärzt*innen, die nach Palästina flohen. Diese enthalten ebenfalls individuelle, wenngleich durch die Kenntnis des weiteren Verlaufs der Geschichte und spätere Deutungen beeinflusste Wahrnehmungen.

Das vielstimmige Spektrum individueller Sichtweisen und subjektiver Zeugnisse galt es ebenso zu zeigen wie Gemeinsames beziehungsweise Verallgemeinerbares, um eine Antwort auf die Frage geben zu können, ob, und wenn ja inwiefern beziehungsweise für welche Erfahrungsgruppe, Marcus' Überlebensweg exemplarisch sein könnte. Darum geht es vor allem auch in den Abschnitten, die sich stärker mit geschichtlichen Hintergründen, vor allem den Lebenswegen deutscher Juden und Jüdinnen aus mehreren Altersgruppen befassen. Thematisiert wurden Sozialisationsbedingungen, Aufstiegs- und Karrierewege, Existenzgründungen und Neubeheimatungen nach der Flucht aus Deutschland. Selbstsichten der Akteur*innen und die Aufmerksamkeit, die ihnen in wissenschaftlichen Untersuchungen und in der öffentlichen Erinnerung zuteil wurde, wurden berücksichtigt.

Doron Niederland hatte bereits versucht, ein »kollektives Profil« der von ihm untersuchten, nach Palästina eingewanderten deutsch-jüdischen Ärzte zu erstellen.[1] Eduard Seidler bezeichnete das Schicksal des Pädiaters Siegfried Rosenbaum als beispielhaft: »Seine Karriere in Deutschland und deren Ende« sei »exemplarisch für einen herausragenden jüdischen Gelehrten in jener Zeit, und seine spätere Tätigkeit in Palästina beziehungsweise Israel« gehöre »zu den wesentlichen Aufbauleistungen in diesem Land«.[2] Das mag in ähnlicher Weise für Julius Kleeberg und Hermann Zondek als Internisten und für Marcus als Chirurgen gegolten haben. Für sie und manch weitere ihrer Kolleg*innen, die in dem vorliegenden Buch erwähnt sind, mag Folgendes in ähnlicher Weise zutreffen: Sie waren durchschnittlich älter als 30 Jahre, berufserfahren und spezialisiert. Nur wenige stammten aus wohlhabenden Familien. Ihre ursprünglichen

1 Niederland, Leibfried: Deutsche Ärzte-Emigration und gesundheitspolitische Entwicklungen in »Eretz Israel« (1933–1948), S. 156.

2 Seidler: Siegfried (Shimon) Rosenbaum (1890–1969) und die Kinderheilkunde in Palästina nach 1933, S. 52.

beruflichen Vorstellungen hatten sich an modernen städtischen, gesundheits- und sozialpolitisch fortschrittlichen Versorgungsverhältnissen orientiert. Sie hatten die Verbindung von Krankenhaustätigkeit und privater Praxis, von Behandlung, Forschung und Lehre kennengelernt. Sie hatten eine vielversprechende Karriere abrupt beenden müssen. Idealistisch-politische Motive spielten eine untergeordnete Rolle für die Wahl Palästinas als neuem beruflichen und Lebensmittelpunkt. Mehrheitlich gelangten sie in der ersten Hälfte der 1930er Jahre nach Palästina und ließen sich dort zumeist in Tel Aviv, Jerusalem oder Haifa nieder. Ebenfalls mehrheitlich blieben die Ärzt*innen deutsch-jüdischer Herkunft dauerhaft in Israel. In den Folgejahren führten britische Einreiserestriktionen sowie wirtschaftliche und politische Probleme in Palästina dazu, dass die Zahl der einwandernden Ärzt*innen aus Deutschland, Österreich und der Schweiz sank. Ab 1936 erwiesen sich andere Fluchtländer als vielversprechender, neben England vor allem die USA.[3]

Zu dem Gemeinsamen der oben Genannten gehöre auch, dass sie mehrheitlich verheiratet waren, so Doron Niederland. Dem ist zuzustimmen, aber auch ein einschränkendes »Gleichwohl« hinzuzufügen, denn Marcus führte eine nur wenige Jahre dauernde Ehe, er suchte sich – wie gezeigt werden konnte – eine Wahlfamilie. Schwieriger als Faktisches wie Wohnorte, Familienstatus und anderes mehr sind vor allem seelische Befindlichkeiten als exemplarisch zu bezeichnen. Was bedeutete den Hauptprotagonisten dieses Buches »Familie«? Sahen sich Kleeberg, Rosenbaum, Zondek oder Marcus in ähnlicher oder deutlich unterscheidbarer Weise als Flüchtlinge, Emigranten oder Einwanderer? Hatten sie in Israel »Anteil an einem Netz aus Emigrantengesellschaften«?[4] Und welche Bedeutung hatten zionistische Einflüsse vor und nach ihrer Flucht aus Deutschland?

Das Exemplarische der hier in den Blick genommenen Lebenswege findet also immer wieder individuell begründbare Grenzen: Die hier im Mittelpunkt stehenden Personen waren mehr oder weniger zionistisch inspiriert gewesen, bevor sie auswanderten. Sie hatten sich in ihrer Jugend in unterschiedlichen Gruppierungen vergemeinschaftet und zu diesen später auch unterschiedlich enge Kontakte. Sie hatten zwar vergleichbare, aber im Einzelfall jeweils als unterschiedlich alarmierend und verletzend

3 *Biographisches Handbuch der deutschsprachigen Emigration nach 1933–1945, Bd. 2*; Einleitung, S. XXIX.

4 Vgl. Mazower: *Was du nicht erzählt hast*, S. 168; vgl. auch ebd., S. 249.

wahrgenommene Ausgrenzungserfahrungen gemacht. Aus der Rückschau reflektierten sie ihr Leben zudem in mehr oder weniger zurückhaltenden Selbstäußerungen und unterschiedlich ausführlichen bilanzierenden Lebenserzählungen. In ihren Erinnerungen sahen sie sich mehr oder weniger ausgeprägt wissenschaftlichen Vorbildern verpflichtet und in akademische Lehrer-Schüler-Zusammenhänge eingebunden.

Manche akademischen Lehrer und Förderer von Marcus, Kleeberg, Rosenbaum, Zondek und weiteren Genannten, darunter vor allem die Internisten Moritz Borchardt und Georg Klemperer, hatten während ihrer Karriere bereits ebenfalls aufgrund ihres jüdischen Familienhintergrundes Ablehnung erfahren. Gleichwohl standen sie in einer habituell gesehen ordinarialen Tradition, die sie ähnlich prägte wie die deutschen Kollegen ihrer Altersgruppe. Sie dachten hierarchisch und verlangten ihrer Umgebung erkenntliche Unterordnung und Disziplin ab, förderten und unterstützten ihre Mitarbeitenden indes auch, manchmal fürsorglich und väterlich, wenngleich nicht selten auf eine distanziert schroffe und für ihre mehrheitlich männlichen Schüler irritierende Weise, wie Kleeberg etwa über Klemperer mitteilte.

Sofern Jüdinnen um die Wende vom 19. zum 20. Jahrhundert studierten, entstammten sie überwiegend Elternhäusern, die ausdrücklich die Ausbildung ihrer Töchter unterstützten, und zwar gleichermaßen liberalen wie traditionell religiösen. Sie waren wie ihre deutschen Kommilitoninnen eine Minderheit, hatten Widerstände zu überwinden und suchten Unterstützung bei Gleichgesinnten. Sie fühlten sich von Pionierinnen der Frauenbewegung angezogen und engagierten sich in jüdischen Frauenorganisationen, eine durchaus spannungsvolle Kombination, wie am Beispiel von Rahel Straus' Erfahrungen ausführlicher gezeigt werden könnte. Bei den Frauen, die namentlich in der vorliegenden Publikation erwähnt sind, spielt wie bei den Männern in der Regel auch die Altersgruppe, der sie angehörten, eine Rolle. Einige deutsch-jüdische Ärztinnen, die jünger als Straus waren, orientierten sich bereits während ihres Studiums und als verheiratete Frauen intensiv zionistisch und feministisch, darunter Vera Rosenbaum. Die ebenfalls erwähnte Elisheva Lernau – jünger als die zuvor genannten, in Deutschland sozialisierten und später nach Palästina eingewanderten Frauen – konnte 1933 ihren Wunsch, Medizin zu studieren, nicht mehr verwirklichen.

Die Beobachtung, dass über weibliche Lebenswege oft weniger bekannt ist als über die von Männern, gilt auch für diese Studie. Über Else Wallbach war besonders wenig in Erfahrung zu bringen. Ihre im Holocaust Museum LA befindlichen Ausweise enthalten lediglich Hinweise auf ihren Beruf als Krankenschwester und ihre Flucht aus Berlin. Erst in der Korrespondenz zwischen Marcus und Basil gewinnt sie als »sister Else« eine Stimme; einige Fotos ihrer Aufenthalte auf Zypern lassen ihren Anteil an den israelisch-zypriotischen Freundschaftskontakten und ihre Vertrautheit mit Marcus seit den 1930er Jahren erahnen.

Das Deutschlandbild der hier im Mittelpunkt stehenden Personen veränderte sich nach 1945 unter dem Einfluss der allmählichen Aufarbeitung der NS-Vergangenheit überwiegend hin zu einer skeptischen bis verhalten hoffnungsvollen Erwartung, eine wachsame, rechtsstaatlich und demokratisch verfasste Gesellschaft in Deutschland werde jeglicher Form von neu erwachtem oder die Zeiten überdauernden Antisemitismus Einhalt gebieten können. Vor allem jüngere Menschen, Nachgeborene, würden sich der Aufgabe stellen, antisemitischen Tendenzen entgegenzuwirken und die Erinnerung an die Shoah angemessen wachzuhalten. Einige der Protagonist*innen dieses Buches waren vorsichtiger optimistisch als andere, doch die Hoffnung darauf, dass sich die Geschichte des 20. Jahrhunderts nicht wiederholen möge, hegten wohl alle. Als positive Zeichen werteten viele nicht zuletzt die Anerkennung ihrer Lebensleistungen durch Würdigungen auf Kongressen oder in wissenschaftlichen Publikationen.

Lebensgeschichtlich bedeutsame Prägungen und kollegiale Vernetzungen zwischen deutsch-jüdischen Ärzt*innen sind mittlerweile Gegenstand medizinhistorischer und allgemein zeitgeschichtlicher Forschungen. Nicht nur zu Einzelpersonen, sondern auch zur Geschichte medizinischer Fachgesellschaften in der NS-Zeit, beispielsweise der Deutschen Gesellschaft für Orthopädie oder der Deutschen Gesellschaft für Chirurgie, liegen neuere Studien vor, in denen auf diejenigen Fachvertreter*innen eingegangen wird, die aus rassischen Gründen vertrieben worden waren. Die meisten dieser Untersuchungen erschienen erst nach dem Tode der Geflüchteten oder Ermordeten. Ähnliches gilt für Studien zu medizinischen Teildisziplinen und einzelnen Krankenhäusern.

In erinnerungskulturellen Diskursen wird zu Recht oft die Bedeutung autobiografischer Zeugnisse der Erlebensgenerationen betont, die Möglichkeiten wie Grenzen erinnerter und erzählter Geschichten ins Blickfeld rücken. Nicht zuletzt in Erinnerungen von Mitgliedern deutsch-jüdischer Korporationen lebten legendäre Begebenheiten und Ereignisse weiter. Zu diesen zählte etwa Siegfried Rosenbaums spektakulärer Auftritt bei einem

Kaiserbesuch in Königsberg im Jahre 1913. Das Argument, dabei gewesen zu sein, diente hier wie auch in anderen Zusammenhängen als Beleg für die Glaubwürdigkeit eines Berichts. Mit eigenen Augen etwas bezeugen zu können, war auch das maßgebliche Argument des Journalisten Eli Rothschild, der in den 1970er Jahren über Max Marcus schrieb:

> »In seinem schönen Haus in Tel-Benjamin empfängt er seine Gäste inmitten einer Bibliothek von 4000 Bänden in den vielen Sprachen, die er beherrscht, umgeben von preislosen Kostbarkeiten der orientalischen und griechischen Antike, die er so liebt. Deutsche Lyrik (er war einige Zeit mit dem Dichter-Arzt Gottfried Benn befreundet) hat er so mühelos parat wie griechische.«[5]

Rothschild konnte sich der Aufmerksamkeit zweier jeckischer Emigrantenkreise in Palästina/Israel gewiss sein, zum einen kulturell interessierter deutsch-jüdischer Einwanderer, zum anderen der deutsch-jüdischer Korporierter, die ihre verbindungsstudentischen Gemeinschaften als Lebensbund und Erinnerungsgemeinschaft verstanden.

Erinnertes verselbstständigt sich bekanntlich und es bilden sich Erzählungen, in denen besonders Herausragendes wiederholt wird. So überreichte der langjährige Bürgermeister von Tel Aviv Schlomo Lahat, der 1933 im Alter von sechs Jahren aus Berlin nach Palästina gekommen war, Marcus 1982 anlässlich von dessen 90. Geburtstag eine Medaille und nannte ihn »Vater der Gesundheit Tel Avivs«. Im Assuta, »dem Krankenhaus der ›Jeckes‹«, fühle er, Lahat, sich »zu Hause, da er selber aus Deutschland stamme.«[6] Ein israelischer Regierungsvertreter und der deutsche Botschafter Nils Hansen nahmen an der Ehrung teil. In dem Bericht in den auflagenstarken, in Jerusalem erscheinenden deutschsprachigen Israel-Nachrichten über diese Geburtstagswürdigung wurde Einiges angesprochen, womit der Platz des Jubilars in der Geschichte Israels dauerhaft verbunden war und was auch nach seinem Tod weitergegeben wurde: Marcus habe kurz nach seiner Ankunft in Palästina den führenden Zionisten Chaim Arlosoroff behandelt; Meir Dizengoff, der erste und über viele

5 Rothschild: Professor Max Marcus zum 85. Geburtstage.

6 Israel-Nachrichten vom 13.12.1982: Professor Max Markus (sic!) feierte 90. Geburtstag. Siehe auch Israel-Nachrichten vom 23.12.1982: Prof. Max Markus (sic!) – dem begnadeten Chirurgen.

Jahre amtierende Bürgermeister von Tel Aviv, habe ihm die Leitung der chirurgischen Abteilung des Hadassah-Krankenhauses übertragen.[7]

Während sich diese zu Recht als bedeutsam gesehenen Verbindungen nachvollziehen lassen, ist manch anderes Detail der sich verstetigenden Erzählungen um Marcus kaum verifizierbar und wird trotzdem ungefragt übernommen und weitertransportiert. Mehrfach, und zwar in unterschiedlichen Zusammenhängen, wurde beispielsweise die herausragende Leistung Marcus' mit dem Hinweis unterstrichen, »Professor Ferdinand Sauerbruch bezeichnete Marcus als ›Hoffnung der deutschen Chirurgie‹«.[8] Wann, bei welcher Gelegenheit und ob der auch medizinischen Laien weithin bekannte Sauerbruch dieses höchste Lob tatsächlich ausgesprochen hat, ist wohl nicht ausschlaggebend. Es zählte offensichtlich mehr, dass Sauerbruch bereits zu Lebzeiten und auch noch Jahre nach seinem Tode eine Legende war. Er hatte zu dieser Stilisierung erheblich mit seinen Memoiren beigetragen, deren Verfilmung überdies ein großer Erfolg wurde.[9] Marcus selbst hatte 1956 in differenzierter Weise auf Sauerbruch Bezug genommen: Eidesstattlich hatte er erklärt, ihm sei 1933 »von dem damaligen Dekan der Friedrich-Wilhelm-Universität Berlin, Herrn Prof. Dr. Gocht im Einverständnis mit Herrn Prof. Dr. Sauerbruch [...] zugesichert worden«, dass er »in etwa im Jahre 1938« der Nachfolger von Moritz Borchardt »zunächst als persönlicher Ordinarius« werde; die Stelle solle dann »in ein echtes Ordinariat umgewandelt werden«.[10] Ein Schüler Sauerbruchs war er jedoch nicht, seine Lehrer waren vielmehr Moritz Borchardt und Georg Klemperer. Eli Rothschild notierte 1977: »Über Marcus als Arzt« dürfe man

> »von ihm selbst [...] keine wirkliche Selbstdarstellung erwarten, als Laie gewiss kein ›Urteil‹ abgeben, es sei denn als Echo. [...] Bekannt wurde, dass schon von einer seiner frühesten medizinischen Schriften der berühmte

7 Ebd.

8 Max Marcus. *Jüdische Ärzte aus Deutschland und ihr Anteil am Aufbau des israelischen Gesundheitswesens*. http://aerzte.erez-israel.de/marcus (26.1.2021). Im Quellenverzeichnis wird auf die verdienstvolle Studie von Christian Pross und Rolf Winau ohne Seitenangabe verwiesen. Der Hinweis findet sich bei Pross, Winau (Hrsg.): *Nicht mißhandeln*, S. 161.

9 Sauerbruch, Ferdinand: *Das war mein Leben. Die Memoiren des großen Chirurgen*. Bad Wörishofen 1951. Der gleichnamige Film kam 1954 in die Kinos.

10 Entschädigungsamt Berlin, 63.812: Verhandlung, Berlin 12.9.1956.

> Ernst (sic!) Sauerbruch sagte, man habe da eine ›Hoffnung der deutschen Medizin‹ vor sich.«[11]

In Marcus' Geburtsstadt griff 2019 ein Pressebericht den Satz in folgender Variante auf: »Professor Ferdinand Sauerbruch, einer der bedeutendsten und einflussreichsten Chirurgen des 20. Jahrhunderts, nennt ihn ›die Hoffnung der deutschen Chirurgie‹«.[12] Und so überrascht auch der Satz aus dem Jahre 2021 nicht, Marcus sei »Schüler von Professor Ferdinand Sauerbruch« gewesen.[13] Wenn dem so gewesen wäre, hätten sich in neueren wissenschaftlichen Untersuchungen zu Sauerbruchs Wirken nach 1933 Anhaltspunkte dafür gefunden.

Manche Fragen bleiben nach Abschluss dieses Buchprojekts ungeklärt. Einige Antworten hätte ich mir von Menschen gewünscht, die zu einem früheren Zeitpunkt persönlich hätten befragt werden können, Elisheva Lernau beispielsweise. Im Gedächtnis der zypriotischen Familie, der sich Marcus über Jahrzehnte eng verbunden sah, steht sein Name im 21. Jahrhundert für eine fast schon ferne, schemenhafte Gestalt aus einem anderen Jahrhundert, die Teil der Familiengeschichte der verstorbenen Großelterngeneration ist. Dennoch ist der Briefwechsel zwischen Marcus und Basil einem Familienmitglied wichtig genug erschienen, um ihn zu hüten. Manche kaum klärbaren Beziehungsgeschichten in dieser Korrespondenz mussten hier ungeklärt bleiben. Rätselhaft wird wohl nicht zuletzt Marcus' Verbindung zu Tamara Rossi bleiben. Die Trauer um ihren Tod verstärkte in seinen letzten Lebensjahren sein Gefühl, einsam zu sein.

Das erste und bis vor Kurzem einzige mir aus dem Briefkontext bekannte Porträtfoto, das Marcus zeigt, schien mir passend für das Einleitungskapitel. Es zeigt ihn professionell abgelichtet von der Seite aufgenommen. Er selbst hatte es seinem Freund Basil geschenkt und es signiert. Das zweite offizielle Foto, das offenbar zum selben Zeitpunkt aufgenommen wurde und das ich erst im Zuge der Recherchen und in dem Bemühen, die Rechte

11 Rothschild: Professor Max Marcus zum 85. Geburtstage.

12 Raudszus, Maria: Der Jude Max Marcus aus Rees wurde ein bedeutender Chirurg. In: *Neue Rhein-Zeitung* (12.3.2019). https://www.nrz.de/staedte/emmerich-rees-isselburg/der-jude-max-marcus-aus-rees-wurde-ein-bekannter-chirurg-id216636805.html (26.1.2021).

13 Stolpersteine Rees. Familie Louis Marcus. https://stolpersteine-rees.chayns.net/FamilieMarcus (25.2.2021).

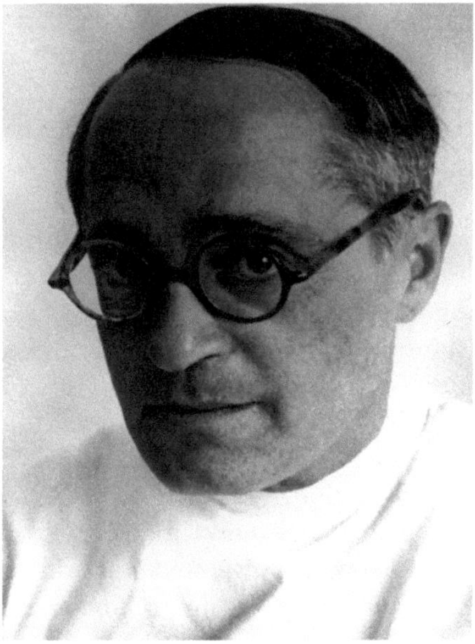

Abb. 39: Max Marcus (um 1930)

an allen Bildern möglichst einwandfrei zu klären, entdeckte, zeigt Marcus anders: Er blickt den Betrachtenden an, der den Ausdruck der Augen zu deuten versucht und dabei Gefahr läuft, Fehler zu machen: Ist Marcus' Blick nachdenklich, fragend, warnt er vor voreiligen Schlüssen? Der so fotografisch Porträtierte kann keinen Einspruch mehr erheben, er kann sich nicht mehr einmischen, nicht mehr im Gespräch auf diejenigen eingehen, die ihn vor dem Vergessen bewahren, seine Lebensleistung würdigen und ihn vielleicht in einem Licht darstellen möchten, in dem er sich selbst nur ungern gesehen hätte.

Im Jahre 2021, in dem facettenreich an 1.700 Jahre jüdische Geschichte in Deutschland erinnert wurde, ging der Blick mehrfach auch nach Israel. Es hieß, das 1968 gegründete Museum des deutschsprachigen Judentums in Tefen, Israel – kurz »Jeckes Museum« genannt – werde schließen, es werde nach Haifa umziehen und sein Erhalt werde vom Auswärtigen Amt finanziell gefördert.[14] Thema war hier das Fortleben der Erinnerun-

14 Z.B. schrieb Esther Gardei im *Tagesspiegel:* »Deutsche Kultur in Israel: Das Jeckes Museum, einmalig in seiner Art, steht vor dem Aus. Er erzählt die Familiengeschichten emigrierter Juden.« Gardei, Esther: Zwischen zwei Welten. *Der Tagesspiegel*. https://www.tagesspiegel.de/kultur/jeckes-museum-muss-schliessen-zwischen-zwei-welten/26935702.html (22.2.2021); die *taz* und die *Süddeutsche* berichteten ebenfalls; in einer Mitteilung des Auswärtigen Amtes hieß es: »In the context of the anniversary year #2021JLID the Federal Foreign Office has earmarked 200,000 euro to support the Museum's move to the Haifa Center for German and European Studies of the University of Haifa as well as the Hecht Museum, which is also based there. This will not only safeguard the existence of the museum in the long term but also support the academic examination and documentation of the chequered history of Israel's German-speaking population.« Anniversary year »1700 Years of Jewish Life in Germany« goes international.

gen an jene Immigrierte, deren Geburtsheimat mit der deutschen Sprache und einer Sozialisation verbunden war, die sich von denen anderer Immigrant*innen und in Palästina bereits ansässiger Personengruppen unterschied. Die Frage nach dem Erhalt dieses Museums ist mit der Frage nach Möglichkeiten und Formen des Erinnerns im 21. Jahrhundert verbunden, nachdem die Erlebensgenerationen verstummt sind und ihre Lebensgeschichten anders weitergegeben werden müssen. Seit Jahren bereits erinnern engagierte Bürger*innen mit Stolpersteinen an diejenigen, welche die Shoah nicht überlebten. Biografische Porträts Überlebender sind längst fester Bestandteil von Ausstellungen und Onlineportalen von Institutionen; individuelle Geschichten finden Interesse bei Besucher*innen, weil sie Menschen »Gesicht und Stimme« verleihen und ein fiktives Gespräch ermöglichen, zu Fragen und Reflexionen anregen. Auf diese Weise und auch in Publikationen wie dieser lassen sich deutsch-jüdische Lebens- und Überlebenswege zumindest ansatzweise vor dem Vergessen bewahren. Schriftliche Selbstzeugnisse und Fotografien werden in Archiven, im Jüdischen Museum in Berlin, im Steinheim-Institut Duisburg-Essen und andernorts einen passenden Ort für künftige Recherchen finden. Wo könnte der Briefwechsel zwischen Marcus und Basil eines Tages gut aufgehoben sein? Welche vielleicht stärker medizinhistorisch oder migrationsgeschichtlich akzentuierte Fragen an die Überlebenswege deutsch-jüdischer Ärzte und Ärztinnen wird es geben und in welchem Forschungszusammenhängen könnten diese stehen?

Federal Foreign Office. https://www.auswaertiges-amt.de/en/aussenpolitik/themen/kulturdialog/1700-years-of-jewish-life-in-germany/2443484 (25.2.2021).

Literatur und Quellen

Alter Jüdischer Friedhof auf der Stadtmauer. *KuLaDig*. https://www.kuladig.de/Objektansicht.aspx?extid=O-12646-20110628-6 (10.2.2021).

Améry, Jean: Wieviel Heimat braucht der Mensch? In: ders.: *Jenseits von Schuld und Sühne. Bewältigungsversuche eines Überwältigten*. Stuttgart 1977.

Amkraut, Brian: *Between Home and Homeland. Youth Alijah from Nazi-Germany*. Tuscaloosa 2006.

Angermair, Elisabeth: Eine selbstbewusste Minderheit. In: *Jüdisches München. Vom Mittelalter bis zur Gegenwart*. Hrsg. von Richard Bauer u. Michael Brenner. München 2006, S. 110–136.

Arendt, Hannah: Besuch in Deutschland 1950. Die Nachwirkungen des Naziregimes. In: dies.: *Zur Zeit. Politische Essays*. Berlin 1986, S. 43–70.

Arendt, Hannah: Gedanken zu Lessing. Von der Menschlichkeit in finsteren Zeiten. In: *Hannah Arendt. Menschen in finsteren Zeiten*. Hrsg. von Ursula Ludz. München 1989, hier aus der ungekürzten Taschenbuchausgabe 4. Aufl. 2017, S. 11–45.

Augstein, Rudolf: »So wurden wir angefangen«. In: *Sonderheft »Der Spiegel 1947–1997«*, S. 116.

Azarja de' Rossi. Metzler Lexikon jüdischer Philosophen. *Spektrum.de*. https://www.spektrum.de/lexikon/juedische-philosophen/azarja-de-rossi/17 (13.4.2021).

Battenberg, Friedrich: Antisemitismus als »kultureller Code«. In: *Der Aufklärung zum Trotz. Antisemitismus in der politischen Kultur in Deutschland*. Hrsg. von Doron Kiesel u. Leonore Siegele-Wenschkewitz. Frankfurt a. M. 1998, S. 15–51.

Beddies, Thomas, Susanne Doetz, Christoph Kopke (Hrsg.): *Jüdische Ärztinnen und Ärzte im Nationalsozialismus: Entrechtung, Vertreibung, Ermordung*. Berlin, Boston 2014.

Ben-Artzi, Jossi: Jewish rural settlement in Cyprus 1882–1935: a »springboard« or a destiny? In: *Jewish History 3/4* (2007), S. 361–383.

Benn, Gottfried: *Doppelleben. Zwei Selbstdarstellungen*. Wiesbaden 1950.

Benn, Gottfried: *Essays, Reden, Vorträge* (Bd. 1 der gesammelten Werke in vier Bänden. Hrsg. von Dieter Wellershoff). Wiesbaden 1959.

Benn, Gottfried: *Gedichte* (Bd. 3 der gesammelten Werke in vier Bänden. Hrsg. von Dieter Wellershoff). Wiesbaden 1960.

Benn, Gottfried: Irrationalismus und moderne Medizin. In: ders.: *Essays, Reden, Vorträge* (Bd. 1 der gesammelten Werke in vier Bänden. Hrsg. von Dieter Wellershoff). Wiesbaden 1959, S. 140–150.

Bentwich, Norman: *The Rescue and Achievement of Refugee Scholars. The Story of Displaced Scholars and Scientists 1933–1952.* Den Haag 1953.

Ben-Zadok, Efraim: National Planning – the Critical Neglected Link: One Hundred Years of Jewish Settlement in Israel. In: *International Journal of Middle East Studies 17*, 3 (1985), S. 329–345.

Benz, Wolfgang: Von der Entrechtung zur Verfolgung und Vernichtung. Jüdische Juristen unter dem nationalsozialistischen Regime. In: *Deutsche Juristen jüdischer Herkunft.* Hrsg. von Helmut Heinrichs, Harald Franzki, Klaus Schmalz u. Michael Stolleis. München 1993, S. 813–852.

Berek, Mathias, Kirsten Heinsohn, David Jünger, Achim Rohde: Vom Erfolg ins Abseits? Jüdische Geschichte als Geschichte der »Anderen«. Ein Gespräch. In: *Medaon. Magazin für jüdisches Leben in Forschung und Bildung 11* (2017). http://www.medaon.de/pdf/Medaon_20_Berek_Heinsohn_Juenger_Rohde.pdf (10.2.2021).

Berger, Michael: Judenzählung. In: *Enzyklopädie jüdischer Geschichte und Kultur, Bd. 3.* Hrsg. von Dan Diner. Stuttgart, Weimar 2012, S. 242–244.

Bernhard Zondek. *Jüdische Ärzte aus Deutschland und ihr Anteil am Aufbau des israelischen Gesundheitswesens.* http://aerzte.erez-israel.de/bernhard-zondek (12.3.2021).

Biographisches Handbuch der deutschsprachigen Emigration nach 1933–1945, Bd. 2. Hrsg. vom Institut für Zeitgeschichte, München, u. von der Research Foundation for Jewish Immigration, Inc., New York. München 1999 (unveränderter Nachdruck der gebundenen Ausgabe von 1980).

Birn, Donald S.: Cypriots and Jews: the Detention Camps 1946–1949. In: Visitors, Immigrants and Invaders in Cyprus. Hrsg. von Paul W. Wallace. New York 1995, S. 172–179.

Birnbaum, Ernst: *Roter Davidstern über Israel. Die Geschichte des Magen David Adom.* Velbert, Kettwig 1969.

Bleker, Johanna: Antisepsis in Deutschland. Zur Wissenschaftsgeschichte der Chirurgie 1872–1892. In: *Medizinhistorisches Journal 48* (2013), S. 273–305.

Bleker, Johanna, Volker Hess (Hrsg.): *Die Charité. Geschichte(n) eines Krankenhauses.* Berlin 2010.

Blumenfeld, Kurt: Verein Jüdischer Studenten Königsbergs (Aus Erinnerungen, die mit dem Sommersemester 1906 beginnen). In: *Rückblick und Besinnung, Aufsätze gesammelt aus Anlass des 50. Jahrestages der Gründung der Verbindung Jüdischer Studenten Maccabaea in Königsberg im KJV (Königsberg).* Tel Aviv 1954, S. 4–13.

Bolk, Reinhard: *Das Krankenhaus Am Urban. Medizingeschichtliche Untersuchung eines Krankenhauses der Stadt Berlin von seiner Gründung (1887) bis zum Ende des Zweiten Weltkrieges (1945).* Berlin, Bonn 1984.

Borchardt, Moritz, Konrad Hartmann, Leymann, Schesinger, Schwiening, Heinrich (Hrsg.): *Ersatzglieder und Arbeitshilfen für Kriegsbeschädigte und Unfallverletzte.* Berlin, Heidelberg 1919.

Borchardt, Moritz: Perityphlitis und Appendizitis. In: *Neue Deutsche Klinik. Handwörterbuch der praktischen Medizin mit besonderer Berücksichtigung der inneren Medizin, der Kinderheilkunde und ihrer Grenzgebiete*, Bd. 8. Hrsg. von Georg Klemperer u. Felix Klemperer. Berlin, Wien 1931, S. 671–765.

Brenner, Michael: *Der lange Schatten der Revolution. Juden und Antisemiten in Hitlers München 1918–1923.* Berlin 2019.

Briefwechsel zwischen Max Marcus und Basil Stambolis (Privatbesitz).

Brunner, José: Gesetze, Gutachter, Geld – das Trauma als Paradigma des Holocaust. In: Holocaust und Trauma. *Kritische Perspektiven zur Entstehung und Wirkung eines Paradigmas*. Hrsg. von José Brunner u. Nathalie Zajde. Göttingen 2011, S. 40–71.

Brunner, José (Hrsg.): *Deutsche(s) in Palästina und Israel. Alltag, Kultur, Politik. Tel Aviver Jahrbuch für deutsche Geschichte, Bd. 41*. Göttingen 2013.

Brunner, José, Constantin Goschler, Norbert Frei (Hrsg.): *Die Praxis der Wiedergutmachung: Geschichte, Erfahrung und Wirkung in Deutschland und Israel*. Göttingen 2009.

Brunner, José, Constantin Goschler, Norbert Frei (Hrsg.): *Die Globalisierung der Wiedergutmachung. Politik, Moral, Moralpolitik*. Göttingen 2013.

Bruno Harms. *Verfolgte Ärzte*. https://geschichte.charite.de/verfolgte-aerzte/biografie.php?&ID=180 (10.2.2021).

Büttner, Ursula: *Weimar. Die überforderte Republik 1918–1933*. Stuttgart 2008.

Bunke, Simon: *Heimweh. Studien zur Kultur- und Literaturgeschichte einer tödlichen Krankheit*. Freiburg, Berlin, Wien 2009.

Celan, Paul: *Mohn und Gedächtnis*. Stuttgart 1952.

Christophersen, Claudia: Der lange Weg zur »Lex Arendt«. Ein Wiedergutmachungsprozess vor dem Bundesverfassungsgericht. In: *Hannah Arendt und das 20. Jahrhundert*. Hrsg. von Dorlis Blume, Monika Boll, Raphael Gross (Hrsg.). München 2020, S. 177–187.

Cultivating Artists on Cyprus: The Rutenberg Seminar. Discover original prints by Cyprus internees taught by renowned Israeli artist Naftali Bezem. *JDC Archives*. https://archives.jdc.org/cultivating-artists-on-cyprus-the-rutenberg-seminar (12.3.2021).

Das jüdische Hamburg. Ein historisches Nachschlagewerk, darin allgemein zur Hachschara in Hamburg: https://www.dasjuedischehamburg.de/inhalt/hachschara (29.12.2020).

Daum, Andreas W., Hartmut Lehmann, James H. Sheehan (Hrsg.): *The Second Generation. Émigrés from Nazi Germany as Historians*. New York 2016.

Deutsche Zeitschrift für Chirurgie. Gesamt-Verfasser- und Sachverzeichnis für die Bände 221–230. Berlin 1931.

Deutsches Literaturarchiv Marbach, Nachlass Benn, Nr. 91.114.1390: Marcus an Benn am 18. Mai 1956.

Dewey, Marc, Udo Schagen, Wolfgang U. Eckart, Eva Schönenberger: Ernst Ferdinand Sauerbruch and his Ambiguous Role in the Period of National Socialism. In: *Annals of Surgery 244* (2006), S. 315–321.

Diamant, Adolf: *Jüdische Friedhöfe in Deutschland. Eine Bestandsaufnahme*. Frankfurt a. M. 1982.

Diaspora Research Institute, Tel Aviv: *Marcus Family Collection* (P-31).

Diner, Dan: Jeckes – Ursprung und Wandel einer Zuschreibung. In: *Zweimal Heimat. Die Jeckes zwischen Mitteleuropa und Nahost*. Hrsg. von Moshe Zimmermann u. Yotam Hotam. Frankfurt a. M. 2005, S. 100–103.

Diner, Dan: *Rituelle Distanz. Israels deutsche Frage*. München 2015.

Doetz, Susanne, Christoph Kopke: Die antisemitischen Kampagnen und Verfolgungsmaßnahmen gegen die jüdische Ärzteschaft seit 1933. In: *Jüdische Ärztinnen und Ärzte im Nationalsozialismus: Entrechtung, Vertreibung, Ermordung*. Hrsg. von Thomas Beddies, Susanne Doetz u. Christoph Kopke. Berlin, Boston 2014, S. 36–57.

Dülffer, Jost, Hans-Otto Mühleisen: Konflikte um Inseln – eine vergleichende Analyse. In: *Inseln als Brennpunkte internationaler Politik. Konfliktbewältigung im Wandel des internationalen Systems 1890–1984: Kreta, Korfu, Zypern*. Hrsg. von Jost Dülffer, Hans-Otto Mühleisen, Vera Torunsky. Köln 1986, S. 7–12.

Durrell, Lawrence: *Bitter Lemons*. London 1957.

Dyck, Joachim: *Gottfried Benn. Einführung in Leben und Werk*. Berlin, New York 2009.

Eckart, Wolfgang U.: »Der Welt zeigen, dass Deutschland erwacht ist …« Ernst Ferdinand Sauerbruch (1875–1951) und die Charité-Chirurgie 1933 bis 1945. In: *Die Charité im Dritten Reich. Zur Dienstbarkeit medizinischer Wissenschaft im Nationalsozialismus*. Hrsg. von Sabine Schleiermacher u. Udo Schagen. Paderborn 2008, S. 189–206.

Elsner, Gina: *Die »aufrechte« Haltung. Orthopädie im Nationalsozialismus*. Hamburg 2019.

Engelhardt, Dietrich von, Hans Wißkirchen (Hrsg.): *»Der Zauberberg«. Die Welt der Wissenschaften in Thomas Manns Roman*. Stuttgart 2003.

Engelmann, Bernt: *Deutschland ohne Juden. Eine Bilanz*. München 1970 (Taschenbuchausgabe: Gütersloh 1970).

Entschädigungsamt Berlin, 63.812.

Familie Levi Cohen und Eva geb. Mendel. *Gegen das Vergessen*. http://gegendasvergessen-borken.de/cohen.html (10.2.2021).

Friedman, Paul: Some Aspects of Concentration Camp Psychology. In: *American Journal of Psychiatry 105* (1949), S. 601–605 (deutsch übersetzt von Vorspohl, E.: Aspekte einer Konzentrationslager-Psychologie. In: *Psyche 44*, 1 [1990]. S. 164–172).

Friedrich Kraus. Denkmäler berühmter Wissenschaftler und Politiker in den Gartenanlagen der Charité. https://denkmaeler.charite.de/kraus/person.html (3.2.2021).

Gardei, Esther: Zwischen zwei Welten. *Der Tagespiegel*. https://www.tagesspiegel.de/kultur/jeckes-museum-muss-schliessen-zwischen-zwei-welten/26935702.html (22.2.2021.

Gay, Peter: *Weimar Culture. The Outsider as Insider*. New York, Evanston 1968.

Georg Klemperer. *DGIM*. https://www.dgim-history.de/biografie/Klemperer;Georg;1694 (26.1.2021).

Geppert, Dominik: Glanz und Elend der Hohenzollern (1900–1918). In: *Preußens Rhein-Universität 1818–1918. Geschichte der Universität Bonn, Bd. 1*. Hrsg. von Dominik Geppert. Bonn 2018, S. 371–486.

Gerda Wolfsohn-Zondek (née Wolfsohn). *Jüdische Ärzte aus Deutschland und ihr Anteil am Aufbau des israelischen Gesundheitswesens*. http://aerzte.erez-israel.de/wolfsohn-zondek (6.4.2021).

Gillon, Philip (Hrsg.): *Recollections of a Medical Doctor in Jerusalem. From Professor Julius J. Kleeberg's Notebooks 1930–1988*. Jerusalem 1992.

Goral, Arie: *An der Grenzscheide: Kein Weg als Jude und Deutscher?* Münster, Hamburg, 1995.

Goral, Arie: Die Endzeit der Else Lasker-Schüler. In: ders.: *An der Grenzscheide: Kein Weg als Jude und Deutscher?* Münster, Hamburg 1995, S. 144–146.

Grebing, Helga: Jüdische Intellektuelle und ihre politische Identität in der Weimarer Republik. In: *Mitteilungsblatt des Instituts für soziale Bewegungen 34* (2005), S. 11–23.

Grossmann, Atina: Historikerin der »zweiten Generation«. Ein Gespräch über biographische Zugänge zur Geschichtsschreibung. In: dies.: *Weg in der Fremde. Deutsch-jü-*

dische Begegnungsgeschichte zwischen Feldafing, New York und Teheran. Göttingen 2012. S. 105–131.

Grossmann, Atina: Von Osten nach Westen. Neue Perspektiven auf die Geschichte von Juden und Deutschen im 20. Jahrhundert, In: dies.: *Weg in der Fremde. Deutsch-jüdische Begegnungsgeschichte zwischen Feldafing, New York und Teheran*. Göttingen 2012. S. 7–43.

Grothusen, Klaus-Detlev, Winfried Steffani, Peter Zervakis: *Zypern* (Südosteuropa-Handbuch Bd. 8). Göttingen 1998.

Grübel, Monika, Georg Mölich: *Jüdisches Leben im Rheinland. Vom Mittelalter bis zur Gegenwart*. Köln, Weimar, Wien 2005.

Gustav von Bergmann. *DGIM*. https://www.dgim-history.de/biografie/Bergmann;Gustav%20von;1124 (12.2.2021).

Haase, Ernst: Die Seelenverfassung der Tuberkulösen. In: *Therapie der Gegenwart, Neue Folge 27* (1925), S. 278–284.

Haase, Ernst: *Hugo Haase. Sein Leben und Wirken*. Berlin 1929.

Haase, Ernst: Paralysis agitans. In: *Neue Deutsche Klinik. Handwörterbuch der praktischen Medizin mit besonderer Berücksichtigung der inneren Medizin, der Kinderheilkunde und ihrer Grenzgebiete, Bd. 8*. Hrsg. von Georg Klemperer u. Felix Klemperer. Berlin, Wien 1931, S. 603–611.

Hackeschmidt, Jörg: *Von Kurt Blumenfeld zu Norbert Elias. Die Erfindung einer jüdischen Nation*. Hamburg 1997.

Hahn, Judith, Thomas Schnalke (Hrsg.): *Auf Messers Schneide. Der Chirurg Ferdinand Sauerbruch zwischen Medizin und Mythos. Eine Ausstellung des Berliner Medizinhistorischen Museums der Charité*. Berlin 2019.

Hanna, Christian M., Friederike Reents (Hrsg.): *Benn-Handbuch. Leben, Werk, Wirkung*. Stuttgart 2016.

Hansen, Niels: *Aus dem Schatten der Katastrophe. Die deutsch-israelischen Beziehungen in der Ära Konrad Adenauer und David Ben Gurion*. Düsseldorf 2002.

Hartmann, Volker, Urbatschek, Mirko: Militär, Medizin und Sanitätsdienst am Vorabend des Krieges. In: *Getroffen – gerettet – gezeichnet: Sanitätswesen im Ersten Weltkrieg*. Hrsg. von Martina Hagemüller, Volker Hartmann, Christine Kofer u. Johannes Moosdiele-Hitzler. München 2018, S. 13–24.

Hausmitteilung. In: *Der Spiegel 20* (1973).

Hecht, Cornelia: *Deutsche Juden und Antisemitismus in der Weimarer Republik*. Bonn 2003.

Heijbroek, J. F.: Nico Israel. In: *Offeren aan Mercurius en Minerva. Nederlandsche Vereeniging van Antiquaren 1935–1995*. Amsterdam 1995, S. 105–132.

Heijbroek, J. F.: Nico Israel. In: *De Boekenwereld 18* (2001/2002), S. 268–273.

Heisenberg, Werner: *Das Naturbild der heutigen Physik*. Hamburg 1955.

Heller, Joseph: *The Birth of Israel, 1945–1949: Ben-Gurion and His Critics*. Gainesville 2000.

Hellmut Treu. *Verfolgte Ärzte*. https://geschichte.charite.de/verfolgte-aerzte/personendetail.php?&ID=181 (17.3.2021).

Hestermann, Jenny: *Inszenierte Versöhnung. Reisediplomatie und die deutsch-israelischen Beziehungen von 1957 bis 1984*. Frankfurt a. M. 2016.

Herbert, Ulrich: *Wer waren die Nationalsozialisten?* München 2021.

Herbst, Ludolf, Constantin Goschler: *Wiedergutmachung in der Bundesrepublik Deutschland*. München 1989.

Herman Zondek. *Jüdische Ärzte aus Deutschland und ihr Anteil am Aufbau des israelischen Gesundheitswesens.* https://aerzte.erez-israel.de/hermann-zondek/ (19.1.2021).

Hill, Sir George Francis: *A History of Cyprus, Bd. 4: The Ottoman Province, the British Colony 1571–1948*. Cambridge (1952) 2010.

Hillenbrand, Klaus: *Fremde im neuen Land. Deutsche Juden in Palästina und ihr Blick auf Deutschland nach 1945*. Frankfurt a. M. 2015.

Hirsch, Dafna: »We Are Here to Bring the West, Not Only to Ourselves«: Zionist Occidentalism and the Discourse of Hygiene in Mandate Palestine. In: *International Journal of Middle East Studies 41*, 4 (2009), S. 577–594.

Hoba, Katharina: *Generation im Übergang. Beheimatungsprozesse deutscher Juden in Israel*. Köln, Weimar, Wien 2017.

Hochmuth, Hanno: *Kiezgeschichte. Friedrichshain und Kreuzberg im geteilten Berlin*. Göttingen 2020.

Hochmuth, Hanno, Nolte, Paul (Hrsg.): *Stadtgeschichte als Zeitgeschichte. Berlin im 20. Jahrhundert*. Göttingen 2019.

Holocaust Museum LA: RG-75.03.30, Health Card issued to Else Wallbach by Jewish Agency for Palestine. June 21, 1933.

Holocaust Museum LA: RG-75.03.31, Palestine Immigrant Certificate issued to Else Wallbach in Berlin. June, 1933.

Holocaust Museum LA: RG-75.03.33, British Palestinian Passport issued to Else Wallbach, Palestine. September 13, 1945.

Holzgreve, Alfred, Gebhard von Cossel (Hrsg.): *Geschichte der Berliner Krankenhäuser*. Berlin 2018.

Hotam, Yotam: »Strategie Jugend« – Politische Theologie, Zionismus und Zeit. In: *Deutsch-jüdische Jugendliche im »Zeitalter der Jugend«*. Hrsg. von Yotam Hotam. Göttingen 2009, S. 21–33.

Hotam, Yotam, Joachim Jacob (Hrsg.): *Populäre Konstruktionen von Erinnerung im deutschen Judentum und nach der Emigration*. Göttingen 2004.

In Sachen Wollheim gegen I. G. Farben. Henry Ormond, Entschädigung für 22 Monate Sklavenarbeit. In: *Dachauer Hefte 2* (1986), S. 142–174.

Israel-Nachrichten vom 13.12.1982: Professor Max Markus (sic!) feierte 90. Geburtstag.

Israel-Nachrichten vom 23.12.1982: Prof. Max Marcus – dem begnadeten Chirurgen.

Israelitisches Familienblatt 15, 9 (27.2.1913), S. 1f.: Das Königsberger Kaiserhoch.

Jacoby, Yoram K: *Jüdisches Leben in Königsberg/Pr. im 20. Jahrhundert*. Würzburg 1983.

Jessen, Caroline: *Kanon im Exil. Lektüren deutsch-jüdischer Emigranten in Palästina/Israel*. Göttingen 2019.

Jochens, Birgit, Sonja Miltenberger: *Von Haus zu Haus am Kurfürstendamm. Geschichte und Geschichten über Berlins ersten Boulevard*. Berlin 2011.

Jores, Arthur: *Die Medizin in der Krise unserer Zeit*. Stuttgart 1961.

Jüdische Ärzte im Krankenhaus Moabit. https://www.gedenktafeln-in-berlin.de/nc/gedenktafeln/gedenktafel-anzeige/tid/juedische-aerzte-im (10.2.2021).

Jüdische Studierende in Bonn 1818–1918. https://www.uni-bonn.de/de/universitaet/organisation/weitere-einrichtungen/archiv-der-universitaet/universitaetsgeschichte-1/juedische-studierende-in-bonn-1818-1918 (10.2.2021).

Jüdisches Adressbuch für Groß-Berlin, Ausgabe 1929/30.

Julian Casper. *Jüdische Ärzte aus Deutschland und ihr Anteil am Aufbau des israelischen Gesundheitswesens*. http://aerzte.erez-israel.de/casper (1.3.2021).

Julius Kleeberg. *Jüdische Ärzte aus Deutschland und ihr Anteil am Aufbau des israelischen Gesundheitswesens.* http://aerzte.erez-israel.de/kleeberg (5.3.2021).

Kammerer, Gabriele: *Aktion Sühnezeichen Friedensdienste. Aber man kann es einfach tun.* Göttingen 2008.

Kelling, Georges Horton: *Countdown to Rebellion. British Policy in Cyprus 1939–1955.* New York 1990.

Kenkmann, Alfons, Christoph Spieker, Bernd Walter (Hrsg.): *Wiedergutmachung als Auftrag. Begleitband zur gleichnamigen Dauerausstellung.* Essen 2006.

Keser, Ulvi: Jewish Survivors and Detention Camps in Cyprus after the Second World War. In: *Journal of Modern Turkish History Studies 8*, 26 (2013), S. 105–138.

King, Janet K.: *Literarische Zeitschriften 1945–1970.* Stuttgart 1974.

Kisker, Klaus Peter, Michael Kaltenbach (Hrsg.): *Koblenzer Handbuch des Entschädigungsrechts.* Baden-Baden 1996.

Klatt, Marlene: Die Wiedergutmachungsrealität aus Sicht der jüdischen Verfolgten. Ein Beitrag zum Klima der Wiedergutmachung in der frühen Bundesrepublik. In: *Wiedergutmachung als Auftrag. Begleitband zur gleichnamigen Dauerausstellung.* Hrsg. von Alfons Kenkmann, Christoph Spieker u. Bernd Walter. Essen 2006, S. 137–156.

Klemperer, Victor: *Ich will Zeugnis ablegen bis zum letzten. Tagebücher 1942–1945.* Hrsg. von Walter Nowojski unter Mitarbeit von Hadwig Klemperer. 2. Aufl. Berlin 1995.

Klimpel, Volker: *Chirurginnen.* Heidelberg 2021.

Königseder, Angelika, Juliane Wetzel: *Lebensmut im Wartesaal. Die jüdischen DPs (Displaced Persons) im Nachkriegsdeutschland.* Frankfurt a. M. 1994.

Kossoy, Edward: *Holocaust und Wiedergutmachung. Erinnerungen eines jüdischen Anwalts.* Darmstadt 2012.

Kotowski, Elke-Vera: *Teddy Kollek. Zionist – Kibuznik – Politiker.* Leipzig 2018.

Krauss, Marita: »Ein voll erfülltes Frauenleben«. Die Ärztin, Mutter und Zionistin Rahel Straus (1880–1963). In: *Bedrohlich gescheit. Ein Jahrhundert Frauen und Wissenschaft in Bayern.* Hrsg. von Hiltrud Häntzschel u. Hadumod Bußmann. München 1997, S. 236–247.

Krechel, Ursula: *Shanghai fern von wo.* München 2010.

Kreutzmüller, Christoph: Vernichtung der jüdischen Gewerbetätigkeit im Nationalsozialismus. Abläufe, Blickwinkel und Begrifflichkeiten. *Docupedia-Zeitgeschichte.* https://docupedia.de/zg/Kreutzmueller_vernichtung_der_juedischen_Gewerbetaetigkeit_v2_de_2020 (28.2.2021).

Kreutzmüller, Christoph: Bilder der Bedrohung. Von Juden aufgenommene Fotos der Verfolgung. In: *Medaon. Magazin für jüdisches Leben in Forschung und Bildung 12* (2018), S. 1–6.

Krischel, Matthis, Friedrich Moll: Der Berliner Chirurg und Urologe Paul Rosenstein. In: *Jüdische Ärztinnen und Ärzte im Nationalsozialismus. Entrechtung, Vertreibung, Ermordung.* Hrsg. von Thomas Beddies, Susanne Doez u. Christoph Kopke. Berlin, Boston 2014, S. 335–345.

Krohn, Claus-Dieter: Differenz oder Distanz? Hybriditätsdiskurse deutscher refugee scholars im New York der 1930er Jahre. In: *Exilforschung. Ein internationales Jahrbuch, Bd. 27: Exil, Entwurzelung, Hybridität.* München 2009, S. 20–39.

Krohn, Claus-Dieter: Exilforschung. *Docupedia-Zeitgeschichte.* http://docupedia.de/zg/Exilforschung (10.2.2021).

Krohn, Claus-Dieter: Leerräume der Existenz. Deutsch-jüdische Integrationserwartungen und -illusionen nach 1933. In: *Flucht und Rückkehr. Deutsch-jüdische Lebenswege nach 1933*. Hrsg. von Barbara Stambolis. Gießen 2020, S. 65–86.

Krüger, Christine G.: *Dienstethos, Abenteuerlust, Bürgerpflicht. Jugendfreiwilligendienste in Deutschland und Großbritannien im 20. Jahrhundert*. Göttingen 2016.

Kudlien, Fridolf, Christian Andree: Sauerbruch und der Nationalsozialismus. In: *Medizinhistorisches Journal 15* (1980), S. 201–221.

Lambrecht, Ronald: Entlassung, Verfolgung und Emigration medizinischer Hochschullehrer der Universität Leipzig in der Zeit des Nationalsozialismus. In: *Jüdische Ärztinnen und Ärzte im Nationalsozialismus. Entrechtung, Vertreibung, Ermordung*. Hrsg. von Thomas Beddies, Susanne Doez u. Christoph Kopke. Berlin, Boston 2014, S. 149–161.

Lambrecht, Ronald: *Politische Entlassungen in der NS-Zeit. Vierundvierzig biographische Skizzen von Hochschullehrern der Universität Leipzig*. Leipzig 2006.

Landesamt für Bürger- und Ordnungsangelegenheiten, Berlin: Entschädigungsamt Berlin, Nr. 63.812: Wiedergutmachungsakte, Max Marcus betreffend.

Langewiesche, Dieter: Sabrina Schütz: Die Konstruktion einer hybriden »jüdischen Nation« In: *sehepunkte 19*, 4 (2019). http://www.sehepunkte.de/2019/04/32728.html (10.2.2021).

Laub, Morris: *Last Barrier to Freedom. Internment of Jewish Holocaust Survivors on Cyprus 1946–1949*. Berkeley 1985.

Lethen, Helmut: *Die Staatsräte. Eliten im Dritten Reich: Gründgens, Furtwängler, Sauerbruch, Schmitt*. Berlin 2018.

Leo Baeck Institut, New York, Memoir Collection ME 942: Zum 100sten Geburtstag von Prof. Dr. Med. Julius Kleeberg.

Legerer, Anton: Tatort: *Versöhnung. Aktion Sühnezeichen in der BRD und in der DDR und Gedenkdienst in Österreich*. Leipzig 2011.

Liste der Stolpersteine in Rees. *Wikipedia*. https://de.wikipedia.org/wiki/Liste_der_Stolpersteine_in_Rees (10.2.2021).

Livnat, Andrea: »Eure Vorstellungen entsprechen nicht der hiesigen Wirklichkeit«. Der Anteil deutschsprachiger Juden am Aufbau des Gesundheitswesens in Erez Israel, in: *nurinst 6* (2012) (Schwerpunktthema: Gesundheit, medizinische Versorgung, Rehabilitation), S. 109–124.

Livnat, Andrea: Jeckische Lebenswege par excellence? Deutsch-jüdische Ärztinnen und Ärzte auf der Suche nach neuen Chancen. In: *Deutsche und zentraleuropäische Juden in Palästina und Israel. Kulturtransfers, Lebenswelten, Identitäten. Beispiele aus Haifa*. Hrsg. von Anja Siegemund. Berlin 2016, S. 183–201.

Loewenberg, Peter: A Life between Homelands. In: *The Second Generation. Émigrés from Nazi Germany as Historians*. Hrsg. von Andreas Daum, W. Hartmut Lehmann u. James J. Sheehan. New York, Oxford 2016, S. 114–129.

Loewenberg, Peter: Reflexionen über die »Einbindung psychodynamischer Wahrnehmungen in historische Daten«. Ein autobiografischer Essay. In: *Flucht und Rückkehr. Deutsch-jüdische Lebenswege nach 1933*. Hrsg. von Barbara Stambolis. Gießen 2020, S. 195–211.

Longerich, Peter: *Antisemitismus: eine deutsche Geschichte. Von der Aufklärung bis heute*. München 2021.

Ludendorff, Mathilde: *Der ungesühnte Frevel an Luther, Lessing, Mozart und Schiller: Ein Beitrag zur deutschen Kulturgeschichte*. München 1928.

Maase, Carl, Hermann Zondek: *Das Hungerödem. Eine klinische und ernährungsphysiologische Studie*. Leipzig 1920.

Maier-Reimer, Georg: Ernst Wolff (1877–1959). Führender Anwalt und Oberster Richter. In: *Deutsche Juristen jüdischer Herkunft*. Hrsg. von Helmut Heinrichs, Harald Franzki, Klaus Schmalz u. Michael Stolleis. München 1993, S. 643–654.

Marcus, Max: *Über Störungen des Fettstoffwechsels bei akuten Pankreaserkrankungen. Inaugural-Dissertation zur Erlangung der Doktorwürde in der gesamten Medizin verfasst und einer hohen medizinischen Fakultät der Bayer. Ludwig-Maximilians-Universität zu München vorgelegt von Max Marcus aus Rees a./Rhein, Druckerei Josef Lehmaier*. München 1927 (15 Seiten).

Marcus, Max (Aus der Chirurg. Abteilung des Städt. Krankenhauses Moabit zu Berlin [Geh. Med.-Rat Prof. Dr. Moritz Borchardt]): Akute Pankreaserkrankungen und Gestationsvorgänge. In: *Bruns's Beiträge zur klinischen Chirurgie 149* (1930), S. 129–141.

Marcus, Max: Mastdarmerkrankungen, Rektum und Anus. In: *Neue Deutsche Klinik. Handwörterbuch der praktischen Medizin mit besonderer Berücksichtigung der inneren Medizin, der Kinderheilkunde und ihrer Grenzgebiete, Bd. 7*. Hrsg. von Georg Klemperer u. Felix Klemperer. Berlin, Wien 1931, S. 248–297.

Marcus, Max: Schreiben von Max Marcus (1892–1983) an den Dekan der Medizinischen Fakultät der Berliner Universität, Hermann Gocht (1869–1938), vom 15. März 1933. https://gedenkort.charite.de/fileadmin/user_upload/microsites/ohne_AZ/sonstige/gedenkort/fundstuecke/marcus-max/Brief-v-Max-Marcus_15-03-1933.pdf (10.2.2021).

Marcus, Max: Leistung und Position der modernen Chirurgie. In: *Universitas 21*, 2 (1966), S. 815–823.

Marcus, Max: Gespräche mit Chaim Weizmann und Konrad Adenauer. In: *Meilensteine. Vom Wege des Kartells Jüdischer Verbindungen (K. J. V.) in der zionistischen Bewegung*. Hrsg. von Eli Rothschild. Tel Aviv 1972, S. 309–312.

Maurer, Trude: *»... und wir gehören auch dazu«. Universität und »Volksgemeinschaft« im Ersten Weltkrieg, 2 Bde*. Göttingen 2015.

Max Marcus. *Jüdische Ärzte aus Deutschland und ihr Anteil am Aufbau des israelischen Gesundheitswesens*. http://aerzte.erez-israel.de/marcus (10.2.2021).

Mazower, Mark: *Was du nicht erzählt hast. Meine Familie im 20. Jahrhundert*. Berlin 2018 (englisch: *What You Did Not Tell. A Russian Past and the Journey Home*. New York 2017).

Mensing, Hans Peter: »... ich werde Eure Synagogen wieder aufbauen ...« Konrad Adenauer – das Judentum und Israel. Christlich-jüdische Verständigung und deutsch-israelischer Dialog beim Kölner Oberbürgermeister und ersten Bundeskanzler. In: *Beiträge zur rheinisch-jüdischen Geschichte 9*, 10 (2019), S. 1–59.

Meyer, Kristina, Boris Spernol: Wiedergutmachung in Düsseldorf. Eine statistische Bilanz. In: *Die Praxis der Wiedergutmachung: Geschichte, Erfahrung und Wirkung in Deutschland und Israel*. Hrsg. von José Brunner, Constantin Goschler u. Norbert Frei. Göttingen 2009, S. 690–727.

Moll, Friedrich: Der Berliner Chirurg und Urologe Paul Rosenstein. In: *Jüdische Ärztinnen und Ärzte im Nationalsozialismus. Entrechtung, Vertreibung, Ermordung*. Hrsg. von Thomas Beddies, Susanne Doez u. Christoph Kopke. Berlin, Boston 2014, S. 335–345.

Morsey, Rudolf, Hans-Peter Schwarz (Hrsg.): *Adenauer. Die letzten Lebensjahre 1963–1967*.

Briefe und Aufzeichnungen, Gespräche, Interviews und Reden (Rhöndorfer Ausgabe), Bd. 1: Oktober 1963 – September 1965. Paderborn 2009.

Morsey, Rudolf, Hans-Peter Schwarz (Hrsg.): *Adenauer. Die letzten Lebensjahre 1963–1967. Briefe und Aufzeichnungen, Gespräche, Interviews und Reden (Rhöndorfer Ausgabe), Bd. 2: September 1965 – April 1967.* Paderborn 2009.

Mühleisen, Hans-Otto: Der Zypernkonflikt 1950–1984. In: *Inseln als Brennpunkte internationaler Politik. Konfliktbewältigung im Wandel des internationalen Systems 1890–1984: Kreta, Korfu, Zypern.* Hrsg. von Jost Dülffer, Hans-Otto Mühleisen u. Vera Torunsky. Köln 1986, S. 97–144.

Niederland, Doron: The Emigration of Jewish Academics from Germany in the First Years of Nazi Rule. In: *Leo Baeck Institute Yearbook 33* (1988), S. 285–300.

Niederland, Doron: Leaving Germany – Emigration Patterns of Jews and Non-Jews during the Weimar Period. In: *Tel Aviver Jahrbuch für deutsche Geschichte 27* (1998), S. 169–194.

Niederland, Doron: The Influence of German Jewish Physicians on the Development of the Medical Services and Professional Values of Eretz Israel 1933–1948. In: *Emigrantenschicksale. Einfluss der jüdischen Emigranten auf Sozialpolitik und Wissenschaft in den Aufnahmeländern.* Hrsg. von Albrecht Schulz u. Caris-Petra Heidel. Frankfurt a. M. 2004, S. 38–42.

Niederland, Doron, Stephan Leibfried: Deutsche Ärzte-Emigration und gesundheitspolitische Entwicklungen in »Eretz Israel« (1933–1948). In: *Medizinhistorisches Journal 20*, 1/2 (1985), S. 149–184.

Niederland, William G.: *Folgen der Verfolgung: Das Überlebenden-Syndrom.* Frankfurt a. M. 1980.

Niederland, William G.: Die verkannten Opfer. Späte Entschädigung für seelische Schäden. In: *Wiedergutmachung in der Bundesrepublik Deutschland.* Hrsg. von Ludolf Herbst u. Constantin Goschler. München 1989, S. 351–359.

Niethammer, Lutz: »Wieder-gut-machung« als Beitrag zur deutschen Erinnerungskultur. In: *Wiedergutmachung als Auftrag. Begleitband zur gleichnamigen Dauerausstellung.* Hrsg. von Alfons Kenkmann, Christoph Spieker u. Bernd Walter. Essen 2006, S. 283–296.

Nissen, Rudolf: *Helle und dunkle Blätter. Erinnerungen eines Chirurgen.* Stuttgart 1969.

Nowojski, Walter: Nachwort. In: Klemperer, Victor: *Ich will Zeugnis ablegen bis zum letzten. Tagebücher 1942–1945.* Hrsg. von Walter Nowojski unter Mitarbeit von Hadwig Klemperer. 2. Aufl. Berlin 1995, S. 865–877.

Oberfinanzpräsident Berlin Brandenburg A 2848 (Akten betreffend Max Marcus).

Ofer, Dalia, Françoise S. Ouzan, Judy Tydor Baumel-Schwartz (Hrsg.): *Holocaust Survivors. Resettlement, Memories, Identities.* New York 2012.

Oppenheimer, John F.: *Lexikon des Judentums.* Gütersloh 1967.

Ouzan, Françoise S., Manfred Gerstenberg (Hrsg.): *Postwar Jewish Displacement and Rebirth 1945–1967.* Leiden, Boston 2014.

Patt, Avinoam J.: Finding Home and Homeland: *Jewish Youth and Zionism in the Aftermath of the Holocaust.* Detroit 2009.

Picture Post 33, 10 (1946), S. 7–9 und 29f.: How The Jews Came to Cyprus.

Prof. Dr. med. Siegfried Rosenbaum. *Professorenkatalog der Universität Leipzig.* https://research.uni-leipzig.de/catalogus-professorum-lipsiensium/leipzig/Rosenbaum_302/ (5.3.2021).

Pross, Christian: *Wiedergutmachung. Der Kleinkrieg gegen die Opfer*. Frankfurt a.M. 1988.
Pross, Christian: Rede zur Verleihung der Georg Klemperer Medaille, Ärztekammer Berlin, 24.3.2007, S. 5. http://georgklemperer.de/2007-03-24Pross.pdf (8.2.2021).
Pross, Christian, Rolf Winau (Hrsg.): *Nicht mißhandeln. Das Krankenhaus Moabit. 1920–1933. Ein Zentrum jüdischer Ärzte in Berlin*. Berlin 1984.
Rabinowicz, Oskar K.: Davies Triesch's Cyprus Plan. In: *Herzl Year Book 4* (1962), S. 119–206.
Rahel Straus (née Goitein). *Jüdische Ärzte aus Deutschland und ihr Anteil am Aufbau des israelischen Gesundheitswesens*. http://aerzte.erez-israel.de/straus (8.4.2021).
Rapp, Jeanett: *Von Jüdin für Jüdin. Die soziale Arbeit der Leipziger Ortsgruppe des Jüdischen Frauenbundes und ihrer Mitgliedsorganisationen bis zum Ende der Weimarer Republik*. Dissertation. Berlin 2011.
Rappas, Alexis: Jewish Refugees in Cyprus and British Imperial Sovereignty in the Eastern Mediterranean, 1933–1949. In: *The Journal of Imperial and Commonwealth History 47*, 3 (2018), S. 1–29.
Raudszus, Maria: Bienenkorb anno 1623 verkauft. In: *Neue Rhein-Zeitung* (30.11.2007). http://www.nrz.de/daten-archiv/bienenkorb-anno-1623-verkauft-id1512029.html (10.2.2021).
Raudszus, Maria: Der Jude Max Marcus aus Rees wurde ein bekannter Chirurg. In: *Neue Rhein-Zeitung* (12.3.2019). http://www.nrz.de/staedte/emmerich-rees-isselburg/der-jude-max-marcus-aus-rees-wurde-ein-bekannter-chirurg-id216636805.html (10.2.2021).
Rauschenberger, Katharina, Werner Renz (Hrsg.): *Henry Ormond – Anwalt der Opfer. Plädoyers in NS-Prozessen*. Frankfurt a.M., New York 2015.
Reinicke, Peter: Harms, Bruno. In: *Who is who der Sozialen Arbeit*. Hrsg. von Hugo Maier. Freiburg i.Br. 1998, S. 227f.
Reinicke, Peter: Langstein, Leo. In: *Who is who der Sozialen Arbeit*. Hrsg. von Hugo Maier. Freiburg i.Br. 1998, S. 342f.
Reichrath, Hans L.: Berthold Kahn (1874–1842). Justizrat – deutscher und Jude: einer von vielen. In: *Jüdische Lebensgeschichten aus der Pfalz*. Hrsg. vom Arbeitskreis für neuere Jüdische Geschichte in der Pfalz. Speyer 1995, S. 149–160.
Renz, Werner: NS-Verbrechen und Justiz. Eine Einführung. In: *Interessen um Eichmann. Israelische Justiz, deutsche Strafverfolgung und alte Kameradschaften*. Hrsg. von Werner Renz. Frankfurt a.M. 2012, S. 13–50.
Richard Willstätter. *Die Chemie-Schule*. https://www.chemie-schule.de/KnowHow/Richard_Willst%C3%A4tter (10.2.2021).
Richter, Heinz A.: *Geschichte der Insel Zypern, Bd. 1: 1878–1949*. Mannheim, Möhnesee 2004.
Richter, Heinz A.: *Geschichte der Insel Zypern, Bd. 2: 1950–1959*. Mannheim, Möhnesee 2006.
Richter, Heinz A.: *Geschichte der Insel Zypern, Bd. 3: 1959–1969*. Ruhpolding 2007.
Riha, Ortrun: Der Pädiater Siegfried Rosenbaum. In: *Ärzteblatt Sachsen 11* (2013), S. 480–482.
Röder, Werner, Herbert A. Strauss (Hrsg.): *International Biographical Dictionary of Central European Emigrés 1933–1945, Bd. 2, 1*. München 1983.
Röder, Werner: Einleitung. In: *Biographisches Handbuch der deutschsprachigen Emigration nach 1933–1945, Bd. 2*. Hrsg. vom Institut für Zeitgeschichte, München, u. von

der Research Foundation for Jewish Immigration, Inc., New York. München 1999 (unveränderter Nachdruck der gebundenen Ausgabe von 1980), S. XIII–LVIII.

Roos, Dieter: *Jüdische Friedhöfe in Rees*. Emmerich 1996.

Roseman, Mark: »It went on for years and years«. Der Wiedergutmachungsantrag der Marianne Ellenbogen. In: *Die Praxis der Wiedergutmachung: Geschichte, Erfahrung und Wirkung in Deutschland und Israel*. Hrsg. von José Brunner, Constantin Goschler u. Norbert Frei. Göttingen 2009, S. 51–78.

Rosenbaum, Shimon: Jüdische Mediziner der Königsberger Universität vor 50 Jahren. In: *Bulletin des Leo Baeck Instituts 6* (1963), S. 92–97.

Rosenbaum, Siegfried: *Aus dem Pathologischen Institut der Universität Königsberg. Beitrag zur Frage der onkologischen Stellung des sogenannten Endothelkrebses der Pleura*. Berlin 1914.

Rosenbaum, Siegfried: *Physiologie und Pathologie des Säuglingsmagens*. Berlin 1925. Auch als: Abhandlungen aus der Kinderheilkunde und ihren Grenzgebieten. In: *Beihefte zum Jahrbuch für Kinderheilkunde 4* (1925).

Rosenstein, Paul: *Narben bleiben zurück. Die Lebenserinnerungen des großen jüdischen Chirurgen*. Bad Wörishofen 1954.

Rothschild, Eli (Hrsg.): *Meilensteine. Vom Wege des Kartells Jüdischer Verbindungen (K. J. V.) in der zionistischen Bewegung*. Tel Aviv 1972.

Rothschild, Eli: Professor Max Marcus zum 85. Geburtstage. In: *Mitteilungsblatt des Irgun Olej Merkas Europa* Nr. 40 (1977), S. 6.

Rückblick und Besinnung, Aufsätze gesammelt aus Anlass des 50. Jahrestages der Gründung der Verbindung Jüdischer Studenten Maccabaea in Königsberg im KJV (Königsberg). o.O. 1954.

Rürup, Miriam: *Ehrensache. Jüdische Studentenverbindungen an deutschen Universitäten 1886–1937*. Göttingen 2008.

Runge, Evelin, Annette Vowinckel: Es bleibt kompliziert. Israel, Palästina und die deutsche Zeitgeschichte. In: *Zeithistorische Forschungen/Studies in Contemporary History 3* (2019), S. 421–441. https://zeithistorische-forschungen.de/3-2019/5784 (10.2.2021).

Samuel Zondek. *Jüdische Ärzte aus Deutschland und ihr Anteil am Aufbau des israelischen Gesundheitswesens*. http://aerzte.erez-israel.de/samuel-zondek (12.3.2021).

Sauerbruch, Ferdinand: *Das war mein Leben. Die Memoiren des großen Chirurgen*. Bad Wörishofen 1951.

Schäfer, Bernd, Michael Scholten: Jüdische Bürger aus Rees flohen in die Niederlande. In: *Reeser Geschichtsfreund 12* (2019), S. 24–32.

Schagen, Udo: Das Selbstbild Berliner medizinischer Hochschullehrer in der SBZ zu ihrer Verantwortung für die Universität im Nationalsozialismus. In: *Vergangenheitspolitik in der universitären Medizin nach 1945. Institutionelle und individuelle Strategien im Umgang mit dem Nationalsozialismus*. Hrsg. von Sigrid Oehler-Klein u. Volker Roelcke. Stuttgart 2007, S. 121–144.

Schagen, Udo: Wer wurde vertrieben? Wie wenig wissen wir? Die Vertreibung aus der Berliner Medizinischen Fakultät 1933. Ein Überblick. In: *Die Charité im Dritten Reich. Zur Dienstbarkeit medizinischer Wissenschaft im Nationalsozialismus*. Hrsg. von Sabine Schleiermacher u. Udo Schagen. Paderborn 2008, S. 51–66.

Schagen, Udo: Rhoda Erdmann. *GeDenkOrt.Charité – Wissenschaft in Verantwortung*. https://gedenkort.charite.de/menschen/rhoda_erdmann (25.1.2021).

Schagen, Udo: »Zerstörte Fortschritte«/»Diversity Destroyed«. Ausgrenzung und Vertreibung an der Charité: Verfolgte Mitarbeiter 1933–1945, Ausstellungstexte 2013, S. 2: https://medizingeschichte.charite.de/fileadmin/user_upload/microsites/m_cc01/medizingeschichte/Publikationen/Schagen-Zerst%C3%B6rte_Fortschritte_Texte_S%C3%A4ulen1_2A.pdf (21.2.2021).

Schagen, Udo, Sabine Schleiermacher: Unter dem Hakenkreuz (1933–1945). In: *Die Charité. Geschichte(n) eines Krankenhauses*. Hrsg. von Johanna Bleker u. Volker Hess. Berlin 2010, S. 169–187.

Schildt, Axel: *Medien-Intellektuelle in der Bundesrepublik*. Hrsg. und mit einem Nachwort versehen von Gabriele Kandzora u. Detlef Siegfried. Göttingen 2020.

Shinnar, Felix E.: *Bericht eines Beauftragten. Die deutsch-israelischen Beziehungen 1951–1966*. Tübingen 1967.

Schleiermacher, Sabine, Udo Schagen (Hrsg.): *Die Charité im Dritten Reich. Zur Dienstbarkeit medizinischer Wissenschaft im Nationalsozialismus*. Paderborn 2008.

Schlör, Joachim: *Endlich im Gelobten Land? Deutsche Juden unterwegs in eine neue Heimat*. Berlin 2003.

Schlör, Joachim: In weiter Ferne: Berlin. Bilder der Stadt in den Erinnerungen deutsch-jüdischer Emigranten. In: Menora 9 (1998), S. 267–296.

Schlossberg, David: Der gesellschaftliche Rahmen. In: Rückblick und Besinnung, Aufsätze gesammelt aus Anlass des 50. Jahrestages der Gründung der Verbindung Jüdischer Studenten Maccabaea in Königsberg im KJV (Königsberg). Tel Aviv 1954, S. 15–20.

Scholem, Gershom: Von Berlin nach Jerusalem. Frankfurt a.M. 1977.

Scholz, Albrecht, Caris-Petra Heidel (Hrsg.): *Emigrantenschicksale: Einfluss der jüdischen Emigranten auf Sozialpolitik und Wissenschaft in den Aufnahmeländern*. Frankfurt a.M. 2004.Schüler-Springorum, Stefanie: *Die jüdische Minderheit in Königsberg/Preußen, 1871–1945*. Göttingen 1996.

Schütz, Sabrina: *Die Konstruktion einer hybriden »jüdischen Nation«. Deutscher Zionismus im Spiegel der Jüdischen Rundschau 1902–1914*. Göttingen 2019.

Schwarberg, G.: *Die letzte Fahrt der Exodus. Das Schiff, das nicht ankommen sollte*. Göttingen 1997.

Schwarz, Alice: Joel und Jael. *Eine Geschichte von Sabres, Räubern und Spionen*. Stuttgart 1963.

Schwarz, Alice: *Schiff ohne Anker*. Frankfurt a.M. 1962.

Schwarz, Hans-Peter: *Adenauer, Bd. 2: Der Staatsmann 1952–1967*. Stuttgart 1991.

Seidler, Eduard: Siegfried (Shimon) Rosenbaum (1890–1969) und die Kinderheilkunde in Palästina nach 1933. In: *Emigrantenschicksale. Einfluss der jüdischen Emigranten auf Sozialpolitik und Wissenschaft in den Aufnahmeländern*. Hrsg. von Albrecht Schulz u. Caris-Petra Heidel. Frankfurt a.M. 2004, S. 43–57.

Seidler, Eduard: *Jüdische Kinderärzte 1933–1945. Entrechtet – geflohen – ermordet*. Erweiterte Neuauflage Basel, Freiburg i.Br. 2007.

Seils, Ernst-Albert: *Hugo Haase. Ein jüdischer Sozialdemokrat im deutschen Kaiserreich. Sein Kampf für Frieden und soziale Gerechtigkeit*. Frankfurt a.M. 2016.

Seltenreich, Jair, Yossi Katz: Between the Galilee and its Neighbouring Isle: Jules Rosenheck and the JCA Settlements in Cyprus, 1897–1928. In: *Middle Eastern Studies 45*, 1 (2009), S. 87–109.

Semadar, Aviva: *Aviva Semadar singt Folklore rund um die Welt*. CD.

Siegemund, Anja (Hrsg.): *Deutsche und zentraleuropäische Juden in Palästina und Israel. Kulturtransfers, Lebenswelten, Identitäten. Beispiele aus Haifa*. Berlin 2016.

Siegfried, Detlef: Zwischen Aufarbeitung und Schlussstrich. Der Umgang mit der NS-Vergangenheit in den beiden deutschen Staaten 1958 bis 1969. In: *Dynamische Zeiten: Die 60er Jahre in den beiden deutschen Gesellschaften*. Hrsg. von Axel Schildt, Detlef Siegfried u. Karl Christian Lammers. Hamburg 2000, S. 77–113.

Siegfried (Schimon) Rosenbaum. *Jüdische Ärzte aus Deutschland und ihr Anteil am Aufbau des israelischen Gesundheitswesens*. http://aerzte.erez-israel.de/rosenbaum (5.2.2021).

Siegfried (Shimon) Rosenbaum. *Deutsche Gesellschaft für Kinder- und Jugendmedizin e.V.* https://www.dgkj.de/die-gesellschaft/geschichte/juedische-kinderaerztinnen-und-aerzte-1933-1945/suchergebnis-der-datenbank?tx_dgkjpaediatristsnsera_searchpaediastrists%5Baction%5D=show&tx_dgkjpaediatristsnsera_searchpaediastrists%5Bcontroller%5D=PaediatristNSEra&tx_dgkjpaediatristsnsera_searchpaediastrists%5BpaediatristNSEra%5D=2105&cHash=c8f9d68932fffaceOc59d0809647bc06 (15.2.2021).

Spilker, Annika: *Geschlecht, Religion und völkischer Nationalismus. Die Ärztin und Antisemitin Mathilde von Kemnitz-Ludendorff (1877–1966)*. Frankfurt a.M. 2013.

Stadtarchiv Rees (Hrsg.): *Von der Stiftsschule zum Schulzentrum. Streifzüge durch die Geschichte*. Goch 2010.

Stadtarchiv Rees, Familie Marcus, Rees_4-1Familie Marcus, Rees.

Stadtverwaltung Rees, Stellungnahme vom 16.4.1956, die Wiedereinbürgerung von Gideon und Boris Marcus betreffend.

Stambolis, Barbara: *Aufgewachsen in »eiserner Zeit«. Kriegskinder zwischen Erstem Weltkrieg und Weltwirtschaftskrise*. Gießen 2014.

Stambolis, Barbara: Das Auswanderergut Groß-Breesen in Schlesien: ein Beispiel für Antworten junger jüdischer Deutscher auf kulturelle Apartheid infolge rassistisch antisemitischer Ausgrenzung. In: *Thalloris 2* (2018), S. 39–52.

Stambolis, Barbara: Nekrolog: Walter Laqueur. In: *Historische Zeitschrift 309*, 2 (2019), S. 377–381.

Stambolis, Barbara (Hrsg.): *Flucht und Rückkehr. Deutsch-jüdische Lebenswege nach 1933*. Gießen 2020.

Stambolis, Barbara: Curt Bondy – Jugendpsychologie und Jugendsozialarbeit in Hamburg vor 1933 und nach 1945. In: *Flucht und Rückkehr. Deutsch-jüdische Lebenswege nach 1933*. Hrsg. von Barbara Stambolis. Gießen 2020, S. 137–194.

Stambolis, Barbara: Lebenswege deutsch-jüdischer Ärzte: berufsbiografisch und persönlich. In: *Medizinhistorisches Journal 55*, 4 (2020), S. 318–337.

Stambolis, Barbara: Jüdische Jugendbewegungen. In: *Handbuch der Religionen (HdR) 67*. Hrsg. von Michael Klöcker u. Udo Tworuschka. Ergänzungslieferung 2021 (März). Hohenwarsleben 2021, S. 1–21.

Stambolis, Barbara: Zwischen Geburts- und Wahl-»Heimaten«: (Über-)Lebenswege deutsch-jüdischer Ärzte. In: *Fremdes zwischen Teilhabe und Distanz. Fluktuationen von (Nicht-)Zugehörigkeiten in Sprache, Literatur und Kultur, Teil I*. Hrsg. von Arletta Szmorhun u. Andrey Kotin. Göttingen 2021, S. 67–96.

Stambolis, Barbara: Bewegte Jugend – Jugendbewegung(en) im 20. Jahrhundert: Aspekte deutscher und deutsch-jüdischer Geschichte. In: *Die jüdische Jugendbe-*

wegung. Eine Geschichte von Aufbruch und Erneuerung. Hrsg. vom Zentralrat der Juden in Deutschland. Leipzig 2021, im Druck.

Stolpersteine Rees. Familie Louis Marcus. https://stolpersteine-rees.chayns.net/FamilieMarcus (5.3.2021).

Straus, Rahel: *Wir lebten in Deutschland. Erinnerungen einer deutschen Jüdin*. Stuttgart 1961.

Stürzbecher, Manfred: Kraus, Friedrich. In: *Neue Deutsche Biographie 12* (1979), S. 685. https://www.deutsche-biographie.de/gnd116387815.html#ndbcontent (3.2.2020).

Stürzbecher, Manfred: Aus der Geschichte des Krankenhauses Moabit. In: *1872–1972. Städtisches Krankenhaus Moabit. Festschrift zum 100jährigen Bestehen*. Hrsg. vom Bezirksamt Tiergarten von Berlin, Abt. Gesundheitswesen. Berlin 1972, S. 13–98.

Swartout, Lisa: Segregation or Integration? Honor and Manliness in Jewish Duelling Fraternities. In: *Towards Normality? Acculturation and Modern German Jewry*. Hrsg. von Rainer Liedtke u. David Rechter. Tübingen 2003, S. 185–200.

Tal, Michael: The Display of Prof. Hermann Zondek's Story in Yad Vashem's Holocaust History Museum, Jerusalem. http://www.authorstream.com/Presentation/icomisrael-2234165 (17.3.2021).

Tidhar, David (Hrsg.): *Encyclopedia of the Founders and Builders of Israel, 19 Bde.* (hebr.). Tel Aviv 1947–1970.

Tilitzki, Christian: *Die Albertus-Universität Königsberg. Ihre Geschichte von der Reichsgründung bis zum Untergang der Provinz Ostpreußen (1871–1945), Bd. 1: 1871–1918*. München 2012.

Uris, Leon: *Exodus*. New York 1958 (deutsch: München 1958).

Ursprüngliches über jüdische Bürger in Rees. Bearbeitet von Bernd Schäfer und Helmut Heckmann. In: *Reeser Geschichtsfreund 1* (2007), S. 28–37.

Vogel, Jutta: *Die Odyssee der Kinder. Auf der Flucht aus dem Dritten Reich ins Gelobte Land*. Frankfurt a. M. 2008.

Volkov, Shulamit: Antisemitismus als kultureller Code. In dies.: *Jüdisches Leben und Antisemitismus im 19. und 20. Jahrhundert*. München 1990, S. 13–36.

Volkov, Shulamit: Soziale Ursachen des jüdischen Erfolgs in der Wissenschaft. In dies.: *Jüdisches Leben und Antisemitismus im 19. und 20. Jahrhundert*. München 1990, S. 146–165.

»Was bei Geheimrat Krückmann war, bleibt unverändert!«. Gerda Wolfsohn-Zondek. *Humboldt Universität zu Berlin*. https://www.hu-berlin.de/de/ueberblick/geschichte/juedische-studierende/biographien/gerda-wolfsohn-zondek (6.4.2021).

Waal, Edmund de: *Der Hase mit den Bernsteinaugen. Das verborgene Erbe der Familie Ephrussi*. Wien 2011.

Waldenfels, Bernhard: *Grundmotive einer Phänomenologie des Fremden*. Frankfurt a. M. 2006.

Walk, Joseph: *Kurzbiographien zur Geschichte der Juden 1918–1945*. München, New York, London, Paris 1988.

Walther, Peter T.: Entlassungen und Exodus: Personalpolitik an der medizinischen Fakultät und in der Charité 1933. In: *Die Charité im Dritten Reich. Zur Dienstbarkeit medizinischer Wissenschaft im Nationalsozialismus*. Hrsg. von Sabine Schleiermacher u. Udo Schagen. Paderborn 2008, S. 37–50.

Watermann, Rembert: Gocht, Hermann. In: *Neue Deutsche Biographie 6* (1964), S. 492f. https://www.deutsche-biographie.de/sfz21307.html (5.6.2020).

Weiner, Hannah: *Rastlose Jugend in einer selbstzufriedenen Volksgruppe. Die zionistische Jugendbewegung Hechalutz in Deutschland* (hebr.). Tel Aviv 1996.

Weingardt, Markus A.: *Deutsche Israel- und Nahostpolitik. Die Geschichte einer Gratwanderung seit 1949*. Frankfurt a.M., New York 2002.

Weinke, Annette: »Waning Confidence in Germany's Rehabilitation«. Das gespaltene Krisenmanagement der bundesdeutschen Außenpolitik. In: *Interessen um Eichmann. Israelische Justiz, deutsche Strafverfolgung und alte Kameradschaften*. Hrsg. von Werner Renz. Frankfurt a.M. 2012, S. 201–216.

Weitz, Yechiam: Ben-Gurions Weg zum »Anderen Deutschland« 1952–1963. In: *Vierteljahreshefte für Zeitgeschichte 48*, 2 (2000), S. 255–279.

Werner, Michael, Bénédicte Zimmermann: *Vergleich, Transfer, Verflechtung. Der Ansatz der Historie croisée und die Herausforderung des Transnationalen*. In: *Geschichte und Gesellschaft 28* (2002), S. 607–636.

Wetzler, Max, Kleeberg, Julius: *Gedenkbuch zu Ehren der im Weltkrieg 1914/1918 gefallenen jüdischen Krieger der Stadt Düsseldorf*. Bearbeitet im Auftrag des Reichsbunds jüdischer Frontsoldaten, Ortsgruppe Düsseldorf. Düsseldorf 1923.

Wildmann, Daniel: *Der veränderbare Körper. Jüdische Turner, Männlichkeit und das Wiedergewinnen von Geschichte in Deutschland um 1900*. Tübingen 2019.

Winau, Rolf: *Medizin in Berlin*. Berlin, New York 1987.

Winstel, Tobias: *Verhandelte Gerechtigkeit. Rückerstattung und Entschädigung für jüdische NS-Opfer in Bayern und Westdeutschland*. München 2006.

Wolf, Siegbert: »Hier ist das Leben schwer, aber irgendwie sinnreicher als in Europa jetzt.« Martin Bubers Alija 1938 und sein Wirken in Jerusalem bis zur Staatsgründung 1948. In: *nurinst 9* (2018) (Schwerpunktthema: Flucht, Vertreibung, neue Heimat), S. 11–28.

Wolf, Ulrike: *Leben und Wirken des Berliner Internisten Georg Klemperer (1865–1946)*. Aachen 2003.

Wolffsohn, Michael: *Deutsch-israelische Beziehungen: Umfragen und Interpretationen 1952–1986*. München 1986.

Zadoff, Mirjam, Noam Zadoff: Gerhard Gershom Scholem. In: *Jugendbewegt geprägt. Essays zu autobiographischen Texten von Werner Heisenberg, Robert Jungk und vielen anderen*. Hrsg. von Barbara Stambolis. Göttingen 2012, S. 633–642.

Zertal, Idith: *From Catastrophe to Power. Holocaust Survivors and the Emergence of Israel*. Berkeley 1998.

Zervakis, Peter: Historische Grundlagen. In: *Zypern* (Südosteuropa-Handbuch Bd. 8). Hrsg. von Klaus-Detlev Grothusen, Winfried Steffani u. Peter Zervakis. Göttingen 1998, S. 38–90.

Zimmermann, Michael (Hrsg.): *Geschichte der Juden im Rheinland und in Westfalen*. Köln 1998.

Zimmermann, Moshe: Jewish Nationalism and Zionism in German-Jewish Students' Organisations. In: *Leo Baeck Yearbook 27* (1982), S. 129–153.

Zimmermann, Moshe: Erinnerungsbrüche – jüdische Jugendbewegung: von der Wacht am Rhein zur Wacht am Jordan. In: *Erlebnisgenerationen – Erinnerungsgemeinschaften. Die Jugendbewegung und ihre Gedächtnisorte*. Hrsg. von Barbara Stambolis u. Rolf Koerber. Schwalbach, Ts. 2009, S. 49–58.

Zimmermann, Moshe: Emigration als Remigration? Wie Emigranten Schule machten. Schule als verlängerter Arm der deutsch-jüdischen Tradition. In: *Flucht und Rückkehr. Deutsch-jüdische Lebenswege nach 1933*. Hrsg. von Barbara Stambolis. Gießen 2020, S. 87–102.

Zimmermann, Moshe, Yotam Hotam (Hrsg.): *Zweimal Heimat. Die Jeckes zwischen Mitteleuropa und Nahost*. Frankfurt a. M. 2005.

Zondek, Hermann: *Auf festem Fuße. Erinnerungen eines jüdischen Klinikers*. Stuttgart 1973.

Zur Geschichte der Kinderklinik. *GeDenkOrt.Charité*. https://gedenkort.charite.de/orte/kinderklinik (12.2.2021).

Abbildungen

Salvatorische Klausel: Trotz umfangreicher Bemühungen konnten nicht alle Inhaber von Bildrechten ermittelt werden. Sie sind freundlich gebeten, die Verfasserin zu benachrichtigen.

Coverfoto: Moritz Borchardt (vorne links), Max Marcus (rechts) und Hellmut Treu (hinten links) bei einer Operation, um 1930. Foto: © bpk/20001762.

Abb. 1: Max Marcus (um 1930). Foto: Privatbesitz. Fotograf unbekannt.

Abb. 2: »Allilografia« – Aufschrift der Mappe, in der Basil S. den Briefwechsel mit Max Marcus aufbewahrte.

Abb. 3: Erster Brief von Marcus an Basil am 12. Oktober 1944.

Abb. 4: Telegramm vom 2. Februar 1945, in dem Marcus seine Ankunft auf Zypern ankündigt, mit handschriftlicher Notiz seines Freundes Basil, die dieser wohl als Antwort versandt hatte.

Abb. 5a & b: Handschriftlicher Luftpostbrief von Marcus vom Juni 1962.

Abb. 6: Marcus (rechts) um 1950 auf Zypern zusammen mit Irini S. und ihrem damals fünfjährigen Sohn Chris, in dessen Besitz sich der Briefwechsel befindet. Foto: Privatbesitz.

Abb. 7: Ansichtskarte der Südseite des Marktplatzes in Rees um 1920. Das hohe weiße Giebelhaus in der Mitte ist das Wohnhaus der Familie Marcus. Stadtarchiv Rees, A32-3: F. Knippenberg.

Abb. 8: Max Marcus (sitzend erster von links) als Schüler der Katholischen Rektoratsschule in Rees 1902. Foto: Familie Marcus, mit freundlicher Genehmigung abfotografiert von Bernhard Schäfer; auch in: Stadtarchiv Rees (Hrsg.): *Von der Stiftsschule zum Schulzentrum. Streifzüge durch die Geschichte*. Goch 2010, S. 209, Fotograf unbekannt.

Abb. 9: Die vier Kinder von Louis und Esther Marcus vor der Ostseite des Marktes in Rees, 1931; von links hinten Nanni (geb. 1920), Boris und Gideon, vorne Ruth (geb. 1930). Foto: Familie Marcus, mit freundlicher Genehmigung abfotografiert von Bernhard Schäfer; auch in: Fotobestand Hubert Dahmen im Stadtarchiv Rees, Nr. 8880, Fotograf unbekannt.

Abb. 10: Siegfried, Max und Louis Marcus (von links) vor dem Haus Nr. 40 am Markt in Rees, 1932; im Vordergrund Louis' Söhne Boris (geb. 1924) und Gideon (geb. 1922). Foto: Familie Marcus, mit freundlicher Genehmigung abfotografiert von Bernhard

Schäfer; auch in: Fotobestand Hubert Dahmen im Stadtarchiv Rees, Nr. 8878, Fotograf unbekannt.

Abb. 11: Max Marcus als Mitglied der Jordania München (KJV). Foto: Familie Marcus, mit freundlicher Genehmigung abfotografiert von Bernhard Schäfer, Fotograf unbekannt.

Abb. 12: Max Marcus im Ersten Weltkrieg. Foto: Familie Marcus, mit freundlicher Genehmigung abfotografiert von Bernhard Schäfer, Fotograf unbekannt.

Abb. 13: Das Personal der chirurgischen und gynäkologischen Abteilung im Städtischen Krankenhaus Moabit; in der vorderen Reihe von links Max Marcus, Moritz Borchardt, Siegbert Joseph und Erwin Rabau (alle namentlich Genannten wurden vertrieben!); Berlin 1931. Foto: © bpk/40007333.

Abb. 14: Schwesternkurs im Moabiter Krankenhaus; vordere Reihe von links Wilhelm Beck, Dorothea Thomas (Oberin), Georg Klemperer, Erwin Rabau; Berlin um 1920. Foto: © bpk/40007305.

Abb. 15: Moritz Borchardt (vorne links), Max Marcus (rechts) und Hellmut Treu (hinten links) bei einer Operation, um 1930. Foto: © bpk/20001762.

Abb. 16: Hermann Zondek in einem Krankenhauslabor, Berlin 1920er Jahre. Foto: #6969_7-, Yad Vashem Artifacts Collection, Gift of Gerda Zondek, Jerusalem, Israel, mit freundlicher Genehmigung von Yad Vashem.

Abb. 17: Hermann Zondek (in einem nicht näher bezeichneten Krankenhaus, wohl Am Urban oder in der I. Medizinischen Klinik der Charité). Foto: #6969_4-, Yad Vashem Artifacts Collection, Gift of Gerda Zondek, Jerusalem, Israel, mit freundlicher Genehmigung von Yad Vashem.

Abb. 18: Weihnachtsfeier in Krankenhaus Moabit, im Hintergrund links an der Tür Max Marcus, sitzend zwischen den Kindern Lore Gomperts. Foto: © bpk/40012878.

Abb. 19: Bescheinigung über die Anstellung von Max Marcus als »Chefchirurg« im Hadassah-Krankenhaus in Tel Aviv vom August 1933, Dokument im Stadtarchiv Rees: Familie Gideon Marcus-Akte AR 851.

Abb. 20: Julius Kleeberg in Palästina, Umschlagabbildung aus: Gillon, P. (Hrsg.): *Recollections of a Medical Doctor in Jerusalem. From Professor Julius J. Kleeberg's Notebooks 1930–1988*. Foto mit freundlicher Genehmigung der S. Karger AG.

Abb. 21: Julius Kleeberg (hinten links) mit dem saudischen Arzt von König Ibn Saud, sitzend: König Ibn Saud und sein Sohn, aus: *Recollections*, S. 83. Foto mit freundlicher Genehmigung der S. Karger AG.

Abb. 22: Max und Lilly Marcus, geborene Danziger, in ihrem Privathaus am Rande von Tel-Aviv, 1930er Jahre. Foto: Familie Marcus, mit freundlicher Genehmigung abfotografiert von Bernhard Schäfer.

Abb. 23: Lilly Danziger und Max Marcus waren einige Jahre, wahrscheinlich ab 1935/36 bis 1941 verheiratet. Foto: Familie Marcus, mit freundlicher Genehmigung abfotografiert von Bernhard Schäfer.

Abb. 24: Gesundheitskarte, ausgestellt für Else Wallbach von der Jewish Agency im Juni 1933, S. 1, RG-75.03.30. Dokument mit freundlicher Genehmigung des Holocaust Museum LA.

Abb. 25: British Palestinian Passport von Else Wallbach vom September 1945, S5 3, RG-75.03.33. Dokument mit freundlicher Genehmigung des Holocaust Museum LA.

Abb. 26: Marcus und Basil in Palästina, 1944. Foto: Privatbesitz.

Abb. 27a & b: Luftpostbrief Else Wallbach, September 1947, Ansicht: Anschrift und Absender. Privatbesitz.

Abb. 28: British Palestinian Passport von Else Wallbach, September 1945, S. 5: Stempel September 1947, RG-75.03.33. Dokument mit freundlicher Genehmigung des Holocaust Museum LA.

Abb. 29: Else Wallbach und Irini S. mit ihren Kindern Tina und Chris im Oktober 1952 bei einem Ausflug auf dem Weg nach Kyrenia-Zypern. Foto: Privatbesitz.

Abb. 30: Marcus mit Freunden am Hotel Berengaria in Prodromos auf Zypern, undatiert, von links: Basil und Irini S., Else Wallbach, Max Marcus. Foto: Privatbesitz.

Abb. 31: Im April 1952 auf Zypern, Nanni Israel, geborene Marcus, Max Marcus, Irini S. mit ihrem Sohn Chris. Foto: Privatbesitz.

Abb. 32: Brief vom 23. August 1954, unterzeichnet: »Elisheva Lernau Secretary«. Privatbesitz.

Abb. 33: Handschriftlicher Brief von Tamara Rossi, 30. Oktober 1961, Privatbesitz.

Abb. 34: Telegramm vom 23. Januar 1962, in dem Elisheva Lernau mitteilt, dass Marcus sich an Professor Rosenbaum gewandt habe. Privatbesitz.

Abb. 35: Siegfried (Shimon) Rosenbaum und seine Frau Vera Flora im Troodosgebirge auf Zypern mit Basil S. (zweiter von links) und Irini S. (rechts), 5. August 1965. Foto: Privatbesitz.

Abb. 36a & b: Erste und letzte Seite des Entschädigungsantrags von Marcus vom 15. Januar 1953. Kopie, Entschädigungsamt Berlin, 63.812.

Abb. 37: Max Marcus (hintere Reihe zweiter von links) mit Chris Stambolis. (hinten links) am 7. September 1965 in Daun/Eifel. Foto: Privatbesitz.

Abb. 38: Stolpersteine für Louis und Esther Marcus in Rees, Markt 12. Foto: https://commons.wikimedia.org/wiki/File:Stolpersteine_Rees_Markt_12.jpg (15.9.2021).

Abb. 39: Max Marcus, um 1930. Foto: © bpk/10006376.

Personen

Mit Lebensdaten sind nur die Personen versehen, für die diese Angaben sinnvoll erschienen. Die Daten sind nur hier angefügt und nicht im Text, um Wiederholungen zu vermeiden. Fragezeichen sind eingefügt, wenn sich Geburts- und/oder Sterbedatum leider nicht ermitteln ließen.